3 GOOD HEALTH AND WELL-BEING

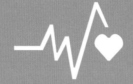

Ensure healthy lives and promote well-being for all at all ages

让不同年龄段的人都过上健康的生活，促进他们的安康

中国社会科学院创新工程学术出版资助项目

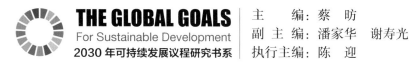

THE GLOBAL GOALS
For Sustainable Development
2030 年可持续发展议程研究书系

主　编：蔡　昉
副 主 编：潘家华　谢寿光
执行主编：陈　迎

确保良好健康与持续促进人类福祉

ENSURE HEALTHY LIVES
AND PROMOTE
WELLBEING SUSTAINABLY

尹　慧　著

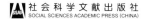

社会科学文献出版社
SOCIAL SCIENCES ACADEMIC PRESS (CHINA)

总　序

可持续发展的思想是人类社会发展的产物，它体现着对人类自身进步与自然环境关系的反思。这种反思反映了人类对自身以前走过的发展道路的怀疑和扬弃，也反映了人类对今后选择的发展道路和发展目标的憧憬和向往。

2015 年 9 月 26 ~ 28 日在美国纽约召开的联合国可持续发展峰会，正式通过了《改变我们的世界：2030 年可持续发展议程》，该议程包含一套涉及 17 个领域 169 个具体问题的可持续发展目标（SDGs），用于替代 2000 年通过的千年发展目标（MDGs），是指导未来 15 年全球可持续发展的纲领性文件。习近平主席出席了此次峰会，在会上全面论述了构建以合作共赢为核心的新型国际关系，打造人类命运共同体的新理念，倡议国际社会加强合作，共同落实 2015 年后发展议程，同时也代表中国郑重承诺以落实 2015 年后发展议程为己任，团结协作，推动全球发展事业不断向前。

2016 年是实施该议程的开局之年，联合国及各国政府都积极行动起来，促进可持续发展目标的落实。2016 年 7 月召开的可持续发展高级别政治论坛（HLPF）通过部长声明，重申论坛要发挥在强化、整合、落实和审评可持续发展目标中的重要作用。中国是 22 个就落实 2030 年可持续发展议程情况进行国别自愿陈述的国家之一。当前，中国经济正处于重要转型期，要以创新、协调、绿色、开放、共享五大发展理念为指导，牢固树立"绿水青山就是金山银山"和"改善生态环境就是发展生产力"的发展观念，统筹推进经济建设、政治建设、文化建设、社会建设和生态文明建设，加快落实可持续发展议程。同时，还要继续大力推进"一带一路"建设，不断深化南南合作，为其他发展中国家落实可持续发展议程提供力所能及的帮助。作为 2016 年二十国集团（G20）主席国，中国将落实 2030 年可持续发展议程作为今年 G20 峰会的重要议题，积极推动 G20 将发展问题置于全球宏观政策协调框架的突出位置。

围绕落实可持续发展目标，客观评估中国已经取得的成绩和未来需要做出的努力，将可持续发展目标纳入国家和地方社会经济发展规划，是当前亟待研究的重大理论和实践问题。中国社会科学院一定要发挥好思想库、智囊团的作用，努力担负起历史赋予的光荣使命。为此，中国社会科学院高度重视 2030 年可持续发展议程的相关课题研究，组织专门力量，邀请院内外知名专家学者共同参与撰写"2030 年可持续发展议程研究书系"（共 18 册）。该研究书系遵照习近平主席"立足中国、借鉴国外，挖掘历史、把握当代，关怀人类、面向未来"，加快构建中国特色哲学社会科学的总思路和总要求，力求秉持全球视野与中国经验并重原则，以中国视角，审视全球可持续发展的进程、格局和走向，分析总结中国可持续发展的绩效、经验和面临的挑战，为进一步推进中国乃至全球可持续发展建言献策。

我期待该书系的出版为促进全球和中国可持续发展事业发挥积极的作用。

王伟光

2016 年 8 月 12 日

《确保良好健康与持续促进人类福祉》
编写组成员

吴　瑶　郭　恺　陈春屹　王泽敏

苗慧军　贺　鑫　金楚瑶　陶　畅

郑鸿尘　王伟嵩

摘　要

2015 年 9 月 25 日在联大举行的可持续发展峰会上，《改变我们的世界：2030 年可持续发展议程》获得一致通过。可持续发展目标中卫生方面共有 1 项总目标和 13 个具体目标。同千年发展目标相比，可持续发展目标有了很多新的变化。在国家层面需要整合和分析已有的健康数据监测系统，探索和搭建卫生方面的可持续发展目标的监测框架，才能及时了解卫生方面各指标的进展。本书围绕上述 13 个具体卫生目标进行了理论上的界定和分析，开发了每个目标的监测指标，继而收集相关数据对全球和中国在 2015 年的基线水平进行了测量，为 SDG 监测研究提供学术参考。同时在政策层面，卫生方面可持续发展目标及其公平性监测指标体系和数据来源的确定，将对未来 15 年中国制定实现可持续发展目标特别是卫生目标的策略提供必要的基本依据。

Abstract

In September, 2015, the UN General Assembly established the Sustainable Development Goals (SDGs). The SDGs specify 17 universal goals, 169 targets, and 230 indicators leading up to 2030. SDGs are broader and more ambitious than the MDGs, which indicated that almost all the SDGs are directly related to health or will contribute to health indirectly. One goal (SDG3) specifically sets out to Ensure healthy lives and promote well - being for all at all ages. Countries need to establish a new monitoring framework to explore progress toward achieving the SDGs. This book systematically compiled data and provided a "health SDG BASE-LINE" for China in 2015. Our analysis not only highlights the importance of NCD, TB, air pollution and road injuries as key areas of health improvement but also emphasizes that investments in these areas separately will not be sufficient. Although considerable progress on the health - related MDG indicators has been made, these gains will need to be sustained and, in many cases, accelerated to achieve the ambitious SDG targets. The minimal improvement in or worsening of health - related indicators beyond the MDGs highlight the need for additional resources to effectively address the expanded scope of the health - related SDGs.

目 录

|C O N T E N T S|

第一章　可持续发展目标3概述

第一节　健康与发展

一　健康是可持续发展的必要条件

1992年《关于环境与发展的里约宣言》的原则一确认："人类处在关注持续发展的中心。他们有权同大自然协调一致从事健康的、创造财富的生活。"此后的二十年中，世界曾实现了强劲的经济增长并在实现若干千年发展目标方面取得了进展。但是令人关注的是，伴随这些积极趋势的是差距和不平等日益加剧、性别不平等问题持续存在、社会存在不公平、环境日益恶化，而且经常发生经济、金融、能源和粮食危机。必须重新做出承诺将经济、环境和社会这三大支柱的政策结合起来，以人类和人类的健康与福祉为核心。

2012年巴西里约热内卢联合国可持续发展会议再次确认了健康与可持续发展之间的关系。卫生与可持续发展之间的关系包括三个主要部分：（1）增进人类健康，特别是通过普及卫生服务来增进健康，有助于实现可持续发展和减贫目标；（2）健康可能是投资于可持续发展和绿色经济所带来的主要效益之一；（3）健康指标为衡量作为可持续发展支柱的社会、经济和环境方面的进展提供了有力的手段。

首先，普及卫生服务是指所有人都能使用所需的必要卫生服务而不必担心陷入贫困。普及卫生服务将可持续发展的社会和经济支柱联系起来，对减少贫困至关重要。人们健康才能更好地学习、挣钱并为其所在社会做出积极贡献。设计完善有力的卫生服务提供系统可防止人们患病，刺激经济增长并可使人们保持健康从而避免陷入贫困。此外，这类系统还可保证人们在患病时能获得服务，由此促进社会和谐。

其次，健康的环境是实现良好健康的前提。更好的健康应当是可持续发展的成果，而不应是追求经济增长时可以牺牲的代价。预计到2050年，亚洲和非洲大部分人将生活在城市里。城市增长的30%来自贫民区扩大。投资建设低成本、高能效的住房既能减少未来的二氧化碳排放、增进安全，又能降低不良住房条件对健康的影响。更多地投资于公共交通，如公共汽车、公交快线或城市轨道交通以及自行车和行人专用道路网络，能够减少城市空气污染，增加体育活动，降低使用专用道路的骑自行车者和行人的交通伤害风险，方便穷人和弱势群体出行。

最后，健康指标的进展本身也能反映可持续发展其他目标的进步。就绿色经济中的卫生而言，可持续发展有时是个难以理解的概念，但卫生不是。因此，展示二者之间的关系能够有力地支持适应和减缓气候变化的努力。增进健康的效益通常能够立刻被相关个人和地方感受到，而减少二氧化碳排放的效益则是分散的，需要时间才能体现出来。公众舆论调查、气候谈判代表观点调查以及对适应和减缓措施的卫生效果进行的经济评估均支持卫生问题在气候和相关发展进程中发挥更大作用。

二　发展对健康的影响

伴随发展而来的环境、社会、个人行为等因素的改变，是健康的重要影响因素。

（一）环境因素

环境因素特指物理环境。目前公认的影响全球健康的环境因素是气候变化和空气污染。

1. 气候变化

大量证据显示，近 50 年来，人类活动尤其是燃烧矿物燃料，释放了大量二氧化碳及其他温室气体，使更多的热量停留在大气下层。所造成的全球气候变化带来一系列健康风险。极端的天气事件、影响食物和水供应的多变气候、传染病暴发的新模式以及与生态系统变化相关的新型疾病，都与全球变暖相关联并造成健康风险：强烈的短期天气波动会造成中暑或体温过低，并产生可增加心脏病和呼吸道疾病死亡率的各种反应；在极热的天气中，花粉及其他过敏源的水平也较高，可引发更多哮喘；海平面上升增加了沿海地区水灾的危险，迫使人群流离失所。现在，世界人口的半数以上居住在离海岸 60 公里以内的地区。水灾可直接造成伤害和死亡，并可增加感染水源性和病媒传播疾病的风险。人群流离失所可加剧紧张局势并可能造成冲突；更多变的降雨模式很可能会危及淡水的供应，全球缺水已经影响到 40% 的人口，每年会造成约 220 万人死亡的腹泻风险以及沙眼及其他疾病的风险升高；缺水迫使人们长距离运水并在家中蓄水，增加家庭水污染的危险，引起疾病并为蚊虫提供繁殖场所，而蚊虫是疟疾、登革热等传染病的媒介；仅腹泻、疟疾和蛋白能量营养不良等对气候变化敏感的疾病，所导致 1/3 以上的死亡发生在非洲；营养不良每年造成约 350 万例死亡，原因是缺少维持生命所需的足够营养并因此不能抵御疟疾、腹泻和呼吸道疾病等传染病；地球气温升高和更多变的降雨预计将使许多热带发展中地区的作物产量下降，而这些地区的食品安全情况已经很糟。

2. 空气污染

世界卫生组织 2014 年 3 月发布新的估计数字，称 2012 年空气污染造成约 700 万人死亡，也就是全球每八个死者中就有一个死于空气污染。这一调查结论是以前估计数字的两倍还多，确认了空气污染是世界上最大的环境健康风险，减少空气污染可以挽救数百万人的生命。空气污染包括室内、室外两类。室内空气污染的主要来源是燃煤、木质和动物粪便燃料；室外空气污染的来源是交通工具、能源、工业企业的废物排放。有不少人受到重叠污染。除了与急性呼吸道感染和慢性阻塞性肺病等呼吸道疾病有关外，新数据特别揭示室内外空气污染与脑卒中和缺血性心脏病等心脑血管疾病及癌症之间存在强有力的联系。可以采取的措施包括：实施全球、地区和国家性的清洁能源政策并进行投资，支持更清洁的交通工具、更清洁的节能住房、更清洁的发电方式、更清洁的工业以及更好的城市废弃物管理，可减少导致城市户外空气污染的主要来源；减少来自家用煤和生物质能源系统、农业废弃物焚烧，森林火灾和某些农林业活动（如木炭生产）的室外排放，可减少发展中区域农村和城郊地区的主要空气污染源。

（二）社会因素

世界卫生组织在 2005～2008 年成立了"健康问题社会决定因素委员会"（Commission of Social Determinants of Health），明确了影响健康的社会因素是指人们的出生、生长、生活、工作和老年环境，包括卫生系统。这些环境受到全球、国家和地方各级金钱、权力和资源分配状况制约，并受政策选择的影响。健康问题社会决定因素是造成卫生不公平现象的主要因素，导致本可避免的国家内部以及国与国之间不公平的健康差异。狭义如贫困、就业、教育，广义如经济发展水平、卫生体系、卫生投入、社会倡导、多部门合作。该委员会的研究成果，最后促成了 2010 年的阿德莱德宣言，倡导"将健康融入所有政策"（HiAP, Health in All Policies）的理念在各成员国推广并达成共识。

个人的健康程度在很大程度上受到社会因素的左右，包括教育、就业状况、收入水平、性别和种族。在所有国家，无论是低收入、中等收入还是高收入国家，不同社会群体间的健康状况存在很大差异。如在美国，非洲裔美国人仅占总人口的 12%，却占新感染艾滋病毒总人数的近一半。一个人的社会经济地位越低，其面临的健康不良风险就越高。

贸易对健康的影响也受到关注。贸易与健康之间的关系由来已久。早在 15 世纪，为避免贸易带来的传染性疾病（当时是黑死病）传播，意大利城邦就建立了"隔离"（Quarantine）制度，来自黑死病区的商船在上岸前，需要在威尼斯港口停留检疫 40 天。1947 年，GATT 特意制定了一个例外条款（第 20 条），多边贸易体制的设计者们试图在保证政府的"健康福利权"与防止此种权力被滥用为贸易保护主义的手段之间寻求一种平衡。第 20 条提出，尊重主权国家政府的选择，而且这些措施一定是"经过科学证明"的"保护人类、动物或植物的生命或健康所必需"，"尽管这种行为会与它在国际贸易中的各种义务相冲突"。一个经典案例是 1986 年苏联切尔诺贝利核电站发生严重的核泄漏事故后，欧共体停止了对核电站周围 1000 英里以内区域的肉类及活体动物的进口，匈牙利、波兰等东欧国家成为此项禁令的最大受害者。匈牙利认为欧共体的做法违反了总协定第 20 条序言的规定，并认为禁止东欧国家相关产品的进口并没有基于公共健康安全及科学方面的充足理由。欧共体解释说这是为了安抚民众恐慌心理而为，换句话说，欧共体没有科学证据说明其危害。类似的事件还在不停地发生，所以 WTO 又通过谈判，制定了其他相关的规定，例如经过乌拉圭回合谈判制定的《关税与贸易总协定》（1994 年版）、《实施卫生与植物卫生措施协议》（以下简称《SPS 协议》）。

《SPS 协议》对"卫生与植物卫生措施"所下的定义对 GATT 第 20 条（b）款中所说的"为保护人类、动物或植物的生命或健康所必需的措施"做了详尽的阐释。根据《SPS 协议》附件 A，所谓卫生与植物卫生措施是指用于下列目的的任何措施：（1）保护成员领土内的动物或植物的生命或健康免受虫害、病害、带病有机体或致病有机体的传入、定居或传播所产生的风险；（2）保护成员领土内的人类或动物的生命或健康免受食品、饮料或饲料中的添加剂、污染物、毒素或致病有机体所产生的风险；（3）保护成员领土内的人类的生命或健康免受动物、植物或动植物产品携带的病害，或虫害的传入、定居或传播所产生的风险；（4）防止或控制成员领土内因虫害的传入、定居或传播所产生的其他损害。

为了达到这个目标,《SPS 协议》引入了科学证明原则,规定任何卫生与植物卫生措施应根据科学原理（scientific principles）,仅在为保护人类、动物或植物的生命或健康所必需的限度内实施,不在情形相同或相近的成员之间构成任意（arbitrary）或不合理（unjustifiable）的歧视,其实施方式不得构成对国际贸易的变相限制（disguised restriction）；同时辅以风险评估原则,要求成员方保证其卫生与植物卫生措施,应以对人类、动植物的生命健康所进行的、适合有关情况的风险评估（risk assessment）为基础。并在第三条中规定了"协调"（harmonization）原则,即除非协议另有规定,SPS 措施应根据现有的国际标准、指南或建议制定。

（三）行为因素

非传染性疾病的危险因素是明确的——它们就是行为因素。吸烟、缺乏体力活动、不健康饮食、过量饮酒这四个因素就与80% 的心脑血管疾病发病直接相关。这些行为危险因素直接导致了代谢和生理学的改变——血压升高、超重和肥胖、高血糖、高血脂。这些改变还有多重影响,例如血糖快速地升高还能增加心脑血管疾病死亡风险,导致 22% 的冠心病和 16% 的脑卒中死亡。2009 年发表的全球健康危险因素报告表明,高血压对总死亡的贡献是 13%,吸烟是 9%,高血糖和缺乏体力活动各占 6%,超重和肥胖是 5%。2011 年世界卫生观察站的一份文件表明,高血压对脑卒中的死亡贡献是 51%,对心脏病的死亡贡献是 45%。

超重与肥胖每年在全球导致 280 万人死亡,其原因是超重与肥胖引起代谢综合征,即血压、胆固醇和甘油三酯代谢异常。从1980 年到 2008 年,全球肥胖发生率翻了一番。1990 年,全球有

5%的男性和8%的女性肥胖，而到了2008年，该比例分别达到10%和14%，差不多有5亿人肥胖，女性更容易肥胖。美洲地区居民最胖，超重和肥胖率分别达到62%和26%；东南亚地区居民最瘦，超重和肥胖率分别仅为14%和3%；东地中海和欧洲地区居民的超重率已经超过了50%。

三 全球卫生和治理

在全球卫生治理的舞台上，新型伙伴关系也在对健康产生着重要影响。传统意义上，全球卫生治理的行为主体包括国家、政府间组织和一些非政府组织。国家主要是指世界范围内的主权国家。国家政府部门在国际事务中代表国家行使主权，并维护国民利益。由于各国的国体、政体和制度的不同，它们在参与全球治理中的角色和定位有所不同，并可以形成国家集团或结盟组织。尽管近年来国际组织、非政府组织参与者扮演的角色不断提升，但这些国家具有对公民实现和获得健康权的义务，显然是全球卫生治理的主导力量和利益核心行为体。

政府间组织，一般包括联合国系统内的，或由各国官方机构共同认可并支持成立的国际组织，如联合国、世界卫生组织、联合国儿童基金会、世界银行、世界贸易组织、国际货币基金组织等。以世界卫生组织为例，该组织在成立的60年中是较为公认的国际卫生主导，是唯一的由《组织法》赋予协调以及制定并实施国际卫生规范、标准的机构，近年来，世界卫生组织利用在全球的号召力，为全球卫生提供了重要的沟通、协调和谈判平台。

传统意义上参与全球卫生治理的非政府组织主要是一些基金会，例如洛克菲勒基金会、福特基金会等。健康是促进全球和平与发展的重要内容，这些非政府组织利用所掌握的丰富的经济资源能够在控制全球疾病传播、改善全球健康水平中发挥推动作用。国际非政府组织对发展中国家的援助是卫生发展援助的重要力量。

近年来，随着国际政治和经济形势变化，全球卫生治理出现了多元化格局，一些新的行为体加入全球卫生治理的舞台。其中，由双边关系为主转为多边关系是当前全球卫生治理的明显特征，一些新型伙伴关系随之发展起来。这一类新型伙伴关系不属于传统的联合国系统，也不同于过去的非政府组织，它们作为一个独立的组织往往有独立的理事会，有来自公民社会、私营部门、政府等不同部门的代表，提供了一种与过去完全不同的卫生发展援助方式。著名的新型伙伴关系包括全球疫苗免疫联盟（GAVI），全球艾滋病、结核病和疟疾基金（GFATM），国际艾滋病疫苗倡议组织（IAVI）等。

此外，近年来参与全球卫生治理的行为体的另一个变化是过去的非政府组织范畴得到扩宽，非国家行为者（Non - State Actors，NSA）作为一个与国家行为体相对的概念也逐渐被国际社会所认知。按照《世界卫生组织与非国家行为者交往框架》的界定，非国家行为者是不附属于任何国家或公共机构的实体，它包括非政府组织、私营部门实体、慈善基金会和学术机构四类。广义而言，这类组织涵盖的范围广、种类多，如基金会、行业组织、公民团体、私立部门、草根组织甚至企业等。近年来，非国家行为者大量介入国际社会，大大拓展了国际社会的空间，涉及国际社会的各个领域并日益发挥重要而且不可忽视的作用。虽然，它们无法参与正式的国际关系和国际秩序的建立和规制，但其掌握的资源和所代表的广大利益群体不断推动其逐步参与原本只有国家行为体和政府间组织行使权利时而进行的国际游戏规则的制定和国际秩序的维护。

第二节　卫生方面的千年发展目标（MDGs）

在千年发展目标即将到期前夕，国际社会即开启了设置 2015 年后发展议程的磋商和活动，国际社会就全球可持续发展的重点领域、总体目标、具体目标和相关问题，在理论、方法和政策层面开展了大量工作，为国际政治和外交谈判进程提供了强有力的支撑。

一　对卫生方面千年发展目标的总结

2000 年，联合国 189 个会员国通过了《千年发展宣言》①（以下简称《宣言》），这是 21 世纪全球合作的里程碑。《宣言》提出了八项具体、可衡量的发展目标，被称为千年发展目标（Millennium Development Goals，MDGs），发达国家和发展中国家领导人都承诺到 2015 年实现这些密切相关的目标。千年发展目标是联合国系统努力促进人类发展的首要框架，而卫生在千年发展目标中占据了重要地位。八项千年发展目标中，有三项是直接与卫生相关的目标，即降低儿童死亡率（目标 4），改善产妇保健（目标 5），与艾滋病毒/艾滋病、疟疾和其他疾病做斗争（目标 6）。

（一）优势及取得的成就

从关键概念和形式来看，卫生方面千年发展目标的优点主要

---

① United Nations, "United Nations Millennium Declaration", 2000 - 09 - 08, http: //www. un. org/ga/search/view ＿ doc. asp? symbol = A% 2FRES% 2F55% 2F2&Submit = Search&Lang = E.

包括：（1）体系简单、透明、易于沟通和传播；（2）对目标、具体目标和指标做出了清晰的界定，有利于改善政策效果监测和促使各国卫生统计能力的提高；（3）为全球达成共识创造了条件，有利于加强全球发展卫生方面的伙伴关系。从实施方面看，卫生方面的千年发展目标在推动大部分国家（尤其是一些发展中国家）在做出有关健康的政治承诺、确保资金投入、动员公民社会和研究力量共同参与、加强监测和评价、缔结新的全球技术和发展伙伴关系以及改善健康水平方面发挥了重要的激励作用。卫生在千年发展目标中占据了 3/8，使改善全球健康状况上升为最高级别的政治承诺，增加了卫生领域的发展援助，提高了中低收入国家居民的健康水平。15 年来，全球儿童死亡率下降明显、抗逆转录病毒药物可及性增强、全球疫苗计划广泛铺开、抗击疟疾全球行动取得进展。[①]

（二）局限性

从总体上看，千年发展目标的局限性体现在设计、实施和程序三个层面。在设计层面，援助有效性原则未被充分体现，对问责制的重视和反映也不够；在实施层面，会员国并未成为真正的主导方，而数据质量偏低给监测和评价带来困难；在程序层面，制定千年发展目标的过程并未公开，其形成过程缺乏广泛协商，作为目标最终受益方的中低收入国家，特别是民众和社区，无法对千年发展目标的设定贡献建议。具体就卫生方面的三个千年发

① "Health in the Post – 2015 Development Agenda", Report of the Global Thematic Consultation on Health, 2012 – 05, http：//www. worldwewant2015. org/health.

展目标来说，其设计层面的局限性还包括以下几点。（1）没有特别强调健康公平。国家层面的平均水平掩盖了各国国内的差异。目标的落实情况很不平衡，一些国家内部的不平等在进一步扩大①。（2）关注某种特定疾病和人群，容易导致各自为政的局面。例如专门针对该疾病建立独立的计划、人员、管理和财务系统，对少数几种疾病专门投入资金，使得卫生服务分散化、碎片化，对卫生系统的关注不足。（3）未能认识到社会、环境等非卫生因素与人类健康结果之间的联系。最贫困和最弱势的人群由于不能获得相应的资源，经常缺乏基本的卫生设施，所有这些进一步削弱了其维持生计和健康生活的能力。（4）忽略了人口和疾病模式转变带来的卫生问题，特别是非传染性疾病预防和控制问题。（5）没有区分全球目标和国家目标，没有考虑千年发展目标在不同国家的适用性问题。

随着千年发展目标设定的终点时间即将到来，围绕千年发展目标的实施进度、如何设定 2015 年后发展议程等议题，联合国相关组织、一些国家政府、民间社会组织等纷纷加入讨论，对于卫生在可持续发展中的作用也进行了新的思考。

二 2015 年后发展议程全球范围的磋商过程

（一）设定 2015 年后发展议程的全球背景

2010 年 9 月 22 日，联合国千年发展目标首脑会议成果文件要求秘书长就落实千年发展目标的进展情况提交年度报告，并在年

---

① 谢铮、刘培龙、郭岩：《全球制定卫生领域后千年发展目标的行动、进展及启示》，《北京大学学报》（医学版）2013 年第 3 期，第 495 ~ 499 页。

度报告中就如何推进 2015 年后发展议程提出建议①。2015 年后发展议程（Post－2015 Development Agenda）的谈判进程在这次大会上得以授权启动，该议程将在 2015 年 9 月召开的联合国可持续发展首脑峰会上计划通过。此后，2011 年 9 月联合国系统工作组成立，并于 2012 年 5 月启动全球性专题咨询。2012 年 7 月 "2015 年后联合国发展议程高级别名人小组" 成立，2013 年 1 月 "联合国可持续发展目标开放工作组" 成立。2013 年 9 月在美国纽约召开的 "迈向实现千年目标" 的联大特别会议通过文件，在总结千年发展目标成败得失的基础上，制定了到 2015 年的 "路线图"，就如何推进 2015 年后发展议程的国际进程进行了总体规划。与此同时，各国政府、研究机构、公民社会团体和非政府组织也积极地参与相关议题的咨询、讨论和研究，围绕 2015 年后议程讨论的热潮逐渐形成。

为推动卫生方面 2015 年后发展议程的制定，2012 年 5 月，世界卫生组织（World Health Organization，WHO）、联合国儿童基金会（United Nations International Children's Emergency Fund，UNICEF）、联合国艾滋病规划署（The Joint United Nations Programme on HIV and AIDS，UNAIDS）、联合国人口活动基金会（United Nations Fund for Population Activities，UNFPA）等共同发表了《卫生在联合国后千年发展目标进程中的地位》咨询报告②，并于 2012 年 10 月

---

① United Nations. A/RES/65/2. Keeping the promise： united to achieve the Millennium Development Goals. General Assembly of the United Nations. （2010－10－19）. http：//www. un. org/ga/search/view_ doc. asp？ symbol = A/RES/65/1&referer = http：//www. un. org/en/ga/documents/symbol. shtml&Lang = E.

② *Health in the Post－2015 Development Agenda. Report of the Global Thematic Consultation on Health*，（2012－05－09）［2015－06－15］，http：//www. worldwewant 2015. org/health.

至 2013 年 2 月期间与瑞典、博茨瓦纳政府共同开展了 2015 年后发展议程的卫生问题的高级别对话。上述活动认可并强调：（1）卫生是可持续发展和人类福祉的一个重要组成部分；（2）关注在生命全程各个阶段最大限度实现健康；（3）全民健康覆盖既是获取这些结果的手段，同时本身也是一个目标。自 2012 年至今，世界卫生大会也围绕 2015 年后发展议程的卫生问题形成了一系列文件和决议，敦促会员国确保卫生在 2015 年后发展议程中占据中心地位，积极参与有关 2015 年后发展议程的讨论，以及加强自身在制定国家计划和重点以及协调努力和资源方面的主导作用，以促进健康成果方面的可持续进步。

（二）可持续发展目标的制定过程

从 1972 年联合国环境会议开始，环境问题被国际社会所关注。1987 年 2 月，联合国发表《我们共同的未来》的报告，"可持续发展"概念被明确提出；1992 年里约峰会上，正确处理环境与发展之间的关系，一时成为国际社会共同的呼声，《里约宣言》达成了"共同但有区别的责任"的谅解；2002 年 8 月，联合国可持续发展会议在南非召开，大会主张可持续发展包括经济、社会和生态三个维度。2012 年 6 月在巴西里约热内卢召开联合国可持续发展大会，尽管会员国并未就可持续发展目标的优先领域和具体特定目标达成一致，但在会议成果文件中强调，为更好推进可持续发展目标的制定，联合国将成立开放工作小组，并启动政府间磋商程序。此外，在本次会议上，卫生与可持续发展的关系得到了正式的阐述和确定。卫生与可持续发展之间的关系包括三个主要部分：（1）增进人类健康，特别是通过普及卫生服务来增进健康，有助于实现可持续发展和减贫目标；（2）健康可能是投资于可持续发展和绿色经济所带来的主要效益之一；（3）健康指标为衡量作为可持续发展支柱的社会、经济和环境方面的进展提供了有力的手段。联合国可持续发展目标开放工作小组于 2013 年 1 月成立，由联合国五个区域集团的会员国提名的 30 名代表组成，自成立后便开始收集来自会员国、学术界、非国家行为体、公民社会的意见和建议。截至 2014 年 2 月，开放工作小组共分八次会议讨论了不同议题，并在 2014 年 8 月向第 64 届联合国大会提交了其制定的可持续发展目标建议草案，供秘书长和大会参考。

（三）可持续发展目标与 2015 年后发展议程的融合

早在 2012 年巴西召开的联合国可持续大会上，会员国就明确提出制定的可持续发展目标要与 2015 年后发展议程的进程协调一致。此后，虽然 2015 年后发展议程的磋商进程与制定可持续发展目标的进程仍然保持平行开展，但大会开放工作组提出的这一套可持续发展目标可以作为 2015 年后发展议程的重要组成部分之一。其他还包括可持续发展筹资问题政府间专家委员会的报告、大会组织的技术推动方面的对话等。2014 年 12 月，联合国秘书长潘基文发布了题为《2030 年享有尊严之路》的综合报告，报告对 2015 年后发展议程进行归纳，并提出 2015 年后可持续发展议程的展望，为今后 15 年绘制了一幅路线图。报告中提出了 17 项可持续发展目标和 169 项具体目标（见表 1－1），其中明确与健康相关的是确保健康的人生、促进各年龄段所有人的福祉。2015 年 9 月在纽约联合国总部举行了可持续发展问题特别首脑会议，接纳了上述新议程和可持续发展目标。

表1-1 特别首脑会议谈判17项可持续发展目标

可持续发展目标	与健康直接相关	对健康有重要影响
目标1. 在世界各地消除一切形式的贫穷		√
目标2. 消除饥饿、实现粮食安全、改善营养和促进可持续农业发展		√
目标3. 确保健康的人生、促进各年龄段所有人的福祉	√	
目标4. 确保包容性和公平的优质教育，促进全民享有终身学习机会		
目标5. 实现性别平等，增强所有妇女和女童的权能		
目标6. 为所有人提供水和环境卫生并对其可持续管理		√
目标7. 确保人人获得负担起、可靠和可持续的现代能源		√
目标8. 促进持久、包容性和可持续经济增长，促进实现充分和生产性就业及人人有体面工作		√
目标9. 建设有复原力的基础设施、促进具有包容性的可持续产业化，并推动创新		
目标10. 减少国家内部和国家之间的不平等		√
目标11. 建设具有包容性、安全、有复原力和可持续的城市和人类住区		√
目标12. 确保可持续消费和生产模式		√
目标13. 采取紧急行动应对气候变化及其影响		√
目标14. 保护和可持续利用海洋和海洋资源促进可持续发展		
目标15. 保护、恢复和促进可持续利用陆地生态系统，可持续管理森林，防治荒漠化，制止和扭转土地退化现象，遏制生物多样性的丧失		√
目标16. 促进有利于可持续发展的和平和包容性社会，为所有人提供诉诸司法的机会，在各级建立有效、负责和包容性机构		
目标17. 加强实施手段、重振可持续发展全球伙伴关系		

第三节 卫生方面的可持续发展目标

2030年可持续发展议程的最后文本由联合国大会在2015年9月通过，其中考虑到了2015年其他全球性会议的结果（《2015—2030年仙台减少灾害风险框架》和第三次发展筹资问题国际会议的《亚的斯亚贝巴行动议程》）。可持续发展目标于2016年1月1日生效。随后完成了两个过程，首先，在联合国统计委员会的领导下，由可持续发展目标各项指标机构间专家组参与并有28个成员国作为观察员，其次制定全球指标框架，载有针对169项具体目标的230项指标，其中包括卫生相关目标下的26项指标。

一 卫生方面可持续发展目标的优势

卫生、繁荣、环境可持续性以及安全之间的联系已得到国际社会的广泛确认。健康的人更有可能寻求更高层次的教育，实现经济独立，并且为社会做出积极贡献。促进全民健康无疑将有助于减少贫困和不平等，推动经济增长，并为社会稳定和安全奠定基础。联合国可持续发展目标开放工作小组目前制定的可持续发展目标3中共包括13项具体目标，用于衡量卫生方面可持续发展的具体进展。2015年3月在纽约举行的政府间磋商会议上，进一步对包括目标3在内的9项目标中的19个具体指标进行了修改完善（见表1-2）。

针对千年发展目标的不足，卫生方面可持续发展目标的优势包括：（1）关注了公平问题，用单独的目标10加以体现；（2）考虑了疾病谱和医学模式的变化，除保留了千年发展目标中原有的3

项目标外，可持续发展目标 3 还包括了预防和控制非传染性疾病、建设强有力的卫生系统、加强卫生安全等新的卫生指标，范围更加广泛；（3）注重了目标之间的关联，卫生与发展之间的相互作用得到充分显现，包括减贫、营养等其他可持续发展目标对卫生目标有重要影响，而在其他可持续发展目标的具体指标中，也有一些卫生指标被纳入，如"实现性别平等，增强所有妇女和女童的权能（目标 5）"下的指标 5.6"根据《国际人口与发展会议行动纲领》、《北京行动纲要》及其历次审查会议的成果文件所商定的结果，确保普遍享有性与生殖健康和生殖权利"等。

表 1 - 2　卫生方面的可持续发展目标 3 和具体目标

目标 3 确保健康的人生、促进各年龄段所有人的福祉
3.1　到 2030 年，全球孕产妇死亡率减至每 10 万活产少于 70 人
3.2　到 2030 年，消除新生儿和 5 岁以下儿童可预防的死亡率，即新生儿死亡每千活产不超过 12 人，5 岁以下儿童死亡每千活产不超过 25 人 *
3.3　到 2030 年，消除艾滋病毒、结核病、疟疾和被忽视的热带病等流行病，防治肝炎、水传播的疾病和其他传染病
3.4　到 2030 年，通过预防和治疗以及促进心理健康和精神福祉，将非传染性疾病导致的过早死亡率降低 1/3
3.5　加强药物滥用监管，包括麻醉药品滥用和酗酒的预防和治疗
3.6　到 2030 年，将全球公路交通事故造成的死伤人数减半 **
3.7　到 2030 年，确保普及性健康和生殖健康保健服务，包括普及计划生育、普遍获得信息和教育，并将生殖健康纳入国家战略和方案
3.8　实现全民健康覆盖，包括提供金融风险保护、人人享有优质的基本保健服务，并获得安全有效、优质和负担得起的基本药品和疫苗
3.9　到 2030 年，大幅减少危险化学品以及空气、水和土壤污染导致的死亡人数和患病人数
3.a　酌情在所有国家加强执行《世界卫生组织烟草控制框架公约》

续表

3.b	支持研发防治主要影响发展中国家的传染性和非传染性疾病的疫苗和药品，根据《关于与贸易有关的知识产权协议与公共健康的多哈宣言》（以下简称《多哈宣言》）的规定，提供负担得起的药品和疫苗，《多哈宣言》确认发展中国家有权充分利用关于为保护公众健康提供灵活变通办法，尤其是为所有人提供各种药品的《与贸易有关的知识产权协议》的各项条款***
3.c	大幅增加卫生筹资，并增加招聘、培养、培训和留用发展中国家尤其是最不发达国家和小岛屿发展中国家的卫生工作者
3.d	加强各国特别是发展中国家采取预警措施、减少风险和管理国家和全球健康风险的能力

＊原文为"到 2030 年，消除新生儿和 5 岁以下儿童可预防的死亡率"，2015 年 3 月修改为"到 2030 年，消除新生儿和 5 岁以下儿童可预防的死亡率，即新生儿死亡每千活产不超过 12 人，5 岁以下儿童死亡每千活产不超过 25 人"。

＊＊原文为"到 2020 年，将全球公路交通事故造成的死伤人数减半"，2015 年 3 月修改为"到 2030 年，将全球公路交通事故造成的死伤人数减半"。

＊＊＊原文为"支持研发防治主要影响发展中国家的传染性和非传染性疾病的疫苗和药品，根据《关于与贸易有关的知识产权协议与公共健康的多哈宣言》（以下简称《多哈宣言》）的规定，提供负担得起的基本药品和疫苗，《多哈宣言》确认发展中国家有权充分利用关于为保护公众健康提供灵活变通办法，尤其是为所有人提供各种药品的《与贸易有关的知识产权协议》的各项条款"，2015 年 3 月修改去掉了"基本"。

二 卫生方面可持续发展目标的不足

（1）可持续发展目标具体指标共计 169 项，数量过多且重点不突出。尽管具体衡量卫生方面进展的指标增长至 13 项，但在可持续发展目标中，卫生所占的相对份额由原来的 37.5%（3/8）降为目标层面的 5.9%（1/17）和具体指标层面的 7.7%（13/169）。（2）可持续发展目标 3 的提法比较笼统。如果卫生方面的可持续目标只能有一个，那么这个目标需要同时满足以健康结果为导向、兼顾卫生服务因素和健康的社会决定因素、以卫生部门为主导、有助于引导政治承诺和资源投入的四条标准。目前的目标 3 满足了指向健康结果的要求，也反映了健康的社会决定因素的重要性。但其提法相对冗长和模糊，不利于实现问责。卫生部门的主导作用未能得到充分体现。（3）全民健康覆盖被降为一项具体指标。全民健康覆盖是近几年各国极力推动的卫生运动。2010 年和 2013 年的世界卫生报告将"全民健康覆盖"的三层意义解释为：卫生服务的全民覆盖、医疗保险的全民覆盖以及更广泛的人群处于健康状态。人们支持全民健康覆盖被纳入可持续发展目标之一是因为其与减贫、就业、教育等密切相关，是可持续发展的重要组成部分，无论是贫穷国家还是富裕国家都需要为之努力，也是对健康公平和健康权的一种具有实践意义的表达。然而指标 3.8 对全民健康覆盖的含义直接强调了卫生服务可及性和经济风险保护，并未提及全民健康覆盖的第三层含义——促进全体人民的健康，这容易引起对全民健康覆盖的理解偏差，将其看作实现健康的方式，而非一个目标。实际上全民健康覆盖本身已包含并且应该包含健康的含义。（4）13 项卫生方面的可持续发展具体指标是否能够实现，无论是全球层面还是国家层面，都缺乏科学系统的评估和可靠的数据监测。

三 卫生方面可持续发展目标的逻辑框架

如图 1 - 1 所示，可持续发展目标中的若干具体卫生目标延续了未完成的千年发展目标议程（目标 3.1、3.2、3.3、3.7），而许多其他具体卫生目标源自世界大会各项决定和相关的行动计划（新增了目标 3.4、3.5、3.6、3.9）。同时，必须认识到新议程范围的广泛度：不仅将健康本身视为一项目标，还将健康及其决定因素视为可持续发展的一个组成部分，与其他目标和具体目标相

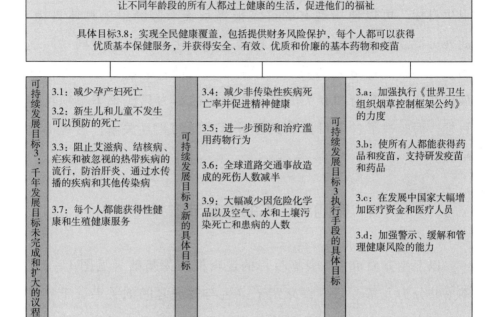

可持续发展目标3：
让不同年龄段的所有人都过上健康的生活，促进他们的福祉

具体目标3.8：实现全民健康覆盖，包括提供财务风险保护，每个人都可以获得
优质基本保健服务，并获得安全、有效、优质和价廉的基本药物和疫苗

可持续发展目标3：千年发展目标未完成和扩大的议程

3.1：减少孕产妇死亡

3.2：新生儿和儿童不发生可以预防的死亡

3.3：阻止艾滋病、结核病、疟疾和被忽视的热带疾病的流行，防治肝炎、通过水传播的疾病和其他传染病

3.7：每个人都能获得性健康和生殖健康服务

可持续发展目标3新的具体目标

3.4：减少非传染性疾病死亡率并促进精神健康

3.5：进一步预防和治疗滥用药物行为

3.6：全球道路交通事故造成的死伤人数减半

3.9：大幅减少因危险化学品以及空气、水和土壤污染死亡和患病的人数

可持续发展目标3执行手段的具体目标

3.a：加强执行《世界卫生组织烟草控制框架公约》的力度

3.b：使所有人都能获得药品和疫苗，支持研发疫苗和药品

3.c：在发展中国家大幅增加医疗资金和医疗人员

3.d：加强警示、缓解和管理健康风险的能力

图1-1　卫生方面可持续发展目标的逻辑框架

互影响。此外，还有4个作为"执行手段"的目标（3.a，3.b，3.c，3.d）。而目标3.8全民健康覆盖，则作为一个核心目标，将卫生系统置于新议程的核心。

全民健康覆盖就成为这样一个具体目标，它是所有其他具体目标的基础以及实现这些具体目标的关键，从而表明全民健康覆盖可以加强一致性，减少卫生部门中各自为政的现象，并促进发展强有力卫生系统。全民健康覆盖的定义是，所有人和所有社区都能获得所需的服务，同时确保人们不会陷入经济困难。全民健康覆盖包括健康保护、健康促进、预防治疗康复和姑息治疗。

对于可持续发展目标的监测和评价将是复杂的，因为有200多项全球指标，其中约有24项涉及卫生目标。因此，进一步的挑战是对数据的过多要求，以及国家层面统计信息能力的建设。关于卫生目标，可以使用现有的许多报告系统来监测单项具体目标。此外可持续发展议程也提供了机会，来优化不同决议对同一问题的报告要求。这里尤其需要注意的是，当前为制定指标、评估进展以及使各国政府和有关方负责而做出的努力只注重了单项具体目标，而忽视了各项目标和具体目标之间的相互关系，忽视了公平性。

第四节　本书的章节安排

以卫生方面可持续发展目标的逻辑框架为基础（见图 1-2），本书共分为九章。第一章介绍了卫生与发展之间的关系、千年发展目标中的卫生目标以及可持续发展目标中的卫生目标；第二章着重阐述全民健康覆盖作为关键卫生目标的定义、内涵、测量以及现状；第三章分析了"千年发展目标未完成的议程"，即妇幼与

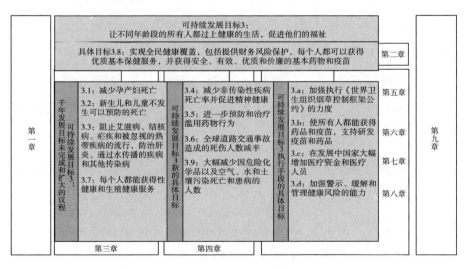

图 1-2　本书章节分布的逻辑框架

生殖健康在千年发展目标时代的进展以及可持续发展时代的定位和现状；第四章则全面介绍了可持续发展目标3新增的具体目标；第五章至第八章则分别介绍了四种"执行手段"的理论基础、内涵、全球和中国的现况；第九章汇总分析中国实现卫生方面可持续发展目标的三类策略，并总结相关经验和建议。

本书主要为从事国际卫生实践工作或对全球卫生感兴趣的人员提供参考，也作为全球卫生培训的基本参考，还用于高等学校本科生、研究生全球卫生相关课程的教学和科研。本教材的撰写倾注了所有编者的心血，我们希望能为全球卫生这个年轻学科的发展尽一份力量。本书中的许多不完善之处，真诚地欢迎大家在阅读和使用的过程中提出批评和建议。

第二章 实现全民健康覆盖

第一节 全民健康覆盖的定义和内容

一 全民健康覆盖的概念（Universal Health Coverage，UHC）（SDG3. 8）

全民健康覆盖并不是新概念，早在世界卫生组织 1948 年宪章中，已经明确提出"健康是人人应该享有的基本权利"，其中已经包含了"全面覆盖"的内涵。1978 年，世界卫生组织提出了通过初级卫生保健策略实现"人人享有卫生保健"的目标——《阿拉木图宣言》。这些承诺都表达了共同的信念，即所有的人都应该获得他们所需要的卫生服务，且无遭受经济损失或陷入贫困的风险。实现全民健康覆盖是实现更好的健康和福祉，促进人类发展的一个有力的途径。2005 年，世界卫生组织通过了"建立更加公平有效的筹资体系，促进全民健康覆盖实现"的 WHA58. 33 号决议，决议中提出了全民健康覆盖的两个方面：高品质卫生服务的提供和可及性，以及为需要高品质卫生服务的人给予经济风险保护。这份报告中的"卫生服务"是指包括社区、卫生中心和医院提供的促进、预防、治疗、康复等所有卫生保健方法，也考虑了卫生部门内外社会和环境的健康决定因素。经济风险的保护是提供整个社会卫生保障措施的一部分。

针对以上两部分，世界卫生组织的成员国同年承诺建设本国的卫生筹资体系，从而保证其国民能够获取卫生服务，同时不会因为支付这些卫生服务费用而遭受经济困难[①]。这一目标被定义为全民健康覆盖，有时也称为全民医保（或全民健康保险）[②]。

2010 年，世界卫生组织在其年度报告中提出了一系列通过卫生筹资促进全民健康覆盖实施的策略、政策和措施[③]，并再次指出：全民健康覆盖的目标是确保所有人都获得其所需要的卫生服务，而在付费时不必经历财务困难。

一个社区或国家要实现全民健康覆盖，以下几个因素必不可少。

（1）一个有力、高效、运转良好、能够通过以人为本的综合保健服务（包括为艾滋病、结核病、疟疾、非传染性疾病、孕产妇和儿童健康提供的服务）满足重点卫生需求的卫生系统，包括：①为人们提供信息，并鼓励人们保持健康、预防疾病；②及早发现健康方面的状况；③有能力治疗疾病；④帮助患者康复。

（2）可负担性——建立为卫生服务供资的制度，确保人们在利用卫生服务时不经历财务困难。这可以通过多种方式实现。

---

① WHO. Sustainable health financing, universal coverage and social health insurance. World Health Organization, 2005.

② WHO, Health systems financing: the path to universal coverage, World Health Organization, 2010.

③ WHO, http: //www. who. int/features/qa/universal_ health_ coverage/zh/.

（3）获得基本药物和技术以便诊断并处理医疗问题。

（4）受到良好培训并积极工作的卫生工作者拥有提供服务并以现有最佳证据为基础满足患者需求的充分能力。

如图2-1所示，要实现全民健康覆盖，还要使所有部门对于确保人类健康均发挥着关键作用，包括交通、教育和城市规划部门。

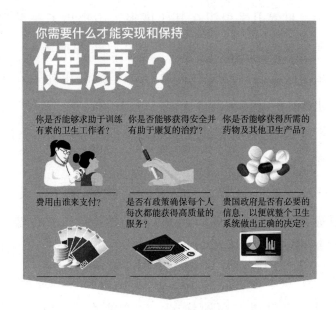

图2-1　全民健康覆盖

资料来源：世界卫生组织，http：//www.who.int/universal_health_coverage/infographic/zh/。

全民健康覆盖对人口健康有直接影响。获得卫生服务使人们能够更具生产力，从而能够积极为家庭和社区做出贡献。它还确保儿童能够到学校上学。同时，针对财务风险的保护措施可以防止人们因为自费支付卫生服务费用而致贫。因此，全民健康覆盖是可持续发展和减贫的关键组成部分，也是减少社会不公平的关键要素。全民覆盖是政府致力于改善其公民福祉的标志。

全民覆盖以宣布健康为基本人权的 1948 年世界卫生组织《组织法》和 1978 年《阿拉木图宣言》所确定的全民健康议程为基础。公平是最重要的。这意味着各国不仅要跟踪整个国家人口的进展情况，而且要在不同的群体内部（例如，按收入水平、性别、年龄、居住地、移民身份和民族等）促进实现公平。

二　全民健康覆盖的价值

全民健康覆盖之所以在健康领域被反复强调，是因为时至今日，全球卫生公平问题仍然远远没有解决，区域间和人群间健康状况和卫生服务可及性仍然存在巨大差距，世界上还有上亿人因为各种原因不能享受到基本的医疗卫生服务，或者因为利用医疗卫生服务而致贫。全球至少有 4 亿人无法获得一种或多种基本卫生服务。每年有 1 亿人由于自费支付卫生服务而陷入贫困，1.5 亿人遭遇经济灾难。平均而言，每个国家的卫生支出约有 32% 由自费支付。要确保公平获取就需要对卫生服务的供资、管理和交付方式实施变革，使服务以人和社区的需求为核心。到 2030 年，需要额外配备 1800 多万名卫生工作者，以满足可持续发展目标和全民健康覆盖目标的卫生人力需求，而低收入和中低收入国家的差距最大。全球每年共有 5600 万人死亡，其中 2/3 的死亡依然没有得到登记。基于以上数据现状，全民健康覆盖的需求也显露出来。

正因如此，实现全民健康覆盖成为世界各国在 2015 年讨论通过可持续发展目标时所设定的核心目标之一。那些在全民健康覆盖方面取得进步的国家将在其他与卫生相关的目标和其他目标方面取得进展。有了良好健康，儿童才能好好学习，成年人才能好好工作。这有助于脱贫，并为长期经济发展奠定基础。在可持续发展进程中，全民健康覆盖将为缩小卫生服务可及性差距、避免因病致贫和提升人群整体健康水平发挥重要作用。

三　全民健康覆盖在卫生方面可持续发展目标的定位

联合国 2030 年可持续发展议程共提出了 17 个目标[①]，其中与健康直接相关的"目标 3、确保健康的生活方式，促进各年龄段人群的福祉"中给出了 9 条健康指标方面的具体目标（3.1~3.9）和 4 条具体实施办法（3.a~3.d）。如图 2-2 所示，同其他具体目标不同，关于全民健康覆盖的具体目标"3.8：实现全民健康覆盖，包括金融风险保护，高质量的、关键的医疗卫生服务、药品和疫苗的普遍可及"，被列至所有具体目标中最为核心、关系到其他具体目标实现的关键地位。

在卫生可持续发展目标中将全民健康覆盖列为关键的具体目标，很好地反映了可持续发展议程新的精神，即强调减贫、公平以及不使任何人落下的社会包容。以初级卫生保健为基础的全民健康覆盖能有力地促进卫生目标，提供综合的卫生服务的平台。同其他政策方案相比，全民健康覆盖是实现社会公正的最强大工具之一。没有能力支付卫生保健费用的人们将会被保护，不必再担心疾病加重或者死于可以预防或者可以治疗的疾患。同时，全民健康覆盖也有益于增进效率。财务保护方案可鼓励人们尽早求医，这使得到成功治疗的前景更佳，并且费用会低很多。全民健康覆盖本身被视为一项理想结果，是实现其他卫生目标的基础，

---

① 联合国：《2030 年可持续发展议程》，2015。

也可以可靠地衡量可持续发展的进展情况。正如时任世界卫生组织总干事陈冯富珍所言的那样，"全民健康覆盖是一项有利于穷人的具有越来越大吸引力的可持续发展战略"。

千年发展目标没有实现的以及扩展的议程	新可持续发展目标3	可持续发展目标3的实施办法
3.1：降低孕产妇死亡 3.2：终止可预防的新生儿和儿童死亡 3.3：终止艾滋病、肺结核、疟疾等传染病，与肝炎、由水和其他途径传播的传染病作斗争 3.7：确保性和生殖健康服务的普遍可及	3.4：降低非传染性疾病的死亡率并促进精神卫生 3.5：增强对物质滥用的预防和治疗 3.6：将全球道路交通事故导致的死伤减半 3.9：减少因危险化学品和空气、水和土壤污染导致的死亡	3.a：增强烟草控制框架公约的实施 3.b：为所有人提供药品和疫苗，支持为所有人的疫苗的药品研发 3.c：增加发展中国家在卫生领域的融资和工作人员 3.d：增强卫生危险的预警、风险抑制和管理能力

3.8：实现全民健康覆盖，包括金融风险保护，高质量的、关键的医疗卫生服务、药品和疫苗的普遍可及

与其他可持续发展目标的联系和互动，包括公平（SDG10）和实施方法（SDG17）

图 2 - 2　联合国可持续发展目标 3 关于健康的具体目标

资料来源：见联合国《2030 年可持续发展议程》，2015。

四　全民健康覆盖的维度

全民健康覆盖的内涵主要包括"风险保护、服务提供、服务获得和服务结果"四个方面和维度。

风险保护的覆盖是指人们在获得促进健康、维护健康、恢复健康所需的基本医疗卫生服务时，不会有难以承受的经济风险或有陷入贫困的危险。为体现公平性，在风险保护政策设计上应充分考虑地域间、城乡间经济发展水平差异，以及不同人群的经济负担能力，并设计适用于所有人群经济可承担的医疗卫生服务。风险保护覆盖反映的是制度所覆盖的范围、项目和补偿程度。如

图2-3所示，大盒的总体积表示特定时间内覆盖所有人所有卫生服务所需的费用，蓝色小盒的体积表示由预付费和统筹基金覆盖的卫生服务及其费用。全民覆盖的目标是使所有人能够以其自身和国家都可承受的费用获得所需的卫生服务。在全民覆盖的情况下，超出可承受范围的自付费用将不会存在，对于那些贫困和弱势的人群来说，自付费用为零。

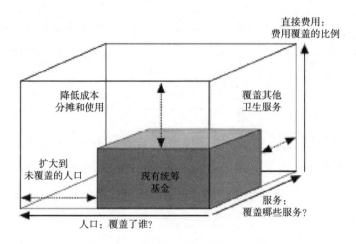

图2-3 全民健康覆盖要素维度

资料来源：World Health Report 2010，http：//www.who.int/whr/2010/en/。

服务提供的覆盖，则主要是指人们应当能够在居住地的适当范围内得到基本医疗卫生服务，而该服务的水平应当满足基本要求，服务质量可靠。服务提供覆盖反映的是服务体系覆盖的程度、服务能力和服务质量。这些服务包括预防、促进、治疗、康复和姑息治疗等服务。这些服务必须在质量和数量上都满足卫生需求，同时也要为自然灾害、化学或核能源意外、疾病大流行等预料之外的情况做好准备。

服务获得的覆盖，主要指通过政府、社区、个人共同参与，每个人都能得到基本的、规范的卫生服务。服务获得覆盖反映的是真正能投射到公众身上的卫生服务的公平性程度。

服务结果覆盖，主要指国家卫生服务体系提供的基本医疗卫生服务、建立的医疗保险制度，对于改善健康状况的效果。服务结果覆盖反映的是国家投入、服务及制度对于公众健康改善的作用和卫生体系的效率、效益。其中卫生体系的效益应包含社会效益、宏观经济效益和满意度等。

随着 2015 年可持续发展 17 目标的提出，实现全民健康覆盖的内涵也被进一步具体化，最终将具体目标 3.8 表述为：全民健康覆盖意在使人获得高质量的基本卫生服务；获得安全、有效和负担得起的基本药物和疫苗，并防止遭受财务风险。

同时也应注意，有一些服务内容并不在全民健康覆盖范围内。全民健康覆盖并不是不惜成本免费提供一切可能的卫生干预措施，因为没有任何国家可以长期免费提供所有服务。全民健康覆盖不只涉及卫生筹资问题，它涵盖卫生体系的所有要素：卫生服务提供系统、卫生人力、卫生设施或交流网络、卫生技术、信息系统、质量保障机制以及治理和规制。全民健康覆盖不仅要确保提供最低限度的一整套卫生服务，还需确保随着资源的增加，逐渐扩大卫生服务和财务风险保障范围。全民健康覆盖不仅是单项治疗服务，还包括公共卫生宣传运动、饮用水加氟、蚊虫滋生地控制等基于人群的服务。进一步的，全民健康覆盖远不止解决健康问题，为向全民健康覆盖的目标迈进，还必须促进公正，推动发展重点，并增强社会包容与和谐。

五　全民健康覆盖的要素

全民健康覆盖的目标是确保所有人都获得其所需要的卫生服

务，而在付费时能够避免财务困难。这需要四个方面的要素：一个为卫生服务供资的制度；受到良好培训并积极工作的卫生工作者；获得基本药物和技术；一个有力、高效、运转良好的卫生系统。

（一）卫生系统筹资

在实现全民健康覆盖目标的进程中，最常面临的问题是：卫生系统如何筹资？卫生系统如何保护人们因为疾病和支付卫生服务费用而导致的经济后果？卫生系统如何促进可利用资源的最佳使用？世界卫生组织在《2010年世界卫生报告》中为上述问题提供了解答。

（1）增加国家征税的效率。即使在一些高收入国家，避税和低效的税收及保险费征收也是一个严重的问题。征收税款和健康保险费的实际困难是有案可稽的，特别是在有很大一部分非正式部门存在的国家。改善征收的效率可以增加经费的筹集，从而用于提供卫生服务或者为人民购买服务。印度尼西亚已经全面修订了该国的税收体系，为整个政府经费，特别是卫生方面的经费带来了显著的好处。

（2）调整政府预算优先顺序。在分配政府预算时，一些政府通常将卫生预算安排在相对较靠后的位置。例如，很少非洲国家达到了2001年《阿布贾宣言》中非洲各国首脑认可的目标，即将政府预算的15%用于卫生；该地区签署这一宣言的国家中的19个国家2010年政府卫生投入比2001年甚至有所下降。不过，坦桑尼亚卫生投入占财政总预算的18.4%，利比亚为16.6%（包含外部卫生发展援助）。作为一个整体，49个低收入国家政府卫生投入的比例如果可以增加到 15%，则这些国家每年将从国内多筹集到 150 亿美元的卫生费用。

（3）改革筹资途径。目前人们关注的重点主要是如何帮助富裕国家为贫穷地区筹集更多的卫生经费。卫生系统创新国际筹资高级别专题小组（Taskforce on Innovative International Financing for Health Systems）[1] 通过增加机票、外汇交易和烟草的税收方式，每年为全球卫生系统多筹集到 100 亿美元的经费。高、中、低收入国家都可以考虑采用其中的一些机制作为国内经费筹集方式。每一种税收对经济都有某种类型的负面影响，同时可能会受到那些有既得利益的人的反对。各国政府需要采取那些最适合本国经济发展并可能获得政治支持的方式。另外，对那些有害健康的产品征收税款可以降低该产品的消费，同时筹集更多的资金，因此对改善该人群的健康具有双重收益。在 22 个有相关数据的低收入国家，对烟草多征收 50% 的消费税将可以多筹集 14.2 亿美元的资金。如果这些经费都用于卫生，可使有些国家政府卫生投入增加 25% 以上，最高可以增加 50%。对酒精饮料税收比例提高到零售价的 40% 将会产生更大的影响。在 12 个有数据提供的低收入国家，估计显示，酒的消费量将降低 10% 以上，而税款将增加 3 倍，达到这些国家卫生总费用的 38%。许多国家都有提高烟草和酒精税款的潜在可能性[2]。即使只有收入的一部分用于卫生方面，卫生服务

---

[1] Taskforce on Innovative International Financing for Health Systems, Working Group 1. WHO Background Paper: Constraints to Scaling up and Costs. International Health Partnership, 2009.

[2] Leonhardt D. The Battle over Taxing Soda. *The New York Times*, 18 May 2010, B: 1.

的可及性也会大大增加。一些国家还考虑向其他有害产品收税，如含糖饮料、高盐食品或者富含反式脂肪的食品①。

（4）卫生发展援助。尽管增加卫生经费或者扩大经费来源对所有国家都适用，但低收入国家中可以单独依靠国内资源筹集到实现全民健康覆盖经费的比例却不高。这些低收入国家仍面临巨大的经费差额，这也突出了对高收入国家的需求，高收入国家需要兑现官方发展援助（ODA）承诺，并努力提供支持改善援助的效果。虽然创新筹资方式可以为传统的官方发展援助提供补充，但如果发达国家能够充分兑现当前的国际承诺，低收入国家的外部资金将比以前增加 1 倍多。

（二）卫生事业的人力

卫生事业是一个主要且不断增长的工作岗位来源。在经合组织，2000～2014 年卫生和社会工作方面的就业增长了 48%。预计到 2030 年，人口不断增长、疾病模式不断发生变化以及经济发展趋势预计会创造约 4000 万个新的卫生部门工作岗位，多数处在中等收入和高收入国家。相反，要实现可持续发展目标预计会有 1800 万个卫生工作岗位缺口，多数处在低收入和中低收入国家。这种不匹配现象不仅对人类健康，还对卫生安全和全球经济带来威胁，西非埃博拉疫情就证明了这一点。

2016 年 3 月 23 日，世界卫生组织总干事陈冯富珍博士在法国里昂举行的卫生就业和经济增长问题委员会首次会议之后表示，对卫生工作者创造更多的工作岗位就有可能增进健康和卫生安全，

---

① Holt E. Romania Mulls over Fast Food Tax. *Lancet*, 2010, p.375.

促进包容性经济增长，并赋予妇女和年轻人权能。

（三）基本药物

基本药物是那些满足人群卫生保健优先需要的药品。对药物的选择考虑到了患病率、安全性、药效以及相对成本效益。在一个正常运转的医疗卫生体系中，基本药物在任何时候都应有足够数量的可获得性，其剂型是适当的，其质量是有保障的，其价格是个人和社区能够承受的。

（四）卫生系统

疾病疫情和灾难事件可在任何时候对国家造成影响，给人类带来大量痛苦和死亡及经济损失。如果卫生系统用来处理此类情况的装备不佳，受影响人群就可能十分脆弱。西非发生的埃博拉病毒疾病疫情突出表现出的情形是，在缺乏能够很快做出综合性反应的强有力卫生系统的情况下，疾病疫情可快速发展并造成巨大问题。这次疫情于2013年12月开始于几内亚，但很快就蔓延到邻国利比里亚和塞拉利昂。2014年8月初，埃博拉疫情被宣布为国际突发公共卫生事件。在疫情开始阶段，几内亚、利比里亚和塞拉利昂的卫生系统能力十分有限。若干一般情况下被视为必须具备的卫生系统功能并没有很好地发挥作用，这妨碍了对这次疫情及时做出适当反应。

除了筹资和卫生事业的人力之外，还可从四个方面来加强卫生系统的职能。

（1）提供服务

卫生服务，是指包括社区、卫生中心和医院提供的促进、预防、治疗、康复和缓解等所有卫生保健方法，包括解决卫生部门内外社会和环境健康决定因素的方法。卫生服务必须在质量、数量上都满足卫生需求，同时应具备应对自然灾害、化学或核能源意外、疾病大流行等突发事件的能力。2003 年世界卫生报告《塑造未来》指出，卫生方面的真正进展主要取决于强大的卫生系统，一方面应将健康宣传和疾病预防相结合，另一方面应将急性病和长期保健相结合。在通过生命全程方法促进健康老龄化的多部门行动时，提倡跨越生命全程的、一体化的关怀服务：从预防到检测、早期诊断、治疗、康复、长期护理和姑息治疗。所以，当前卫生系统发展的重点方向，不仅是针对单一的尖锐问题提供治疗性干预措施，而且应提供一种更全面的一体化护理服务，从而将生命的各个阶段衔接在一起，并以综合方式处理多种并发症。

（2）信息

2008 年，《初级卫生保健：过去重要，现在更重要》提出利用信息和通信技术提高初级保健的可获得性、质量和效率，并指出可以通过信息系统加强政策对话。2007 年，第 60 届世界卫生大会决议提出，要求各国建立和实施卫生信息系统并充分纳入国家卫生规划，加强管理者综合、分析、传播和利用卫生信息的能力。呼吁卫生信息和统计界、其他国际组织、全球卫生倡议和基金、私立部门、民间社会等为加强信息系统提供强有力的持续支持，包括使用卫生计量系统网络框架载明的标准和指导原则，涵盖一系列卫生统计数据，包括卫生决定因素，卫生资源、支出和系统职能，服务的获得、覆盖和质量，卫生结果和状况，并特别重视关于贫穷和卫生不公平的信息。

（3）医疗产品和技术

《2013 年世界卫生报告》指出，实现全民健康覆盖所需确定的研究问题之一，是定义必需的卫生服务和需要这些服务的人群时需要考虑疾病的原因、干预需要的技术设备以及成本。要推动实现全民健康覆盖并确保向所有人群提供可负担的服务，需要明智地选择干预措施并有效地管理各国卫生系统采用的技术。对此，在第 67 届世界卫生大会"为支持全民健康覆盖开展卫生干预和技术评估"议题中指出，卫生技术评估是实现全民健康覆盖的工具，卫生技术评估本身并非解决方案，但有助于为确定重点和选择卫生干预措施提供参考。世界卫生组织还要求国家建立基本药物清单、促进药物合理使用等。

（4）领导力/治理

一是制定卫生政策、战略和计划。2011 年，世界卫生组织在 WHA 64.8 决议中要求各国在全面评估国家卫生和卫生系统挑战的基础上制定国家卫生政策、战略和计划，体现有效的领导作用和自主权，针对包括公立和私立部门在内的整个卫生部门以及健康问题社会决定因素，与国家的整体发展和政治议程联系在一起，动员利益攸关方参与并使捐助者规划与国家政策、战略、重点和计划协调一致。二是加强国际合作。鼓励联合国所有组织、专门机构、基金和方案以及各区域委员会采取具体措施，将支持南南合作和三角合作有效纳入各自政策和常规方案拟订工作的主流。加强全球卫生治理的协调、一致和成效及处理健康问题社会决定因素的建议。

第二节　全民健康覆盖的测量

一　全民健康覆盖的测量原则

《2013 年世界卫生报告》指出，应加大对全民健康覆盖尤其是全民健康覆盖测量的研究。国内外对于全民健康覆盖的测量探索仍在进行中，现有研究对于全民健康覆盖的目标内容仍存在着不同的理解。世界卫生组织2014年发表报告《在国家和全球层面上监测全民健康覆盖进展》，对全民健康覆盖的测量原则和框架予以系统性的讨论。

测量全民健康覆盖应遵循以下几个基本原则。

（1）测量全民健康覆盖的指标应该包括两个方面，这两个方面相互关联但又相互独立，即与基本卫生服务相关的人口覆盖率以及与财务保障相关的人口覆盖率。两项衡量指标的进展应同时进行。

（2）卫生服务覆盖率的衡量指标应包括全面的基本卫生干预措施——促进肌体健康、疾病预防、疾病治疗、病后康复和姑息治疗——及其相关费用。

（3）卫生服务和财务保障覆盖率的衡量指标应使全民（包括所有年龄段及男女两性）终身受益。

（4）衡量指标应涵盖各级卫生系统。烟草税等一些干预措施是面向全社会的干预措施，而产科急救护理等其他干预措施则应由医疗机构提供。同样，由于服务所产生的费用可能会产生巨大的差异，因此财务保障衡量指标也应该涵盖各级卫生系统。

（5）全球衡量指标应与所有国家息息相关，无论各国的国民收入为多少。对比与卫生相关的千年发展目标，前者主要针对低收入和中低收入国家，而可持续发展议程与所有国家息息相关。某些国家即使拥有一组更广泛的进展衡量指标，仍应该遵守通用的衡量标准，并且将全球衡量指标列入衡量范围。

（6）衡量指标应该按社会经济和人口阶层进行分类，以便对服务和财务保障覆盖率的平等分配进行评估。在所有卫生系统中，根据家庭收入、居住地、性别及其他因素，患病风险、卫生服务的可得性及服务支付水平存在显著分层。

此外还要考虑，所测量的服务覆盖应当对人群健康产生显著性影响；测量指标应当反映人群和卫生服务体系特征（不同层次、不同服务内容等），以及关注社会不平等（不同收入水平、性别、居住地、教育水平等之间的差异）。另外由于各个国家间在卫生发展、服务体系、信息系统等方面存在很大差异，全民健康覆盖测量指标也需要有足够的差异性，这也是需要进一步研究探讨的问题。

二　全民健康覆盖的测量方法和指标

如表 2-1 所示，衡量全民健康覆盖时主要包括两类指标，即基本卫生服务及财务保障的覆盖率。

此外，由于全民健康覆盖尤其关注公平，为了避免在推进全民健康覆盖的过程中，一些国家内比较贫困的弱势人群可能会被

表 2-1　全民健康覆盖的监测框架

全民健康覆盖的具体目标和测量指标	
具体目标3.8	实现全民健康覆盖。所有人都能够获得其所需的高质量基本卫生服务，且在付费时无须经历财务困难。 到2030年，无论其家庭收入、支出或财富、居住地或性别如何，所有人群都能实现至少80%的基本卫生服务覆盖率。 到2030年，无论其家庭收入、支出或财富、居住地或性别如何，所有人群都能实现至少80%的基本卫生服务覆盖率。 到2030年，每个人都能在卫生服务中享有100%的自费卫生支出财务保障

续表

全民健康覆盖的具体目标和测量指标	
测量指标	1. 卫生服务覆盖率 1.1 预防 1.1.1 合计：含有一组用于预防服务的跟踪程序干预措施的覆盖率。 1.1.2 平等性：上述预防服务覆盖率的一种衡量指标，根据财富五分位数、居住地和性别进行分层。 1.2 治疗 1.2.1 合计：含有一组预防服务的跟踪程序干预措施的覆盖率。 1.2.2 平等性：上述预防服务覆盖率的一种衡量指标，根据财富五分位数、居住地和性别进行分层。 2. 财务保障覆盖率 2.1 针对因病致贫支出 2.1.1 合计：受保障避免因自费卫生支出致贫的人口比例由两种家庭类型组成，即依据其消费情况已经处于贫困线之下且因发生自费卫生支出导致更加贫困的家庭，以及因自费卫生支出陷入贫困线之下的家庭。 2.1.2 平等性：受保障避免因自费卫生支出致贫或因其更加贫困的家庭比例，根据财富五分位数、居住地和性别进行分层。 2.2 针对灾难性支出 2.2.1 合计：受保障避免发生灾难性自费卫生支出的家庭比例。 2.2.2 平等性：受保障避免因自费卫生支出致贫或因其更加贫困的家庭比例，根据财富五分位数、居住地和性别进行分层

资料来源：《2010 年世界卫生报告》，Health Systems Financing：the Path to Universal Coverage。

遗忘，需要对公平性也进行测量。除了衡量基本卫生服务及财务保障的覆盖水平外，按照社会经济学及人口"划分阶层"对衡量指标进行分类至关重要。对于监测覆盖率中平等性的国家而言，如果有可用数据，应通过评估突出的部分及可衡量的部分提供分层选择的信息。

（一）基本卫生服务的覆盖率

根据具体情况、干预措施的类型、目标人群的特征以及提供干预措施的水平，用于监测特定卫生干预措施和降低风险因素的衡量指标可以划分为不同类别。在全民健康覆盖监测框架中，这些衡量指标按组分为两大类，以覆盖干预措施的范围：预防（其中包括健康促进和疾病预防服务）与治疗（其中包括疾病治疗、病后康复和姑息治疗等服务）。许多服务覆盖率指标有很多种方案选择，其目标是要实现精简，并且使用小部分来跟踪进展。可以使用一套"跟踪程序"指标来监测基于以下标准的全民健康覆盖进展。在促进健康或预防疾病的干预措施方面，目前已有一些得到公认的服务覆盖率指标。其中包括与千年发展目标相关的覆盖率指标（如疫苗接种覆盖率），以及为预防非传染性疾病商定可用于监测干预措施覆盖率的指标（如烟草禁用）。

治疗覆盖率有效指标相对缺乏，这是因为医疗机构的治疗和护理数量仅能反映出一部分人口的服务利用情况，而更大范围人群的治疗需求难以确定。这是一个值得关注的重要问题，因为需要住院治疗或长期治疗的疾病往往与较高的财务风险相关，许多人会由于负担不起而放弃这些服务。即使在拥有大量数据的高收入国家中，常规使用的治疗覆盖率指标仍十分稀少[①]。因此表 2 - 1 也将治疗服务考虑在内，其中的一些指标包括质量部分，通常称为"有效覆盖率"，而非仅仅衡量"接触"覆盖率。对于其他服务，需要另行补充包括质量在内的服务覆盖率指标。

（二）财务保障覆盖率

财务保障覆盖率主要有两项指标："灾难性"卫生支出的发生

---

① Health at a Glance：Europe 2012，http：//www. oecd. org/els/health - systems/healthataglanceeurope. htm.

率、因自费卫生支出导致贫困的发生率。前者表明所有收入水平的家庭出现卫生支出超出其收入情况的数量，后者表明因卫生支出造成巨大的困难导致家庭状况跌入贫困线以下的程度。

贫困指标并不包括因自费卫生支出而导致更加贫困的家庭数量，只需将因卫生支出而致贫的非贫困家庭数量与已经处于贫困中并发生自费卫生支出的家庭数量相加即可获得该值。灾难性支出指标将涵盖"防止灾难性支出"及衡量未经历灾难性支出的人口百分比。贫困指标涵盖"防止陷入贫困"以及承担自费支出但未陷入贫困的人口百分比。

简而言之，前者主要测量在一定时期内所有家庭由于大额卫生费用导致经济困难的比例，后者主要测量小额卫生费用导致部分家庭陷入贫困的比例（对于临界贫困家庭，即使不高的自付医疗费用，也可能使得这些家庭跌入贫困线以下）[1]。两种财务保障衡量指标实际上是衡量卫生系统中的财务保障不足部分，两种指标均可重新调节，因此100%的覆盖率代表全面的财务保障[2]。

三　全球监测与国家监测

由于全球范围对加快全民健康覆盖进展非常关注，采用统一标准化的监测指标框架有利于实现国家之间的可比性。国际社会和学术界也鼓励各国采用一种通用的方法监测全民健康覆盖并采用国际标准化指标衡量全民健康覆盖进展。定期的全球监测能够

---

[1] 孟庆跃：《全民健康覆盖：从理念到行动》，《中国卫生政策研究》2014年第2期，第1~5页。

[2] Saksena P., Hsu J., Evans D. B. Financial Risk Protection and Universal Health Coverage: Evidence and Measurement Challenges. *PLoS Med.*

对全民健康覆盖进展进行比较，以便各国间相互借鉴学习。然而，全球监测并不能代替国家监测。各国根据本框架定制自己的全民健康覆盖衡量指标，以最佳方式反映其本国国情。此外，由于全民健康覆盖的动态性及逐步实现的特征，监测的重点因国而异。

在国家层面对全民健康覆盖进行监测，旨在确保全民健康覆盖进展能够反映该国独特的流行病学及人口概况、卫生系统、经济发展水平以及人们的需求与期望。这些符合各国国情的衡量标准对决定需要监测的领域至关重要。例如新兴经济体可能应专注于如何将其基本服务拓展至偏远地区，而高收入国家则可能需要专注于改进其现有卫生服务的覆盖范围，以便适应老年人口不断增长的发展趋势。虽然国情对所用的衡量指标以及需要监测的领域起决定作用，但是无论这些国家的收入水平、人口概况或卫生需求如何，优质基本卫生服务以及财务保障的覆盖率均与所有国家息息相关。

第三节　全民健康覆盖的现况评估

一　全民健康覆盖的全球情况

（一）基本卫生服务的覆盖率

如图 2 - 4 所示，同过去相比全球有更多的人获得了基本卫生服务，一些国家基本卫生服务覆盖率已达 80%，已经超过了全球监测框架中提出的具体目标，例如全球 2013 年百白破疫苗覆盖率已达 84%。而在非卫生领域，如清洁饮用水，全球已有超过 90% 的人口可获得清洁饮用水来源。在妇幼和生殖健康方面，有 73% 的孕妇可以由掌握熟练技术的接生人员接生，76% 的妇女可以在需

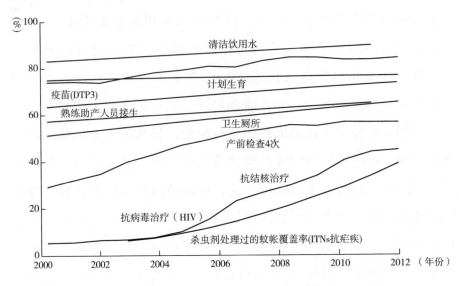

图 2-4 全球基本卫生服务覆盖率主要指标和趋势

资料来源：Joint WHO，World Bank Group Report。

要时获得必要的计划生育服务。

　　然而与此同时，这些基本服务的覆盖也面临着一系列挑战。同样以清洁饮用水为例，有清洁饮用水来源，并不意味着喝到的水就全然无问题，表面的服务覆盖率指标无法反映服务的有效性和质量。一项综述分析了既往的 191 个关于清洁饮用水来源的研究，发现有 38% 的水样仍有细菌污染[①]。妇幼保健领域也是如此，住院分娩率不增反降，基本产科的服务质量也令人担忧[②]。此外计

---

① Bain R.，Cronk R.，Wright J.，Yang H.，Slaymaker T.，Bartram J. Fecal Contamination of Drinking Water in Low and Middle Income Countries：a Systematic Review and Meta - analysis. *PLoS Med.* 2014，11（5）.

② Souza J. P.，Gülmezoglu A. M.，Vogel J.，Carroli G.，Lumbiganon P.，Qureshi Z.，et al.，Moving beyond Essential Interventions for Reduction of Maternal Mortality（the WHO Multi - country Survey on Maternal and Newborn Health）：a Cross - sectional Study. *Lancet*，2013，381（9879）：1747 - 1755.

划生育服务覆盖率虽然高，但同 2000 年相比，水平没有明显变化。

基本卫生服务的覆盖率表现出明显的地区性差异。图 2-5 采用四个国家的数据进行预防及治疗服务比较。针对预防服务，明确了六个指标：满足计划生育政策的需求、至少四次产前检查、儿童麻疹疫苗接种、经改善的水源、适当的卫生条件和烟草禁用。针对治疗服务，明确了五个干预措施领域的另外六个指标：熟练的助产服务、抗逆转录病毒治疗、肺结核病例检测和治愈率（合并成一项单一指标）、高血压治疗与糖尿病治疗。图 2-5 中的点状图表示每种干预措施的覆盖率，条形图表示未经加权平均预防和治疗干预措施覆盖率。图 2-6 则显示了按地区计算得出的针对预防和治疗干预服务覆盖率的总计及平等性衡量指标，从图中可以看出预防及治疗覆盖率未达到 80% 的覆盖率标的。在所有地区

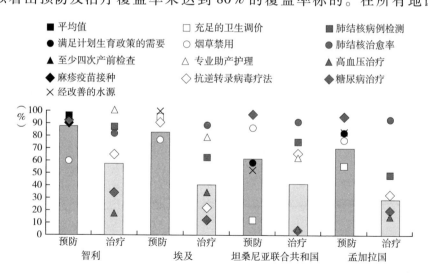

图 2-5 四个国家中六种预防干预措施例证和六种治疗干预措施例证的服务覆盖率

资料来源：世界卫生组织全球观察站。

中，预防及治疗措施的覆盖率在最贫困人口中所占的比例分别为 20% 和 40%，低于最富裕人口中 80% 和 60% 的覆盖率。此外，由于整体覆盖率接近 80% 的阈值，因此预防及治疗措施的覆盖率在最贫困人口所占的 20% 和 40% 的比例与总体人口的差距显著变小。这些数据显示出在大部分地区，治疗干预措施所占的覆盖率比预防干预措施所占的覆盖率高。这很可能反映出数据收集方式中的偏差，并非实际的覆盖率。

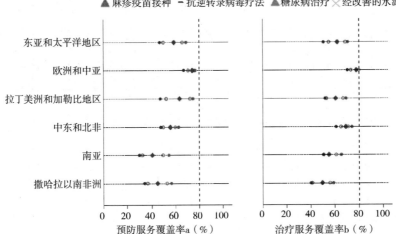

图 2-6 各区域预防和治疗服务覆盖率

资料来源：世界卫生组织全球观察站。

（二）财务保障覆盖率

全世界国家中有过半都面临着卫生筹资的不足问题，全球 2013 年政府卫生预算占国内生产总值的比重不足 12%，其中有 47 个国家不足 8%。为了保护穷人不受疾病相关的财务风险的影响，各国增加其在卫生领域的政府预算，是至关重要的。

虽然政府都会有卫生预算，但高收入国家和中低收入国家在自费水平上存在明显差异。相较于高收入构架，低收入和低中收入国家居民自费支付所占的比例更高。南亚地区是一个明显的例子，该区域自费比例平均高达50%。全球有40个国家自费在卫生总费用中的比例不到15%，但仍有48个国家高达45%以上。

图2-7显示出针对灾难性支出的财务保障率远低于针对因病致贫的财务保障率。因此，与100%覆盖率相关的不足部分中，针对因病致贫支出的财务保障覆盖率远低于针对灾难性支出的财务保障覆盖率。通过对比针对灾难性支出和因病致贫支出的平等性衡量标准，可以看出最贫困的20%和40%人口享有针对因病致贫支出的财务保障较少，然而，对于灾难性支出而言，因病迫使贫困人口变得更加贫困的情况似乎仅出现在南亚地区。

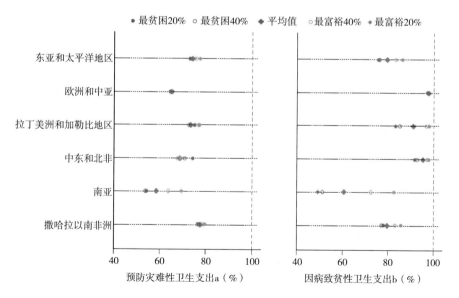

图2-7　各地区针对灾难性及因病致贫卫生支出的财务保障衡量指标
资料来源：世界卫生组织全球观察站。

二 中国全民健康覆盖的现况

(一) 基本卫生服务的覆盖率

从趋势上看，如图2-8所示，中国的卫生服务体系建设与改革取得成效的一个重要表现，是服务利用的可及性上有了明显的提高。计划生育服务覆盖率维持在高水平（95%以上）、卫生厕所普及率由2000年的58.8%提高到2015年的76.1%[①]、百白破疫苗接种率逐渐实现全面覆盖（从2000年的85.0%增长到2015年的99.0%）、结核病防治措施的覆盖率从2000年的30.7%增长到2015年的81.8%。

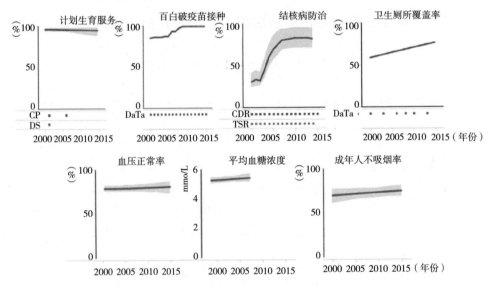

图2-8 中国基本卫生服务覆盖率主要指标和趋势

资料来源：世界卫生组织全球观察站。

---

① 中国卫生和计划生育委员会：《中国卫生统计年鉴2016》，中国协和医科大学出版社，2016。

在非传染性疾病防控方面，血压防控的变化不明显，2000 年至 2015 年间，血压正常人群所占比例维持在 80% 左右，成年人吸烟率有所上升，从 2000 年的 70.3% 提高到 2015 年的 75.3%。

（二）财务保障覆盖率

中国自启动医药卫生体制改革以来，医疗保障覆盖率逐步提高，发展速度高于世界其他国家，政府卫生支出占卫生总费用的构成由 1990 年的 25% 逐步增加至 2015 年的 30%（见图 2 - 9），个人卫生费用负担比例由 1990 年的 35.73%，经 2000 年的 58.98%，回落到 2010 年的 36.29%，到 2015 年，个人负担比例降为 29.27%，实现"十二五"规划中提出的将个人比例降至 30% 以下的目标，但这一水平同世界卫生组织提出的 10% ~ 15% 的公平筹资体系相比还有不小差距。

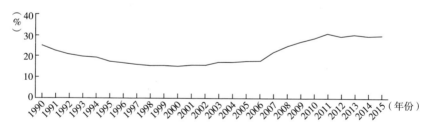

图 2 - 9　中国政府卫生支出占卫生总费用的比例
资料来源：《中国卫生统计年鉴 2016》。

在住院病人医药费用方面，2015 年，医院次均门诊费用 233.9 元，人均住院费用 8268.1 元，日均住院费用 861.8 元，上涨幅度高于人均住院费用上涨。医院门诊药费占 48.3%，医院住院药费占 36.9%，比上年下降 1.5 个百分点。2015 年各级公立医院中，三级医院门诊费用上涨 5.2%，住院费用上涨 4.1%，涨幅比上年有所上升，但低于公立医院病人费用涨幅（见表 2 - 2）。

表 2 - 2 2015 年中国医院病人门诊和住院费用

单位：元，%

类 别	医 院		公立医院		三级医院		二级医院	
	2014 年	2015 年	2014 年	2015 年	2014 年	2015 年	2014 年	2015 年
次均门诊费用	220.0	233.9	221.6	235.2	269.8	283.7	176.0	184.1
上涨百分比（当年价格）	6.6	6.3	6.6	6.1	5.1	5.2	5.9	4.6
上涨百分比（可比价格）	4.5	4.9	4.5	4.7	3.0	3.7	3.8	3.2
人均住院费用	7832.3	8268.1	8290.5	8833.0	12100.2	12599.3	5114.6	5358.2
上涨百分比（当年价格）	5.2	5.6	5.5	6.5	3.2	4.1	2.9	4.8
上涨百分比（可比价格）	3.2	4.1	3.4	5.1	1.2	2.7	0.9	3.3
日均住院费用	811.9	861.8	843.8	903.1	1132.4	1204.6	581.5	605.4
上涨百分比（当年价格）	7.4	6.1	7.8	7.0	6.7	6.4	5.2	4.1
上涨百分比（可比价格）	5.3	4.7	5.7	5.6	4.6	4.9	3.2	2.7

注：①绝对数按当年价格计算；②次均门诊费用指门诊病人次均医药费用，人均住院费用指出院病人人均医药费用，日均住院费用指出院病人日均医药费用。

资料来源：《中国卫生统计年鉴 2016》。

（三）覆盖率的公平情况

自 1990 年城乡之间的人均卫生费用开始呈现明显差异，城市的人均卫生费用始终高于农村，并且差距呈缓慢加大的趋势。2014年，这一趋势出现了反转，2014 年城市的人均卫生费用为 2581.7元，农村人均卫生费用为 3558.3 元，农村人均卫生费用首次高于城市地区，如图 2 - 10 所示。这在一定程度上反映了，一方面随着对农村地区医疗保障投入力度的加大，农村居民的卫生服务需求大幅度地得到了满足；另一方面也跟就医流向有关，基层特别是农村地区卫生服务水平不能满足居民需求，农村居民患病后依然

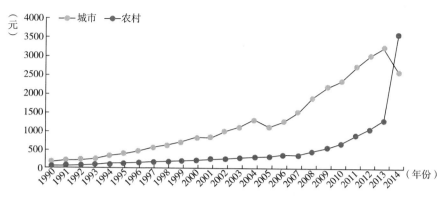

图 2 - 10 中国人均卫生费用

资料来源:《中国卫生统计年鉴 2016》。

向高级别医院集中,因此显示为农村人均卫生费用的大幅上升。

中国居民用于医疗保健的支出在消费性支出中所占的比重平均约为 7%,其中城市居民医疗保健支出占消费性支出的比重在近年来下降明显,而农村居民医疗保健支出占消费性支出的比重近年来却在不断增加。2015 年农村居民医疗保健支出占消费性支出的比重为 9.2%,这一趋势值得关注(见图 2 - 11)。

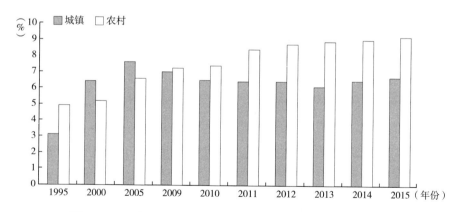

图 2 - 11 中国居民医疗保健支出占消费性支出的比重

资料来源:《中国卫生统计年鉴 2016》。

图 2 - 12 显示了中国东、中、西部地区新型农村合作医疗人均

筹资水平，中、西部地区低于东部地区。另有研究显示，中国居民2011年两周患病未就诊率为41.2%，应住院而未住院率为23.7%，家庭灾难性卫生支出发生率为12.9%，因病致贫的比率总体上呈下降趋势，但仍有高于10%的人口遭遇疾病的经济风险①。

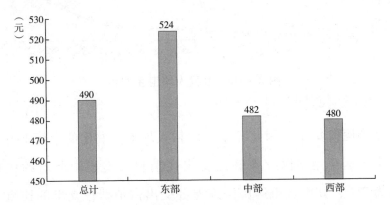

图2-12 2015年中国各地区新型农村合作医疗人均筹资水平

资料来源：《中国卫生统计年鉴2016》。

中国医疗保障体系建设在一定程度上解决了居民服务可及的问题，提高了居民服务利用，但服务经济保护的问题仍然存在，服务利用的不公平仍然存在。这两方面是全民健康覆盖最核心的内涵。

---

① 孟庆悦：《不能用覆盖率衡量卫生服务能力建设》，《中国社区医师》2010年第44期，第25~29页。

第三章 千年发展目标未完成的
健康议程

《联合国千年发展宣言》及千年发展目标是 2000～2015 年世界的总体发展框架，是世界各国为改善生存和发展状态的整体性努力。八个千年发展目标中就有三个直接与健康相关：（1）目标 4（降低儿童死亡率），具体目标 4.a：1990 年至 2015 年间，将 5 岁以下儿童死亡率降低 2/3；（2）目标 5（改善孕产妇保健），具体目标 5.a：1990 年至 2015 年间，孕产妇死亡率降低 3/4；（3）目标 6（与艾滋病毒/艾滋病、疟疾和其他疾病做斗争）。千年发展目标的落实阶段，即从 2000 年到 2015 年，特别是在最初 10 年，发展供资大幅度增加，特别是在卫生领域：从 2000 年到 2013 年，卫生领域的发展援助增至 3 倍，而且国内来源的资金增长强劲。

从全球看，千年发展目标有关艾滋病毒、结核病和疟疾的具体目标已经实现。儿童死亡率已经下降 53%，孕产妇死亡率下降了 44%。虽然这两个数字低于当初确定的降低 2/3 和 3/4 的目标，但仍然值得庆祝。这也表明当前的卫生相关千年发展目标仍然存在"未完成议程"。而且，各国内部和国家之间进展情况差异很大。未完成的千年发展目标议程已经体现在 2030 年可持续发展议程的可持续发展目标中并得到加强，增加了新的也更宏伟的具体目标，如终结艾滋病、结核病和疟疾流行，终结所有可预防的孕产妇和儿童死亡并更关注公平。

第一节　减少孕产妇死亡（目标 3.1）

一　孕产妇死亡的问题、定义、目标和测量

自 1990 年以来，全球孕产妇死亡率降低了近一半。但到 2015 年仍然没有实现千年发展目标 5 的目标。全球孕产妇死亡率从 1990 年的每十万名活产后产妇死亡 380 例下降到 2015 年的 216 例。由专业的医务人员接生的产妇比例有所增加，但在各国之间和国家内部的进展仍存在差异。1990 年，发展中国家的农村地区仅有 44%、城市地区仅有 75% 的分娩是由专业人员接生。到 2011 年，由专业助产士接生的比例农村地区增至 53%，城市地区增至 84%。2011 年，全球有 4700 万名婴儿是在没有熟练人员接生的情况下出生的。非洲国家显示在产妇保健和生殖健康方面存在很大差距。在避孕药具使用率、专业助产士接生水平相对较高的国家，孕产妇死亡率往往较低。在避孕普及率仅为 25%、专业助产士接生程度较低的撒哈拉以南非洲，孕产妇死亡率居全球最高水平。女童教育是降低孕产妇死亡率的关键。未接受教育和接受过 1 年至 6 年教育的孕产妇死亡风险分别是接受超过 12 年教育的孕产妇死亡风险的 2.7 倍和 2 倍。以上数据均反映出，孕产妇死亡仍是如今全球需重视的发展问题之一。

定义：孕产妇死亡（Maternal deaths）指从妊娠期至产后 42 天

内，由于任何妊娠或妊娠处理有关的原因导致的死亡，但不包括意外原因死亡。孕产妇死亡率（Maternal Mortality Ratio，MMR）是指每十万例活产中孕产妇的死亡数。

目标：可持续发展目标 3.1 指出预计在 2030 年前全球孕产妇死亡率小于或等于十万分之七十，努力实现消除一切可避免的孕产妇死亡。

测量：根据定义中显示的，孕产妇死亡率可以通过将记录的（或估计的）孕产妇死亡数除以同期内记录的（或估计的）活产数后乘以 100000 计算。测量需要有关妊娠状态、死亡时间（怀孕，分娩期间或妊娠终止后 42 天内）和死亡原因的信息。即：

$$MMR = 同期内孕产妇死亡数 \div 同期内活产数 \times 100000$$

孕产妇死亡率可以直接通过从户口登记系统、住户调查或其他来源收集的数据进行计算。然而，结果中往往存在数据质量问题，特别是在与孕产妇死亡的报告不足和错误分类的地区。考虑到这些数据质量问题，往往需对数据进行一定调整。在数据不可靠的情况下，应对死亡报告不足和错误分类的数据基于模型的估计数进行调整。

二　全球孕产妇死亡率现况

从总的趋势上看，1990 ~ 2015 年，全球孕产妇死亡率每年只下降 2.3%，低于实现千年发展目标 5 所需的 5.5%，但在一些国家，2000 年以后出现了加速下降的趋势。这意味着，通过持续努力，可以终止可预防的孕产妇死亡并实现新的可持续发展目标。

1990～2015 年，孕产期各类因素已致 1070 万名孕产妇死亡。然而在这期间，全世界已在降低孕产妇死亡率这一问题上取得了稳定的进展。全球孕产妇死亡率下降了 45%，从 1990 年的每十万活产 380 例，至 2000 年的 300 例，至 2015 年的 216 例。自 2000 年以来全球降低孕产妇死亡率进程加快。2000～2015 年，全球孕产妇死亡率年均下降 3.0%，而 1990～2000 年孕产妇死亡率年均下降 1.2%，下降速度增加了一倍多。这也意味着全世界每天有 830 名妇女死于生产相关的合并症。

非洲区域的孕产妇死亡率最高，全球三分之二的孕产妇死亡都发生在这一区域。绝大多数的孕产妇死亡都是可以避免的，其中常见的措施是产科合并症的合理处置。所有的女性都需要获得高质量的产前、产中和产后服务。此外，合理的避孕措施对于保护意外妊娠所致的健康影响也很重要。可能影响孕产妇利用服务的因素包括卫生服务不可得、服务质量不高、缺乏服务提供的必要信息、特殊宗教信仰、贫困等。

全球每天约有 830 名孕产妇死亡，其中约 550 例发生在撒哈拉以南非洲，180 例发生在南亚，而高收入国家仅为 8 例。世界孕产妇死亡高发区为非洲，占全球孕产妇死亡人口数的近 2/3。尤其是撒哈拉以南非洲，孕产妇死亡率最高，由受过训练的助产士、护士或医生接生的妇女不到 50%。在非洲，15 岁孕产妇的死亡率高达 1/37——在欧洲地区，这一比例仅为 1/3400。而生活在脆弱国家或人道主义危机中的妇女和女童则面临着最高的风险，因为在这些情况下，卫生系统往往无法正常运转，妇女儿童这一脆弱群体更易受到伤害。

为进一步改善孕产妇健康，《妇女、儿童、青少年健康全球战略（2016—2030）》① 将孕产妇死亡率作为核心指标。这就需要在临床层面、预防保健层面和政策层面都采取行动。虽然每个国家的国情都不同，该战略还是提出了一些相对可行的预防孕产妇可避免死亡的有效策略，主要包括：（1）解决在性与生殖健康、妇幼保健服务可及性和质量方面的不公平；（2）确保性与生殖健康、妇幼保健服务全面覆盖；（3）应对孕产妇的死亡原因，解决相关的失能和疾病；（4）加强卫生体系建设，以满足女性的服务需求；（5）明确改进服务质量的公平性的部门职责。

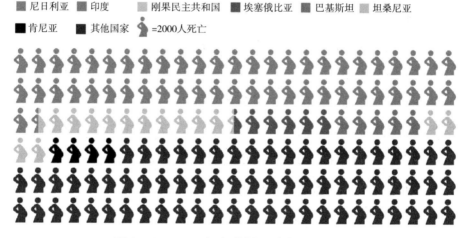

图 3 - 1　2015 年全世界孕产妇死亡构成

资料来源：世界卫生组织。

全世界孕产妇死亡中尼日利亚、印度、刚果民主共和国等六个国家加起来相当于全部其他国家死亡数量的总和，如图 3 - 1 所示。在千年发展目标中，孕产妇死亡率已成为单独目标，然而由

---

① The Global Strategy for Women's, Children's and Adolescents' Health, 2016 - 2030. Every Women Every Child, 2015. http://globalstrategy.everywomaneverychild. org/pdf/EWEC_ globalstrategyreport_ 200915_ FINAL_ WEB. pdf.

于孕产妇死亡的不公平仍在持续，这一未完成的目标继续成为可持续发展议程中的具体目标之一。可持续发展目标 3.1 提出到 2030 年的全球孕产妇死亡率目标是十万分之七十（约为在 2015 年基础上下降 1/3）。

三 中国孕产妇死亡率现况

近年来，随着中国经济社会以及医疗卫生事业的快速发展，特别是新农合等医疗保障制度的建立，以及推进基本公共卫生服务均等化、实施农村妇女住院分娩补助等妇幼重大专项，中国妇女儿童健康指标显著改善。2015 年 3 月 20 日，中华人民共和国卫生和计划委员会发表公函，2014 年全国孕产妇死亡率下降至 21.7/10 万，较 1990 年的 88.8/10 万下降了 75.6%，提前 1 年实现了联合国千年发展目标。尤其是 2000 年在中国中西部展开的降低孕产妇死亡率和消除新生儿破伤风项目（降消项目），大大降低了中西部地区孕产妇死亡率，为中国实现千年发展目标、促进全球卫生状况的改善做出了贡献。2015 年中国孕产妇死亡率为 20.0/10 万（城市 19.8/10 万，农村 20.2/10 万）。

尽管中国妇女儿童健康水平得到较大改善，但是，与发达国家相比仍有较大差距。如 2013 年，孕产妇死亡率法国为 9/10 万、英国为 8/10 万、日本为 6/10 万。目前面临的主要问题和挑战主要包括以下几方面：一是地区间发展不平衡。西部地区孕产妇死亡率是东部地区的 2.6 倍，5 岁以下儿童死亡率是东部地区的 3.1 倍。二是调整完善生育政策后，二胎生育需求增加，高龄产妇比例提高，优质医疗保健服务供需矛盾将进一步加大。三是孕产妇和儿童死亡率已进入下降相对缓慢的平台期，加之中国人口基数大，孕产妇、儿童死亡绝对数大，保持平稳下降态势的难度较大。

分地区比较可以看出，如图 3－2 所示，1995～2004 年，城市和农村孕产妇死亡率均有较大波动，分别发生在 1995～1996 年、1998～1999 年和 2002～2003 年。城市孕产妇死亡率在 2008 年有回弹，而后趋于平稳。农村孕产妇死亡率下降幅度远大于城市，尽管农村孕产妇死亡率整体水平高于城市。1995～2014 年，农村孕产妇死亡率由 76/10 万下降至 22.2/10 万，下降了 70.79%，年平均下降幅度为 7.1%；而城市孕产妇死亡率从 39.2/10 万下降至 20.5/10 万，下降了 47.7%。每 5 年一组，农村孕产妇死亡率下降最快的时间段为 2005～2009 年，而城市出现在 1995～1999 年。至 2014 年，城市和农村的孕产妇死亡率差异已明显减小，逐渐趋于一致。和其他发展中国家一样，产科出血是中国孕产妇第一位死因，且 90% 为可避免死亡。但产科出血导致的死亡风险由 1996 年的 30.92/10 万下降至 2010 年的 6.62/10 万。1996～2010 年，由产科出血导致的死亡，城市由 7.1/10

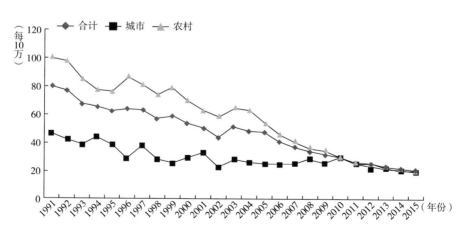

图 3－2　1991～2015 年中国孕产妇死亡率变化

资料来源：《中国卫生统计年鉴 2016》。

万下降至 6.0/10 万，农村由 39.5/10 万下降至 9.6/10 万，均有明显下降。

尽管在 2015 年中国已经满足了可持续发展目标 3.1 要求的将孕产妇死亡率降至 70/10 万以下的要求（中国为 20.0/10 万），但通过分省（区、市）数据（见图 3-3）可以看出，地区间的不平衡仍然明显，西藏自治区的孕产妇死亡率远高于其他省份，应成为下一步孕产妇保健工作的重点地区。

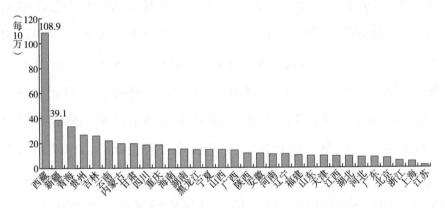

图 3-3 2014 年中国分省（区、市）孕产妇死亡率

资料来源：国家卫计委统计信息中心。

第二节 预防新生儿和儿童可避免的死亡（目标 3.2）

一 新生儿和儿童可避免死亡的问题、定义、目标和测量

大多数引起儿童死亡的疾病都是可预防或可治疗的。2015 年全球 5 岁以下儿童死亡率约为 42.5‰，其中 45% 是新生儿。撒哈拉以南非洲地区的 5 岁以下儿童死亡率最高，约为 1/12，其次为南亚地区，5 岁以下儿童死亡率约为 1/9，其中半数以上是由感染

性疾病引起，如肺炎、腹泻、疟疾、脑膜炎、破伤风、艾滋病和麻疹。5 岁以下的儿童（包括早产儿）主要死因为出生并发症（18%），肺炎（16%），产后相关并发症（12%），腹泻（9%）和败血症脑膜炎（9%）。此外，还有约一半的死亡是由营养不良引起的。而超过 80% 的新生儿死亡发生在低体重新生儿群体中。

定义：5 岁以下儿童死亡率（Under – five Mortality Rate，U5MR）指规定年份出生的儿童在年满 5 岁前死亡的概率（表示每 1000 名活产的比率），但须以现有年龄死亡率为准。

新生儿死亡率（Neonatal Mortality Rate，NMR）是指特定年每千名活产婴儿中满 28 天前死亡的人数。

目标：可持续发展目标 3.2 指出，至 2030 年，全球消除可预防的新生儿和 5 岁以下儿童的死亡。新生儿死亡率降至 12‰，5 岁以下儿童死亡率降至 25‰。

测量：特定年龄死亡率是根据人口动态登记以及普查和住户调查中的出生和死亡数据计算的。基于住户调查数据的估计数可直接获取（利用出生史，如在人口保健调查中）或间接获取。然后是计算 5 岁以下儿童的数据，并将结果表示为每 1000 名活产的比率。人口动态统计一般一年可获得一次，不过，这在发展中国家并不一定能办到。涉及出生和死亡问题的住户调查一般每三年至五年进行一次。

二　全球儿童和新生儿死亡率现况

如图 3 - 4 所示，全世界在降低儿童死亡率方面也已经取得了很大进展，但也同样未能达到千年发展目标中的要求。全球 5 岁以下儿童死亡人数已从 1990 年的约 1270 万降至 2015 年的约 590 万，

5 岁以下儿童死亡率从 1990 年的 91‰降至 2015 年的 42.5‰，下降了约 49 个千分点。尤其是 2000 年后，下降速度明显加快，从 1990～2000 年年均下降 1.8% 增至 2000～2015 年年均下降 3.9%。从 2000 年到 2015 年，各类疾病导致的儿童死亡率都有明显下降，下降比例分别为：肺炎（47%），腹泻（57%），疟疾（58%）和产后相关并发症（38%），且死于麻疹儿童的数目急剧下降，降幅超过 75%。全球新生儿死亡率也有明显下降。1990 年新生儿死亡率为 36‰，而 2015 年则降至 19.2‰，新生儿死亡人数从 510 万降至 270 万。但是新生儿死亡率的下降速度比 5 岁以下儿童死亡率的下降速度要慢，相比 1990 年，2015 年的新生儿死亡人数约下降了 47%。自 2000 年以来，新生儿死亡率下降的主要原因为出生窒息死亡人数（占总降幅的 34%）和早产死亡人数减少（占总降幅的 21%）。死于新生儿破伤风的死亡人数已经下降约 80%。

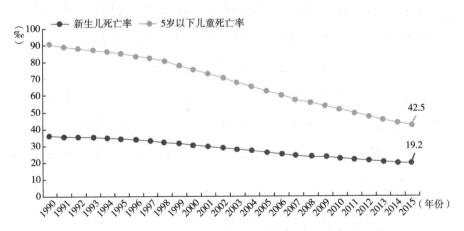

图 3-4　全球新生儿死亡率和 5 岁以下儿童死亡率
资料来源：世界卫生组织全球观察站。

新生儿阶段（出生后 28 天内）是儿童死亡风险相对较高的阶段，在 2015 年有 100 万新生儿在出生日当天夭折，还有 260 万在出生后一个月内死亡。2014 年世界卫生大会通过了预防新生儿死亡的全球战略，呼吁会员国加大力度，努力实现到 2030 年使新生儿死亡率降至 12‰以下的目标。

在实现千年发展目标方面，中国所在的西太平洋地区如期实现了降低 5 岁以下儿童死亡率目标，这同中国的贡献密不可分。相比之下，非洲地区和东地中海地区的状况仍待进一步改善（见图 3 - 5）。而从国家之间的比较来看，有 79 个国家 5 岁以下儿童死亡率高于 25‰，特别是那些非洲地区的国家，其中 6 个国家的 5 岁以下儿童死亡率高于 100‰，44 个国家在 2000～2015 年的 5 岁以下儿童死亡率年均下降幅度较之前有所增加，21 个撒哈拉以南非洲国家年均下降率增加了至少两倍，扭转了之前 5 岁以下儿童死亡率的上升趋势。安哥拉为 2015 年 5 岁以下儿童死亡率最高的国家，高达 226‰。以如今的下降速度来看，其中的 47 个国家将无法在 2030 年达到 SDG3.2，而其中的 37 个国家都位于撒哈拉以南非洲。

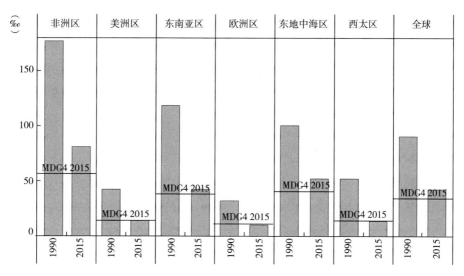

图 3 - 5 2015 年全球和各区域 5 岁以下儿童死亡率

资料来源：世界卫生组织全球观察站。

三 中国新生儿和 5 岁以下儿童死亡率现况

中国儿童健康事业进展显著，5 岁以下儿童死亡率与新生儿死亡率与 1990 年相比都有大幅下降（见图 3-6），2015 年新生儿死亡率和 5 岁以下儿童死亡率继续下降，分别为 5.4‰和 10.7‰，已满足可持续发展议程的要求，但与发达国家相比依然较高，且城乡差距和地域差距依然存在。农村 5 岁以下儿童死亡率 1991~2015 年总体呈下降趋势，尤其是 2000~2005 年，年均下降率约为 8.75%，2005~

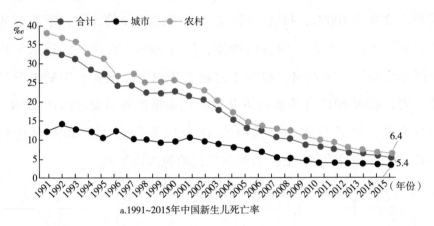

a.1991~2015年中国新生儿死亡率

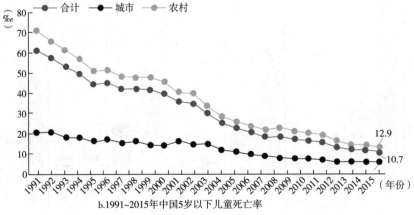

b.1991~2015年中国5岁以下儿童死亡率

图 3-6　中国城乡新生儿和 5 岁以下儿童死亡率

资料来源：《中国卫生统计年鉴 2016》。

2010 年有小幅度波动，而后呈平稳下降趋势，2011～2015 年年均下降速度减缓，约为 6.41%。城市 5 岁以下儿童死亡率整体呈平稳下降趋势，2001～2005 年年均下降速度约为 6.87%，此后年均下降速度逐渐减小，2013 年甚至出现了小回升。虽然城乡差异在逐渐减小，2015 年农村 5 岁以下儿童死亡率仍然是城市的 2.2 倍，城乡差距仍较大。新生儿死亡率进展趋势同 5 岁以下儿童死亡率近似，2015 年农村地区新生儿死亡率仍然是城市地区的 1.9 倍。

第三节　阻止艾滋病、结核病、疟疾和被忽视热带疾病等的流行（目标 3.3）

一　与传染病相关的目标 3.3 的定义、目标和测量

（一）问题

目标 3.3 的内容主要是关于传染性疾病的防治问题。在千年发展目标的基础上，进一步提出要阻止艾滋病、肺结核和疟疾的流行，同时扩大了千年发展目标中重点治理的传染病的范围，提出要阻止被忽视的热带疾病的流行，防治水传播疾病、病毒性肝炎和其他传染性疾病。

在千年发展目标中，有一项大目标/四项小目标，重点提出了针对艾滋病、疟疾等传染病的治理举措。与 2000 年相比，全球 HIV 新发感染数下降了 35%，疟疾发病率降低了 37%，肺结核发病率下降 18%[1]。同时，因传染性疾病死亡的人数从 2000 年的

---

[1]　WHO. Health in 2015：from MDGs to SDGs.

1210 万下降到了 2012 年的 950 万，在所有死因中的比例从 23% 下降到 17%。这些成就的取得，主要原因是国际上与各国政府政策的大力支持、强有力的全球合作伙伴关系和全球经济的快速增长，同时还有干预措施的进一步加强和信息化时代对大数据的应用。

然而，传染病暴发或流行依旧是对各国经济与人民健康的巨大威胁，一场传染病的暴发或流行对国家乃至全球的经济与人民健康都有着严重影响。2000 年以来，我们已经经历过数次传染病的大流行，包括 2003 年的"非典"（SARS）和 2009 年的甲流（甲型 H1N1 流感），还有 2010 年海地等国家的疟疾流行、2013 年中国的 H7N9 流感流行，以及最近西非国家的埃博拉疫情流行（截至 2015 年 9 月 23 日，累计确诊埃博拉出血热病例 28000 人，死亡人数超过 11295 人）[1]。

传染病的问题依旧不容小觑。在当前的时代背景下，传染病也有了新的流行趋势变化。首先，传染病感染者趋年轻化，这将导致总体水平的早死所致潜在寿命损失年（YLL）增加。其次，部分地区的传染病情况严峻，如非洲地区（50% YLL）、东地中海地区（27% YLL）及东南亚地区（24% YLL）三个区域因传染性及寄生虫病死亡人数占全球的 81%[1]。再次，由于现代社会的经济、环境和生态因素（如人口数量增长、密度增加和流动性增大，以及城市化建设、土地改革、气候改变、人类行为改变等），传染病的传播更加迅速，资料显示，60% 的传染病源于人类饲养的家畜和野生动物。最后，日益严峻的抗生素耐药性（作为 G20 公报中指出的全球经济的重大挑战），会加剧传染性疾病的潜在威胁，这一问题虽未被明确指出，但其实也包含于可持续发展目标中的 3.3 项目标。

（二）定义

根据世界卫生组织给出的定义①，传染病是由致病微生物（例如细菌、病毒、寄生虫或真菌）引起的，可直接或间接地在人与人之间传播的疾病。其中，人畜共患病是动物的传染病，在传播给人类时也可引起疾病。

（三）目标

可持续发展目标 3.3 指出：到 2030 年时，阻止艾滋病、结核病、疟疾和被忽视的热带疾病的流行，防治肝炎、通过水传播的疾病和其他传染病。

该项目标重点关注了 HIV/艾滋病，肺结核，疟疾，被忽视的热带病（Neglected Tropical Diseases，NTDs），肝炎，水传播疾病/腹泻疾病，霍乱，性传播疾病（Sexual Transmitted Infections，STIs）。但除此之外，其他传染性疾病也有着重要威胁，包括脑膜炎（2012 年死亡人数 39.5 万)②。

（四）测量

通过分区域及重点地区评估典型流行病的现状，具体指标包括但不限于③：

（1）艾滋病每千人新发感染数；

（2）肺结核每千人发病率；

---

① http：//www. who. int/topics/infectious_ diseases/zh/.

② WHO. Health in 2015：from MDGs to SDGs.

③ http：//unstats. un. org/sdgs/indicators/database/？ indicator = 3. 3. 2.

（3）疟疾每千人发病率；

（4）需要干预的被忽视的热带病病例数；

（5）病毒性肝炎的发病率。

二　全球主要传染病防控现况

过去十余年间，全球传染病的控制与治疗工作取得了显著效果。以艾滋病为例，全球死亡人数从 2005 年的 180 万下降到 2015 年的 120 万，下降了 33.4%，标准化死亡率下降了 42.1%。

（一）艾滋病

1. 全球现状（2015 年基线）

1981 年，美国地区发现了首例艾滋病患者，距今已有 30 多年，但艾滋病一直保有它在疾病谱中的重要地位。根据世界卫生组织统计资料，截至 2015 年，全球艾滋病感染者共 3670 万人，新感染者 210 万人，死亡 110 万人，艾滋病孤儿 1340 万人。在撒哈拉以南的非洲地区，艾滋病一直是导致成人死亡的第一原因，也是导致妇幼死亡的重要因素。

自从千年发展目标设立以来，在全球各国人民的共同努力下，截至 2015 年，基本实现了 6. A 及 6. B 目标（遏制并开始扭转艾滋病毒/艾滋病的蔓延；到 2010 年向所有需要者普遍提供艾滋病毒/艾滋病治疗）。艾滋病新感染者从 2000 年的 320 万人下降到了 2015 年的 210 万人，下降了 34.4%[①]；因艾滋病死亡人数从 2000 年的 150 万下降到了 2015 年的 110 万，下降了 26.7%（见图 3 - 7、图 3 - 8）。

---

① WHO. Health in 2015：from MDGs to SDGs.

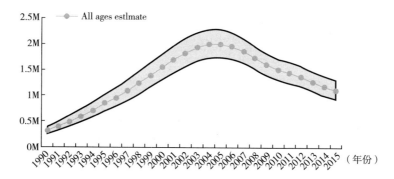

图 3 - 7　1990 ~ 2015 年全球 HIV 新感染率（全年龄组，百万人）
资料来源：http：//aidsinfo. unaids. org/。

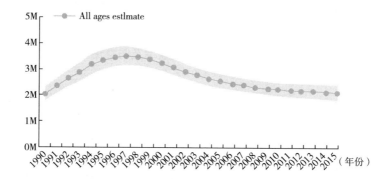

图 3 - 8　1990 ~ 2015 年与艾滋病相关的死亡情况（全年龄组，百万人）
资料来源：http：//aidsinfo. unaids. org/。

同时，接受抗病毒治疗的艾滋病患者从 2000 年的 69 万人，增加到 2015 年的 1702 万人，全球抗病毒治疗覆盖率达到 46%（43% ~ 50%）①。在治疗覆盖面增大的同时，因艾滋病死亡人数得到了有效的遏制（见图 3 - 9）。

然而，艾滋病仍是影响全球健康的重要问题，尤其在非洲东部及南部地区，仍有约 1900 万名 HIV 感染者，占到全球感染者的 51.8%，而同地区的接受对应抗病毒治疗的人群仅 1030 万人，覆

---

① 　WHO. Health in 2015：from MDGs to SDGs.

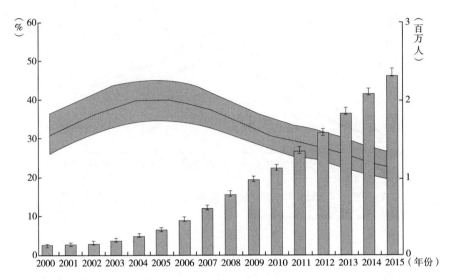

图 3 - 9 2000 ~ 2015 年全球抗病毒治疗覆盖率及与艾滋病相关的死亡人数

资料来源：UNAIDS. Global AIDS Update（2016）。

盖率约为 54%。[①]

2. 分区域的比较

从全球范围来看，HIV 感染及艾滋病死亡的情况存在较大的差别，非洲地区的 HIV 新发感染数及艾滋病相关死亡数虽有降低，但仍处于高风险地区，同时近年来，东欧及中亚地区 HIV 新发感染数及艾滋病发病率也呈上升趋势（见表 3 -1）。

表 3 -1 2015 年全球各区域艾滋病流行情况

单位：万人，%

区　域	HIV 新发感染数	成人发病率 （15 ~ 49 岁）	艾滋病相关 死亡数
亚洲及环太平洋区域	30 ［24 ~ 38］	0.01 ［＜ 0.01 - ＜ 0.01］	18 ［15 ~ 22］

---

① UNAIDS. Global AIDS Update（2016）.

续表

区　域	HIV 新发感染数	成人发病率 （15～49 岁）	艾滋病相关 死亡数
非洲东部及南部地区	96 ［83～110］	0.44 ［＜0.02－＜0.02］	47 ［39～56］
东欧及中亚地区	19 ［17～20］	0.12 ［＜0.01－＜0.01］	4.7 ［3.9～5.5］
拉丁美洲及加勒比地区	10 ［8.6～12］	0.03 ［＜0.01－＜0.01］	5 ［4.1～5.9］
东地中海地区及非洲北部	2.1 ［1.2～3.7］	0.01 ［＜0.01－＜0.01］	1.2 ［0.87～1.6］
非洲西部及中部地区	41 ［31～53］	0.15 ［＜0.01－＜0.01］	33 ［25～43］
欧洲中西部及北美地区	9.1 ［8.9～9.7］	0.02 ［＜0.01－＜0.01］	2.2 ［2～2.4］
全　球	210 ［180～240］	0.05 ［0.04～0.06］	110 ［94～130］

（二）结核病

1. 全球现状（2015 年基线）

与艾滋病不同，大多数结核病患者可以被治愈。然而，结核病却仍为全球十大死因之一，在 2015 年，结核病甚至跃居传染病致死病因的榜首，因其死亡人数超越了艾滋病。来自世界卫生组织的资料显示，2015 年，全球范围结核病的新发感染者约 1040 万人，其中成年男性 590 万人（56%），成年女性 350 万人（34%），儿童 100 万人（10%），艾滋病患者并发结核病约 120 万人（11%）；全球范围因结核病死亡人数达到 140 万人，此外还有 40 万名 HIV 感染并发结核病患者死亡（见图 3－10）。①

近年来，结核病发生及死亡的总人数与人群发生率皆在缓慢下降。全球范围 2000～2015 年，结核病发病率平均每年下降 1.4%，2014～2015 年下降百分比达到 1.5%，但若想达成阻止结

---

① WHO. Health in 2015: from MDGs to SDGs.

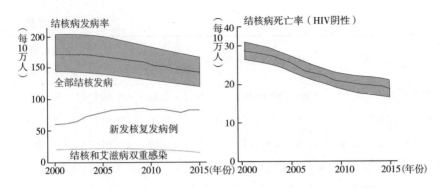

图 3 - 10 2000 ~ 2015 年全球结核病发病率和死亡率

资料来源：World Health Observatory。

核病流行的可持续发展目标，我们需要在 2020 年以前，将结核病发病率年下降百分比提升到 4% ~ 5%[1]。同时，结核病的新发及复发病例数明显上升，尤其在 2013 年之后。

2. 分区域的比较

与全球趋势类似，WHO 各区域的发病率及死亡人数都在缓慢下降，但各区域的发病情况仍存在较大差距。2015 年，结核病发病主要集中在亚洲（61%）及 WHO 定义的非洲（26%）地区，东地中海（7%）、欧洲（3%）及美洲（3%）地区发病相对较少。其中，东地中海及东南亚地区的新发及复发病例数呈上升趋势。[2]

结核病在不同收入、不同地区的国家间发病情况差距较大。2015 年，结核病的年发病率在高收入国家中低于 10/10 万人每年，在大多数高结核病风险国家可达 150 ~ 300/10 万人每年，在极少部分国家（包括莱索托、莫桑比克及南非）甚至每年达到 500/10 万。全球有 30 个国家被列为高结核病负担国家，占全球结核病病

---

[1] WHO. Global Tuberculosis Report 2016.

[2] WHO. Global Tuberculosis Report 2016.

例总数的 87%，其中印度、印度尼西亚、中国、尼日利亚、巴基斯坦和南非六个国家的结核病病例数共占全球总数的 60%。对比 30 个结核病高负担国家，大多数国家的结核病发病率及新感染及复发病例数都处于下降趋势，少部分国家的结核病流行情况仍处于较高水平，个别国家呈上升趋势。中国结核病控制情况较好，发病率逐年下降，新感染及复发病例数也呈下降趋势。南非、莱索托、朝鲜、莫桑比克等国家的结核病发病率仍处于较高水平（>500/10 万）。2015 年，全球约新发 48 万例耐多药结核病，此外还有 10 万名新符合耐多药结核病治疗条件的耐利福平结核病患者。印度、中国和俄罗斯占这两者之和（58 万例）的 45%。2015 年还有 40 万名艾滋病毒感染者死于结核病。虽然从 2000 年到 2015 年结核病死亡数量下降了 22%，但结核病仍是 2015 年全世界十大死因之一。2015 年，各国之间病例死亡率差距较大，少数国家不到 5%，而世界卫生组织数据显示非洲区域大多数国家都超过 20%。这表明，各国在结核病诊断和治疗服务方面还存在重大不平等，需要处理这一问题。如果所有结核病患者都能得到及时诊断和高质量治疗，那么所有国家的病例死亡率都会较低。

（三）疟疾

1. 全球现状（2015 年基线）

全球大约有一半的人口，分布于 100 个国家，仍在遭受疟疾的威胁。据估计，2015 年全球共有 2.14 亿（不确定范围：1.49 亿 ~ 3.03 亿）疟疾病例，43.8 万人（23.6 万 ~ 63.5 万）因疟疾死亡。撒哈拉以南的非洲地区是疟疾最严重的区域，疟疾病例数占全球的 89%，因疟疾死亡人数占全球的 91%。超三分之二的疟疾死亡病例为五岁以下的儿童。过去 15 年间，五岁以下发热儿童采用青蒿素类药物（指青蒿素联合疗法，ACT）的比例从 0 提升到了 13%，使用杀虫药物防蚊的比例从 2% 上升到了 68%。

在千年发展目标中，曾提出遏制并扭转疟疾的发病率增长这一目标，在全球共同努力下，已经基本达成。至 2015 年，疟疾发病率下降了 37%，同期死亡率下降了 60%，五岁以下儿童因疟疾病死率下降了 65%。据估算，2001 年至 2015 年间，由于采取了相对有效的防疟措施，使全球 12 亿人口免于疟疾困扰，620 万人免因疟疾致死。[1] 2000～2015 年全球疟疾发病率如图 3 - 11 所示。

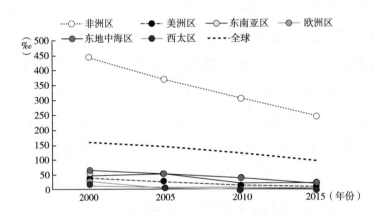

图 3 - 11　2000～2015 年全球疟疾发病率

资料来源：世界卫生组织全球观察站。

2. 分区域的比较

在全球各区域，除东亚地区外，疟疾的发病率及死亡率基本都呈下降趋势。近年来，东亚地区的疟疾发病率有小幅上升趋势。对比各地区的疟疾发病例数及死亡人数，撒哈拉以南的非洲地区

---

① WHO. Health in 2015: from MDGs to SDGs.

仍是疟疾流行的重点地区，疟疾发病例数约占全球的 89%，因疟疾死亡人数占全球的 91%。该地区的疟疾每千人发病率为 235 人，死亡率为 49/10 万，二者皆超过了全球平均水平的两倍。[①]

全球约 1/4 的疟疾患者及因疟疾死亡者集中在尼日利亚，其次为刚果、印度等国家。前 15 个高疟疾负担的国家约占据全球 80% 的疟疾病例数及 78% 的因疟疾死亡人数，且主要位于撒哈拉以南的非洲地区（见表 3 - 2）。自 2000 年以来，作为疫情重灾区的非洲，也采取了一系列有效的措施来防治疟疾的流行与发生。据估计，

表 3 - 2　世界各地区疟疾发病及死亡例数

地　区	疟疾发病人数（万人）				疟疾死亡人数（人）			
	2000	2005	2010	2015	2000	2005	2010	2015
非洲北部地区	—	—	—	—	—	—	—	—
撒哈拉以南的非洲地区	21700	22100	21000	19000	772000	678000	502000	400000
拉丁美洲及加勒比海地区	250	180	110	70	1600	1200	1100	500
高加索及中亚地区	2.3	0.3	—	—	—	—	—	—
东亚地区	—	—	—	—	30	50	20	15
南亚地区	3240	3160	2400	1600	47000	42000	36000	24000
东南亚地区	760	760	630	600	13600	12200	10600	9800
西亚地区	50	46	37	34	1900	1500	1300	900
大洋洲地区	160	160	130	130	3200	2900	2800	2800
全　　球	26200	26400	24300	21400	839000	738000	554000	438000

① WHO. Achieving the Malaria MDG Target: Reversing the Incidence of Malaria 2000 - 2015.

五岁以下儿童睡在用杀虫药浸泡过的蚊帐中的比例从 2000 年的 2% 提高到 2015 年的 47%。[①]

（四）病毒性肝炎

1. 全球现状（2015 年基线）

病毒性肝炎严重威胁着人类健康。目前，全球有 2.4 亿慢性乙肝患者，1.3 亿～1.5 亿慢性丙肝患者，据估计，每年约有 140 万人死于病毒性肝炎导致的肝癌、肝硬化或急性感染，其中约 47% 与乙肝病毒相关，48% 与丙肝病毒相关，剩余部分主要与甲肝和戊肝相关[②]。病毒性肝炎主要存在于亚洲、非洲北部、非洲东部以及非洲西部。通过采取完善的肝炎干预措施可以治愈 90% 以上的慢性丙肝，也可以减少乙肝的复发。尽管存在有效的预防和治疗手段，且具有较高的疾病负担，人们对于病毒性肝炎的重视远不如艾滋病、结核病或疟疾等。近年来，病毒性肝炎相关的死亡例数呈上升趋势，甚至可能超过艾滋病（见图 3 - 12）。

2. 分区域比较

不同类型肝炎的地区分布和传播方式有所不同。乙型肝炎高发于撒哈拉以南的非洲和东亚地区，这两个区域，成人慢性感染率为 5%～10%[③]。此外，南美的亚马孙河流域及东欧和中欧的南

---

① WHO. Achieving the Malaria MDG Target: Reversing the Incidence of Malaria 2000 - 2015.

② WHO. Global Health Sector Strategy on Viral Hepatitis, 2016 - 2021: Towards Ending Viral Hepatitis.

③ WHO. Global Health Sector Strategy on Viral Hepatitis, 2016 - 2021: Towards Ending Viral Hepatitis.

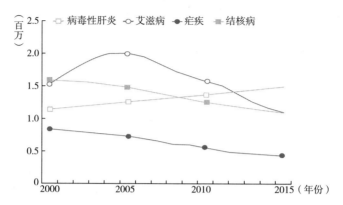

图3-12　2000～2015年全球病毒性肝炎、艾滋病、疟疾和结核病死亡病例数

资料来源：http：//ihmeuw.org/3pms，http：//ihmeuw.org/3pmt。

部地区、中东和印度次大陆也是乙肝感染的高发地。乙肝最主要的传播方式为母婴传播。丙肝病例在全球范围内都有发现，高发地位于亚洲中部和东部地区及非洲的北部和西部地区，主要由于滥用注射器和其他医用社会传播。丁肝只会发生在已感染乙肝的患者身上。甲肝和戊肝是通过食物和水传播，通常引起急性流行，而非慢性感染。

三　中国主要传染病防控现况

（一）艾滋病

截至2014年底，全国HIV感染者共50.1万人（包括29.6万未发病者和20.5万艾滋病患者），因HIV导致的死亡人数共15.9万[1]。2015年，全国艾滋病发病上报人数为50330人，因艾滋病死亡数为12755人（见表3-3）。

---

[1]　中国国家卫生与计划生育委员会，2015 China AIDS Response Progress Report。

表 3 - 3　中国艾滋病发病及死亡人数

单位：人

年　份	2005	2010	2011	2012	2013	2014	2015
发病人数	5621	15982	20450	41929	42286	45145	50330
死亡人数	1316	7743	9224	11575	11437	12030	12755

　　尽管全国艾滋病感染及发病率较低，但在部分地区及特定人群中，艾滋病仍处于高度流行状态。来自全国 31 个省份（共 34个）的 3017 个区县（共 3109 个）的统计数据显示，全国范围 HIV感染者共 50.1 万人，占总人口数量的 0.037%，艾滋病的流行整体水平相对较低，但其中部分地区的发病情况不容乐观。仅 12 个省份（包括云南、四川、广西、河南、广东、新疆、重庆、贵州、湖南、浙江、江苏、北京）已确诊的 HIV 感染者就超过 1 万例，占全国总数的 83.5%；另 9 个省份（包括山西、吉林、天津、甘肃、内蒙古、海南、青海、宁夏、台湾）的 HIV 感染数占到全国的 3.4% [1]。另外，在特定人群范围内，艾滋病的流行情况较为严峻，资料显示，有男男性行为及药物滥用人群中 HIV 感染率分别为 7.7% 和 6.0%。

　　近年来，HIV 感染者及艾滋病患者数量呈逐年上涨趋势，而不同人群中艾滋病发病率的趋势差别明显。过去十几年间，随着中国相关政策的落实，药物滥用传播、女性性工作者传播及母婴传播途径得到了显著遏制。然而，随着经济、文化、社会因素的改变，男男性传播导致艾滋病流行趋势上升（见图 3 - 13）。由于抗病毒治疗等治疗的覆盖面扩大，艾滋病的发病率及死亡率得到控

---

[1]　中国国家卫生与计划生育委员会，2015 China AIDS Response Progress Report。

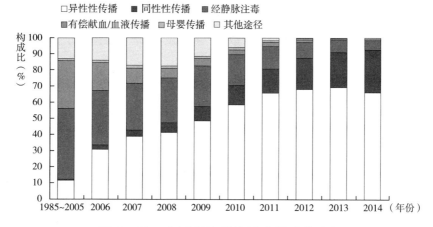

图 3 - 13　中国新诊断艾滋病的感染途径

资料来源：国家卫生与计划生育委员会。

制。因此，虽然中国艾滋病患者数量呈逐年上升趋势，艾滋病相关的死亡率却趋于平稳，呈小幅上涨趋势。随着男男性行为传播艾滋病的数量增加，性传播仍是艾滋病传播的主要途径。卫计委的资料显示，性行为传播比例从 2006 年的 33.1% 上升为 2014 年的 92.2%，其中男男性行为传播比例从 2006 年的 2.5% 上升到 2015 年的 25.8%。

（二）结核病

自 1997 年开始对肺结核疾病实施全国监测以来，中国肺结核发病率先呈上升趋势，并在 2005 年达到高峰（96.31/10 万人），此后一直呈下降趋势。根据中国疾控中心统计数据，2015 年，全国肺结核上报发病数 864015 人，发病率 63.4155/10 万人，死亡人数 2280 人，死亡率 0.1673/10 万人（见表 3 - 4）。[①] 目前，中国结

①　国家卫生与计划生育委员会：《流行病上报统计年鉴 2016》。

核病例数位居世界第三，仅次于印度和印度尼西亚。考虑到各国人口基数差距较大，结核病例数应与其发病率共同参考。2015年中国结核病发病率在结核病高负担国家中较低，但与欧洲（36/10万人）、美洲（27/10万人）等地区相比仍有较大差距。

表3－4　中国肺结核流行发展趋势

年　份	1997	2000	2003	2005	2008	2010	2011	2012	2013	2014	2015
发病率（每10万人）	39.21	43.75	52.36	96.31	88.52	74.27	71.09	70.62	66.80	65.63	63.42
死亡率（每10万人）	0.07	0.03	0.08	0.26	0.21	0.22	0.21	0.20	0.19	0.17	0.17
病死率（％）	0.20	0.16	0.16	0.27	0.24	0.30	0.30	0.28	0.28	0.25	0.27

资料来源：国家卫生与计划生育委员会《流行病上报统计年鉴2016》。

虽然中国结核病发病率及病例总数趋于平稳，但耐药性结核病比例大幅上升，为结核病的治疗与防控带来了新的难题。据估计，在中国86万名肺结核患者中约有5.7万名为耐多药（MDR）或耐利福平（RR）的结核病患者。

肺结核分布存在地区性差异，可能与自然因素、社会经济文化因素、人口流动性等有关。有研究显示，随着经度、人均地区生产总值（元）和人均住宅建筑面积（平方米）、每千人口医疗机构床位（张）、各地区每千人口卫生技术人员、年平均风速（米/秒）和年降水量（mm）等因素的升高，各省市肺结核的报告发病率有降低的趋势。

（三）疟疾

新中国成立初期，中国同属疟疾高负担国家，随着此后的不断治理与改善，全国范围内已基本消灭疟疾。自2000年至今，中国疟疾死亡率持续低于0.01/10万人，疟疾的发病率呈先上升后下降的趋势，于 2006 年达最高 4.60/10 万人，此后基本保持下降趋势。最新统计资料显示，2015 年，全国疟疾上报病例共 3116 例，因疟疾死亡人数 20 人，发病率 0.2287/10 万人，死亡率 0.0015/10 万人（见表 3-5）。[①]

表 3-5　中国疟疾流行情况

年　份	2000	2005	2006	2007	2010	2011	2012	2013	2014	2015
发病率（每 10 万人）	2.02	3.03	4.60	3.55	0.55	0.30	0.18	0.29	0.22	0.23
死亡率（每 10 万人）	—	0.00	0.00	—	0.00	0.00	0.00	0.00	0.00	0.00
病死率（％）	0.16	0.11	0.06	0.03	0.19	0.73	0.61	0.51	0.82	—

根据《中国卫生统计年鉴 2016》，2015 年中国疟疾发病率最高的几个省份分别为云南（1.09/10 万）、江苏（0.51/10 万）、广西（0.50/10 万）、浙江（0.30/10 万）、四川（0.36/10 万）等。

中国疟疾疫情呈现如下特点：本地感染病例数平稳下降，传播范围逐年缩小；境外输入病例持续上升，非洲和缅甸为主要输入来源；实验室确诊与病例分类更为精准，输入性疟原虫虫种多样。云南边境地区地理环境复杂，人口流动频繁，是中国目前唯一存在恶性疟和间日疟混合流行的地区，也是疟疾防治工作的重点地区。境外输入性疟疾病例增加，监管难度大。近年来，虽然中国本地疟疾感染病例数下降很快，但随着人口流动性增加，境外输入性病例对中国疟疾疫情稳定的地区带来了潜在的传播风险，且这部分病例管理难度大，流动性强，涉及多部门和机构的合作，需要建立长效合作机制和保障。

---

① 国家卫生与计划生育委员会：《流行病上报统计年鉴 2016》。

（四）病毒性肝炎

中国是肝炎大国，是世界上肝炎患者最多的国家①。2015 年，中国病毒性肝炎患者约有 122 万人，发病率 89.47/10 万，因肝炎死亡人数共 474 人，死亡率 0.03/10 万（见表 3 - 6）。近年来，中国肝炎的发病率及死亡率呈缓慢递减趋势，然而距离世界平均水平及发达国家依然有较大差距。同时，因为中国人口基数大，肝炎患者总数多，在疾病防治方面难度更大。

表 3 - 6　2006~2015 年中国肝炎发病率及死亡率

单位：每 10 万人

年　份	2006	2007	2008	2009	2010	2011	2012	2013	2014	2015
发病率	102.09	108.44	106.54	107.30	98.74	102.34	102.48	92.45	90.25	89.47
死亡率	0.10	0.09	0.08	0.08	0.07	0.06	0.06	0.05	0.04	0.03

近 10 年来，中国病毒性肝炎总体发病率小幅波动性下降，但仍维持较高水平。肠道传播型肝炎中甲肝发病率逐年下降，可能与中国总体经济水平提高、饮食和饮水等卫生条件改善、国民防病意识增强以及有效控制局部流行等措施有关；而戊肝发病例数及发病率缓慢上升，其原因还有待于进一步分析，有研究认为除肠道传播途径外，戊肝病毒还可通过输血传播，并为一种人畜共患病。血源传播型肝炎中乙肝近 5 年发病率呈波动下降趋势，但仍维持在较高的发病水平，主要与中国庞大的 HBV 感染人群为传染源有关；丙肝报告例数逐年增加，在病毒性肝炎中所占构成比逐年升高（见图 3 - 14）。

---

① WHO. Global Health Sector Strategy on Viral Hepatitis, 2016 - 2021: Towards Ending Viral Hepatitis.

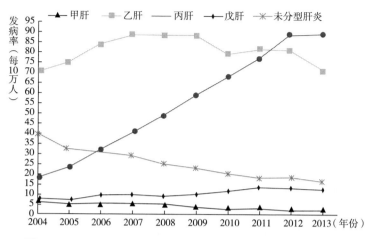

图 3 – 14 2004～2013 年中国五型病毒性肝炎发病率①

从各省市比较来看，2015 年中国肝炎发病率最高的省市依次为新疆、青海、海南、山西、广东、福建、湖北、内蒙古、广西、湖南（见图 3 – 15）。其中部分地区的发病率可能与经济水平相对落后、卫生资源相对匮乏以及个人卫生意识差等因素有关；福建、广东等地为沿海发达地区，可能与人口流动性大、疾病易于传播等因素有关。

中国已出台了一系列针对病毒性肝炎的文件规划及法律法规，以预防病毒性肝炎的人群感染及维护肝炎患者的合法权益，包括：将乙肝疫苗纳入计划免疫管理，优先保护新生儿及儿童；加强血液管理，施行《献血者健康检查要求》，杜绝输血引起的感染；规范诊疗，避免使用未经严格消毒的医疗器械，避免医源性感染及患者交叉感染；建立健全相关法律法规，保护乙肝感染者的合理合法权益；切实做好各地疫病预防监测，防范甲肝、戊肝的扩散

① 张敏娜、袁月、貌盼勇、庄英杰：《中国 2004～2013 年病毒性肝炎发病与死亡趋势分析》，《中华流行病学杂志》2015 年第 2 期，第 144～147 页。

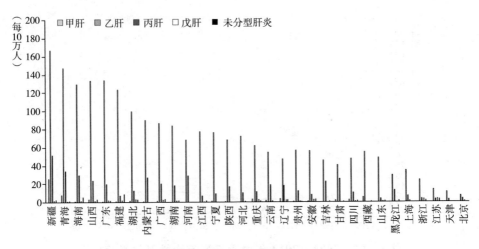

图 3 − 15 2015 年中国各省份肝炎发病率

资料来源：国家卫生与计生委。

流行；加强对病毒性肝炎病人的管理，尤其是乙肝、丙肝患者。

第四节　每个人都能获得性健康和生殖
健康服务（目标 3.7）

一　性与生殖健康的问题、定义和目标

性健康及生殖健康的定义至今未能统一。世界卫生组织关于性健康的解释为："性卫生（性健康）系指与性行为有关的身心健康和社会幸福。需要对性行为和性关系持积极和尊重态度，使人们可以在不受胁迫、歧视和暴力的情况下享受令人愉悦的、安全的性体验。"而关于生殖健康的解释为："生殖卫生（生殖健康）涉及生命各个阶段的生殖过程、功能和系统。因此，生殖卫生意味着人们能够拥有负责、满意和安全的性生活，具备生育能力并能自由决定是否生育，以及生育的时间和间隔。"

　　性健康和生殖健康对保证人们的生活质量有重要意义。千年发展目标中提出了部分关于性健康及生殖健康的目标，在过去十几年间，各国政府和国际组织都对此做出了努力，也取得了一定的成效。根据 2015 年的统计数据，少女（15～19 岁）妊娠率从 1990 年的 59‰下降到了 2015 年的 51‰，发达国家平均下降 50%，发展中国家下降 13%，其中南亚地区下降了 47%；育龄期妇女（15～49 岁）现代避孕措施普及率从 1990 年的 48%上升到了 2015 年的 58%，家庭计划生育需求满足率从 1990 年的 68%上升到了 2015 年的 76%[①]。

　　尽管有一定改善，现今情况依旧不容乐观。据估计，有 1.0 亿～1.4 亿名女性曾遭受过女性割礼，每年约有 1500 万名 18 岁以下少女结婚，近 1/3 的女性经历过性骚扰甚至暴力性行为。同时，在发展中国家，约有 2.25 亿对夫妻希望推迟或终止生育，但并未使用任何避孕方法[②]。计划生育可以预防意外怀孕，减少计划外怀孕导致的人工流产需求，减少母婴死亡，减少少女怀孕，维护人们决定生育孩子数量和生育间隔的权利，部分计划生育措施还可以预防艾滋病等性疾病的传播。此外，计划生育还是减缓不可持续的人口增长及其对经济、环境和国家及区域发展产生不良影响的关键。

　　此外，因社会文化等因素的影响，部分地区仍存在"童婚"的现象[③]，但相比于 20 世纪 80 年代（约 1/3 的女性在孩童时期结婚），至 2014 年时（约 1/4 的女性在孩童时期结婚），现象已有

①　WHO. Health in 2015：from MDGs to SDGs.

②　http：//www.who.int/mediacentre/factsheets/fs351/zh/.

③　UNICEF. Ending Child Marriage：Progress and Prospects.

好转。

（一）定义

世界卫生组织关于性健康的解释①为："性卫生（性健康）系指与性行为有关的身心健康和社会幸福。需要对性行为和性关系持积极和尊重态度，使人们可以在不受胁迫、歧视和暴力的情况下享受令人愉悦的、安全的性体验。"

世界卫生组织关于生殖健康的解释②为："生殖卫生（生殖健康）涉及生命各个阶段的生殖过程、功能和系统。因此，生殖卫生意味着人们能够拥有负责、满意和安全的性生活，具备生育能力并能自由决定是否生育，以及生育的时间和间隔。"

（二）目标

可持续发展目标 3.7 指出：到 2030 年时，每个人都能获得性健康和生殖健康服务，包括获得计划生育、信息和教育服务，做到国家战略和方案中有关生殖健康的内容。

测量指标③：生育期妇女现代避孕措施普及率及少女妊娠率。

二 全球性与生殖健康现状

（一）全球现状（2015 年基线）

整体来看，全球避孕措施普及率及家庭计划生育需求满足率

---

① http：//www. who. int/topics/sexual_ health/zh/.

② http：//www. who. int/topics/reproductive_ health/zh/.

③ http：//unstats. un. org/sdgs/indicators/database/？ indicator = 3. 7. 2#footnotes.

呈上升趋势，西太平洋地区及美洲地区普及率及满足率较好，而非洲及东南亚地区则相对较低（见图3－16）①。

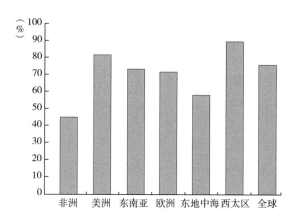

图3－16 育龄期女性计划生育需求满足率②

（二）分区域的比较

随着物质生活条件的不断改善，当代青少年性成熟年龄提前到12～13岁，婚前性行为增加导致的"少女怀孕"现象已成为全球公共卫生问题。全世界每年约有1400万名青春期少女生育（其中多数是非意愿性妊娠）、440万名少女堕胎。近十余年，全球及各区域的育龄期妇女（15～49岁）现代避孕措施普及率普遍呈上升趋势，其中东亚地区最高，始终维持在94%以上，这可能与该地区的历史文化及社会因素有关。大洋洲、撒哈拉以南的非洲地区、西亚以及部分最不发达国家和内陆发展中国家，普及率相对较低，可能与社会经济及文化因素相关。全球少女（15～19岁）妊娠率

① WHO. Health in 2015：from MDGs to SDGs.

② WHO. Health in 2015：from MDGs to SDGs.

呈下降趋势，但总体水平依旧偏高，尤其在撒哈拉以南的非洲地区，根据2015年的统计资料，该地区每十位少女就有一位生育者。同时，该地区也集中了部分最不发达国家及发展中国家，这些国家中普遍存在少女结婚生育的现象，这可能与社会经济及传统文化等因素有关（见图3-17）。

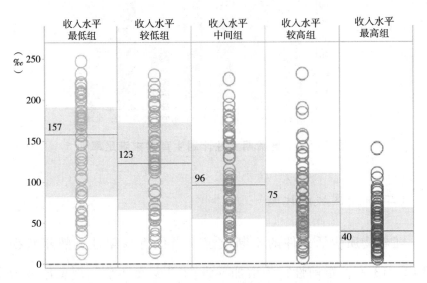

图 3 - 17 2015 年不同收入水平国家少女妊娠率的比较

资料来源：World Health Observatory。

三　中国性与生殖健康现状

20世纪末，中国曾实行"计划生育"政策，这使中国的现代避孕措施普及率始终维持在较高水平。统计数据显示，中国整体及大部分地区少女妊娠率较低，这也与中国传统思想文化及历史因素有关。整体来看，中国在"性健康"及"生殖健康"方面已处于世界前列，但不能忽视在部分偏远及不发达地区，仍存在少女被迫妊娠、采取不安全流产措施、未普及现代避孕措施等现象，这些地区因经济水平落后、文化素质较低，其统计数据也可能存在漏报少报的情况。中国通过实行计划生育政策，在经济还不发达的情况下实现了人口低增长、低生育水平的目标。作为世界上人口最多的国家，中国的生育政策不仅对本国的经济发展、人民生活各方面产生了巨大的影响，而且也有着重要的国际意义，占世界人口1/5的中国对自己人口的控制，也会对整个人类社会的发展起到重要的作用。

中国少女妊娠率较低，2015年为7.26‰，但近年来有快速递增趋势（见图3-18）。中国受几千年封建思想影响，性和生殖健康问题始终是敏感话题，虽然因传统思想中国少女妊娠率维持较低水平，但不得不承认的是中国性教育存在严重滞后的问题。随着中国改革开放和经济发展，在性解放思想的冲击下，少女妊娠问题日益严重。对未成年人进行正确的性健康教育及性引导，减少少女妊娠的发生，改善少女人群的生殖健康问题尤为重要。

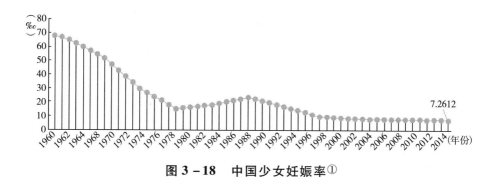

图3-18　中国少女妊娠率①

为了预防意外妊娠和其他性与生殖卫生危险，应加强对青少年的性与生殖方面的健康教育，向他们提供必要的性和生殖卫生

① http：//data. worldbank. org. cn/indicator/SP. ADO. TFRT？locations = CN.

服务，包括适当避孕方法、性传播感染预防、治疗和保健方面的其他干预措施。家庭和社区需要对妊娠少女提供支持性的环境，因为妊娠少女同年长的母亲相比，往往缺乏知识、教育、经验、收入和权力。在某些文化中，她们还可能不得不忍受许多判断性的态度带来的影响。要让每个青少年都明白什么时候属于妊娠的紧急情况并且知道该做些什么，同时要提供如何预防再次怀孕方面的信息。

第四章　可持续发展议程中新增的卫生目标

第一节　减少非传染性疾病死亡率并促进精神健康（目标3.4）

一　非传染性疾病与精神健康的定义、目标和测量

非传染性疾病常称慢性病，这类疾病的病程较长，并且通常情况下病程发展缓慢。非传染性疾病的四种主要类型为心血管疾病（如心脏病发作及中风）、癌症、慢性呼吸系统疾病（比如慢性阻塞性肺部疾病和哮喘）以及糖尿病。据世界卫生组织的数据，全球范围内慢性病死亡人数占所有死亡人数的60%以上；并且慢性病死亡主要发生在低收入和中低收入国家，占慢性病死亡人数的80%以上；其中心血管系统疾病、癌症、慢性呼吸道疾病、糖尿病、孕期和围产期疾病及营养不良等疾病是导致死亡的五类主要慢性病。慢性病对发展中国家的威胁与日俱增，在发达国家和许多发展中国家慢性病都成为最常见的死因。但从总体上讲，许多国家，包括中国目前还缺乏成熟的慢性病防治方案和规范化的组织管理。采取相关行动去减慢和遏制慢性病的上升趋势已成为全

球公共卫生的当务之急。

（一）定义

关于非传染性疾病，世界卫生组织的定义为：非传染性疾病，也称为慢性病，是指病情持续时间长、发展缓慢的疾病。非传染性疾病的四个主要类型为：心血管疾病（如心脏病发作和中风）、癌症、慢性呼吸道疾病（如慢性阻塞性肺病和哮喘）以及糖尿病。

精神卫生是健康不可或缺的重要组成部分。《世界卫生组织组织法》规定："健康不仅为疾病或羸弱之消除，而系体格、精神与社会之完全健康状态。"该定义的一个重要含义是，对精神卫生的描述，超出了没有精神疾患或残疾的范畴。精神卫生的概念是指一种健康状态，在这种状态中，每个人能够实现自己的能力，能够应付正常的生活压力，能够有成效地从事工作，并能够对其社区做出贡献。从积极意义上来说，精神卫生是个人保持健康和社区有效运作的基础。精神卫生和健康对于人类思考、表达情感、相互交流、谋生和享受生活的集体和个体能力至关重要。在此基础上，促进、保护并且恢复精神卫生可被整个世界视为个体、社区和社会的重要关切点。

（二）目标

世界卫生组织将 70 岁之前非传染性疾病的死亡定义为"过早"死亡。2015 年后发展议程的联合国首脑会议的成果文件《改变我们的世界：2030 年可持续发展议程》可持续发展目标 3.4 提出，到 2030 年时，通过预防与治疗，将非传染性疾病导致的过早死亡减少三分之一。

二　全球非传染性疾病现况

（一）全球平均水平

非传染性疾病（NCD）已成为全球主要死因，其致死人数比所有其他病因致死人数的总和还要多。根据世界卫生组织的数据，2012年全球死亡人数为5600万，其中3800万人死于非传染性疾病，大部分是死于心血管疾病、癌症、慢性呼吸道疾病。而2000年的时候这个数字还只有3100万人。统计数字显示大约有42%的人死于70岁以前，这一数字从2000年的1460万增加到了现在的1600万。

2012年死于心血管疾病的人数为1750万，约占全部死亡人数的46%；死于癌症的人数为820万，约占全部死亡人数的22%；死于呼吸道疾病（包括哮喘和慢性阻塞性肺疾病）的人数为400万，约占全部死亡人数的11%；死于糖尿病的人数为150万，约占全部死亡人数的4%。这四种主要的疾病占到了非传染性疾病的82%（见图4-1）。

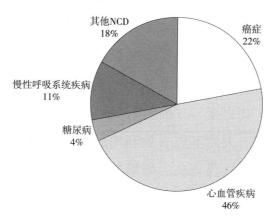

图4-1　2012年全球不同非传染性疾病的死因构成

资料来源：世界卫生组织。

1. 心血管疾病的流行现状

心血管疾病是全球的头号死因，每年死于心血管疾病的人数多于任何其他死因。据世界卫生组织估计，在 2012 年有 1750 万人死于心血管疾病，占全球死亡总数的 31%。这些死者中，大约有 740 万人死于冠心病，670 万人死于中风。

2. 癌症的流行现状

癌症是全球发病和死亡的主要原因，并且未来在全球疾病的死亡率和流行上会占有越来越大的比例。随着人口寿命的延长，癌症的发生将不可避免。2012 年约有 1400 万新发癌症病例和 820 万例癌症相关死亡。预计到 2030 年每年将会有新发癌症病例 2140 万个，其中 2/3 将会发生在中低收入国家。癌症的主要种类为：肺癌（159 万例死亡），肝癌（74.5 万例死亡），胃癌（72.3 万例死亡），结肠直肠癌（69.4 万例死亡），乳腺癌（52.1 万例死亡），食道癌（40 万例死亡）。2012 年，男性五个最常见确诊癌症是肺癌、前列腺癌、结肠直肠癌、胃癌和肝癌。女性五个最常见确诊癌症是乳腺癌、结肠直肠癌、肺癌、宫颈癌和胃癌。

3. 糖尿病的流行现状

糖尿病是一种慢性病，当胰脏不能产生足够的胰岛素或者当身体不能有效利用产生的胰岛素时，就会出现糖尿病。这会导致血糖浓度升高（高血糖）。一型糖尿病的特征是不能产生胰岛素。二型糖尿病是因为人体不能有效利用胰岛素引起的，体重超重和缺乏身体活动常常造成该病。妊娠期糖尿病是最初在妊娠期间发现的高血糖。

2014 年全球估计有 4.22 亿成人患有糖尿病，相比之下，1980 年有 1.08 亿人，增加 3.14 亿人。全球糖尿病（年龄标化）患病率自 1980 年以来增加了近一倍，在成人中从 4.7% 上升到 8.5%。过去十年中，低收入和中等收入国家中糖尿病患病率的上升速度超过了高收入国家。2012 年，糖尿病导致了 150 万人死亡，而血糖超标通过增加心血管病和其他疾病的风险导致了另外 220 万人死亡。这 370 万例死亡中的 43% 发生在 70 岁之前。低收入和中等收入国家中发生在 70 岁之前的高血糖或糖尿病死亡百分比高于高收入国家。

4. 慢性呼吸系统疾病的流行现状

慢性呼吸系统疾病主要包括哮喘和慢性阻塞性肺病。慢性阻塞性肺病是一种阻碍正常呼吸的致命肺病，2012 年，有超过 300 万人死于慢性阻塞性肺病，相当于当年全世界所有死亡的 6%。超过 90% 的慢性阻塞性肺病死亡发生在低收入和中等收入国家。哮喘是主要的非传染性疾病之一。它是空气进出肺部的通道发生的慢性疾病，会导致通道发炎并变窄。目前大约有 2.35 亿人罹患哮喘。它是儿童中的一种常见疾病。大多数与哮喘有关的死亡发生在低收入和中低收入国家。

5. 精神健康情况

精神残疾主要包括自杀、抑郁、精神疾患等。自杀是影响家人、社区和整个国家的悲剧，对死者亲友造成持久的影响。2012 年，自杀是全球 15~29 岁年龄组中第二大死亡原因。每年共有 80 多万人自杀身亡，许多人自杀未遂。自杀是遍及世界各地的一个全球现象。在 2012 年，低收入和中等收入国家的自杀人数占全球自杀人数的 75%。许多自杀是因丧失处理生活压力（如财务问题、关系破裂或慢性疼痛和疾病）的能力而陷入危机时发生的冲动行为。此外，经历冲突、灾难、暴力、虐待、丧失亲友和疏离感也与自杀行为有着密切关系。遭受歧视的弱势人群（如难民和移民；原住民；女同性恋者、男同性恋者、双性恋者、变性人和两性人）自杀率也很高。2012年全球及各地区自杀率如图4-2所示。

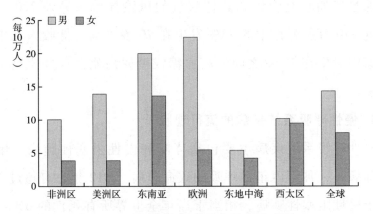

图4-2　2012年全球及各地区自杀率

资料来源：世界卫生组织全球观察站，http：//gamapserver. who. int/gho/interactive_ charts/mental_ health/suicide_ rates/atlas. html。

抑郁症是全球一种常见病，世界卫生组织估计全球共有3.5亿名患者。抑郁症不同于通常的情绪波动和对日常生活中挑战产生的短暂情绪反应。尤其是，长期的中度或重度抑郁症可能成为一个严重的疾患。患者可能会受极大影响，最严重时，抑郁症可引致自杀。虽然对抑郁症已有行之有效的治疗办法，但全球也只有不足一半的患者（在一些国家中仅有不到10%的患者）接受有效治疗。

全世界有约6000万人受双相情感障碍影响。它通常含有躁狂期和抑郁期，之间有情绪正常期。躁狂发作时，情绪亢奋或烦躁，过度活跃，急于表达，自尊心膨胀，睡眠需求减少。精神分裂症是严重的精神疾患，在全世界影响着约2100万人。包括精神分裂症在内，精神病的特点是思维、观点、情绪、语言、自我意识和行为出现扭曲。常见的精神病经历包括幻觉（听到、看到或感觉到不存在的事物）和妄想（就算有相反的证据仍坚定持有的错误信念或怀疑）。精神疾患让受其困扰的人面临正常工作或学习的困难。

全世界受阿尔茨海默病影响的人数逾 3500 万。阿尔茨海默病通常是慢性或持续进行性的，患病后认知功能（即思维处理能力）出现比正常年老过程更严重的退化。它影响记忆、思考、方向辨别、理解、计算、学习、语言和判断能力。

（二）分区域的比较

WHO 将国家分为非洲、美洲、欧洲、东南亚地区、西太平洋地区和地中海东部地区，并将不同地区的 NCD 的患病率和流行状况进行了统计。由图 4-3 可以看出，不同地区的 NCD 的死亡人数是不同的，且存在很大的差别。非传染性疾病的死亡人数在东南亚地区增长最多，从 2000 年的 670 万人增加到了 2012 年的 850 万人，此外西太平洋地区的人数也从 2000 年的 860 万人增加到了 2012 年的 1090 万人。

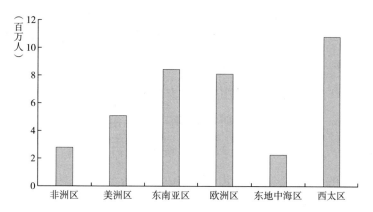

图 4-3　2012 年不同地区非传染性疾病死亡人数

资料来源：世界卫生组织。

年龄标化 NCD 死亡率通过去除人口多少以及年龄的因素而计算出死于 NCD 的风险。2012 年全球的年龄标化 NCD 死亡率为539/10 万。在高收入国家这个比率相对比较低，为 397/10 万，而在低收入国家则相对比较高，为 625/10 万，中低收入国家为 673/10 万。从地区上看，美洲地区的比率较低，为 438/10 万，而在一些收入较低的地区，如非洲地区、东南亚地区和地中海东部地区，这个比率超过了 650/10 万（见图 4 - 4）。

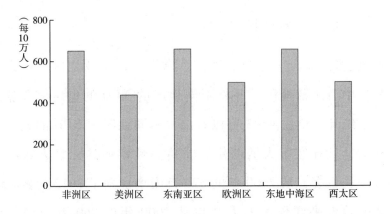

图 4 - 4　2012 年全球年龄标化 NCD 死亡率

资料来源：世界卫生组织。

过早死在不同的国家和地区也是不同的。大部分的过早死的病例（82%）都发生在低收入或者中等收入的国家——大约有48% 的 NCD 死亡病例都发生在 70 岁以前，而高收入的国家这个比率只有 28%。在过早死的所有病例中，心血管疾病占 37%，接着是癌症，占了 27%，慢性呼吸系统疾病占了 8%，糖尿病占了4%，其他的非传染性疾病占了 24%。

不同地区死于四种主要 NCD 的概率也是不同的，WHO 对不同地区 30～70 岁的人死于四种主要 NCD 的概率进行了统计，结果如

图 4-5 所示。可以看出，在一些相对贫穷的地区，如东南亚、非洲和地中海东部地区这个概率明显高于其他地区，其中东南亚地区的概率又是最高的。

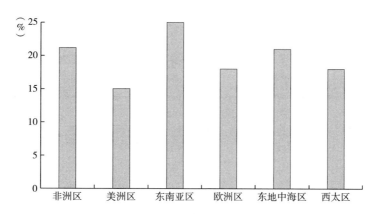

图 4-5　2012 年不同地区 30~70 岁的人死于四种主要 NCD 的概率
资料来源：世界卫生组织。

根据世界银行的国家分类，对各国年人均总收入按不同水平分成 4 个层级：低收入国家、中低收入国家、中高收入国家、高收入国家。从这 4 个层级中分别抽取 2 个国家作为非传染性疾病的调查研究对象，入选国家分别是加拿大、俄罗斯（高收入国家）；巴西、中国（中高收入国家）；印度、印度尼西亚（中低收入国家）；坦桑尼亚共和国、几内亚（低收入国家）。八个代表国家相关主要慢性病数据见表 4-1。从表 4-1 中可以看出代表高收入国家的俄罗斯和加拿大的心血管系统疾病和癌症的总计死亡人数占所有慢性病死亡人数的一半以上，而孕期和围产期疾病及营养不良的死亡比相对要小；高收入国家的这种慢性病死亡数的构成比与低收入国家坦桑尼亚共和国和几内亚的构成比恰好相反，在后两个国家中，心血管系统疾病和癌症之和不到总慢性病死亡人数的 20%，而孕期和围产期疾病及营养不良造成的死亡却占到了总慢性病死亡人数的近 60% ; 而影响中高收入国家中国、巴西以及中低收入国家印度尼西亚、印度的主要慢性病都是心血管系统疾病、癌症、慢性呼吸道疾病、孕期和围产期疾病及营养不良。

表 4-1　各代表国家主要慢性病死亡构成比

单位：%

国　　家	心血管系统疾病	癌症	慢性呼吸道疾病	糖尿病	孕期和围产期疾病及营养不良	损伤	其他非传染性疾病
加拿大	27	30	7	3	5	6	22
俄罗斯	60	16	2	0	6	8	8
中国	45	23	11	2	5	8	6
巴西	31	17	6	6	13	12	15
印度	26	7	13	2	28	12	12
印度尼西亚	37	13	5	6	22	7	10
坦桑尼亚共和国	9	5	1	2	58	12	13
几内亚	12	4	2	2	61	8	11

资料来源：世界卫生组织。

结合 WHO 公布的 8 个国家 2015 年的人口统计以及世界主要国家的慢性病死亡情况绘制了表 4-2。从表 4-2 中可以看出加拿大和俄罗斯的慢性病死亡人数在总死亡人数中的比例比中国和印度以及坦桑尼亚共和国和几内亚都要高，加拿大、俄罗斯、中国、巴西、印度和印度尼西亚都超过了 50% ，前 3 国甚至超过了 80% 。由表 4-2 可见，慢性病在各国的死亡原因中都占有很高的比例，虽然坦桑尼亚共和国和几内亚与其他国家相比要低，但其影响力也不容忽视。

表 4-2　各代表国家慢性病死亡人数统计

国　　家	总死亡人数	慢性病死亡人数构成比（%）
加拿大	248000	88
俄罗斯	2102000	86
中国	9846000	87
巴西	1318000	74
印度	9816000	60
印度尼西亚	1551000	71
坦桑尼亚共和国	403000	31
几内亚	119000	31

资料来源：世界卫生组织。

二　中国非传染性疾病现况

（一）全国水平

2012 年全国 18 岁及以上成人高血压患病率为 25.2%，糖尿病患病率为 9.7%，与 2002 年相比，患病率呈上升趋势。40 岁及以上人群慢性阻塞性肺病患病率为 9.9%。2013 年全国肿瘤登记结果显示，中国癌症发病率为 235/10 万，肺癌和乳腺癌分别居男、女性发病首位，十年来中国癌症发病率呈上升趋势。2012 年全国居民慢性病死亡率为 533/10 万，占总死亡人数的 86.6%。心脑血管病、癌症和慢性呼吸系统疾病为主要死因，占总死亡人数的 79.4%，其中心脑血管病死亡率为 271.8/10 万，癌症死亡率为 144.3/10 万（前五位分别是肺癌、肝癌、胃癌、食道癌、结直肠癌），慢性呼吸系统疾病死亡率为 68/10 万。经过标化处理后，除冠心病、肺癌等少数疾病死亡率有所上升外，多数慢性病死亡率呈下降趋势。

1. 心血管病的发病状况

根据最新版的《中国心血管病报告 2015》，目前，心血管病死亡占城乡居民总死亡原因的首位，农村为 44.6%，城市为 42.51%。心血管病的疾病负担日渐加重，已成为重大的公共卫生问题。2014 年，中国心血管病（CVD）死亡仍居疾病死亡构成的首位（见图 4-6、图 4-7）。农村心血管病死亡率从 2009 年起超过并持续高于城市水平（见图 4-8）。2014 年农村心血管病死亡率为 295.63/10 万，其中心脏病死亡率为 143.72/10 万，脑血管病死亡率为 151.91/10 万（脑出血 74.51/10 万，脑梗死 45.30/10 万）；城市心血管病死亡率为 261.99/10 万，其中心脏病死亡率为 136.21/10 万，脑血管病死亡率为 125.78/10 万。

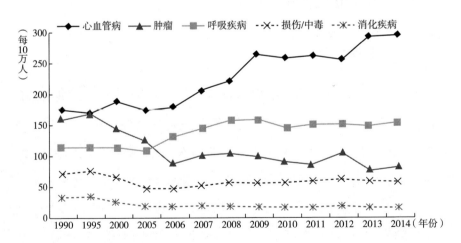

图 4-6　1990～2014 年中国农村居民主要疾病死亡率变化

资料来源：《中国心血管病报告 2015》。

2013 年中国年龄标化的 CVD 死亡率较 1990 年降低 21%。脑血管病是中国男性和女性的首位死因。尽管 2013 年较 1990 年年龄

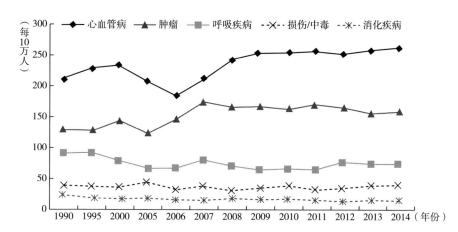

图 4 - 7 1990 ~ 2014 年中国城市居民主要疾病死亡率变化
资料来源：《中国心血管病报告 2015》。

标化的 CVD 死亡率下降，但由于中国人口的老龄化等因素影响，CVD 死亡的绝对数字仍在快速上升，并在未来成为影响中国居民健康的重要因素。

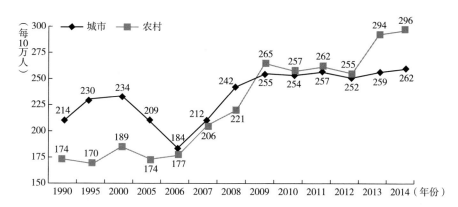

图 4 - 8 1990 ~ 2014 年中国城乡居民主要疾病死亡率变化
资料来源：《中国心血管病报告 2015》。

心血管病占居民疾病死亡构成在农村为 44.60%，在城市为 42.51%。每 5 例死亡者中就有 2 例死于心血管病。心血管疾病已成为威胁居民健康的主要疾病。

（1）脑血管病

根据《中国卫生统计年鉴》，2003～2014年中国脑血管病死亡率呈上升趋势。2014年中国城市居民脑血管病死亡率为125.78/10万，农村居民脑血管病死亡率为151.91/10万（见图4－9）。农村地区脑血管病死亡率高于城市地区，城市、农村地区脑血管病死亡率均随年龄的增加而增加，各年龄组的男性均高于女性。依据2010年第6次人口普查数据推算，2014年有83.73万名城市居民和102.34万名农村居民死于脑血管病。

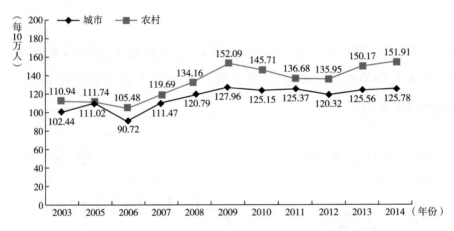

图4－9　2003～2014年中国居民脑血管病死亡率变化趋势

资料来源：《中国心血管病报告2015》。

（2）冠心病

根据《中国卫生和计划生育统计年鉴》，2014年中国冠心病死亡率城市为107.5/10万，农村为105.37/10万。总体上城市地区冠心病死亡率略高于农村地区，男性高于女性（见图4－10）。

2014年冠心病死亡率与2013年相比有所上升，总体亦呈上升态势。2012年开始，农村地区冠心病死亡率急剧上升，到2014年已接近城市地区（见图4－11）。

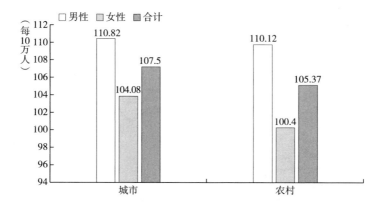

图 4 - 10　2014 年中国城乡不同性别人群冠心病死亡率

资料来源:《中国卫生和计划生育统计年鉴》。

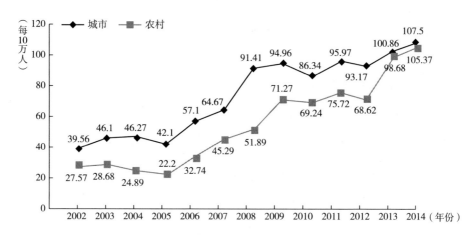

图 4 - 11　2002 ~ 2014 年城乡地区冠心病死亡率变化趋势

资料来源:《中国卫生和计划生育统计年鉴》。

2002 年到 2014 年急性心肌梗死（AMI）死亡率总体呈上升态势，从 2005 年开始呈快速上升趋势。农村地区 AMI 死亡率不仅于 2007 年、2009 年、2011 年数次超过城市地区，而且于 2012 年开始明显升高，2013 年、2014 年大幅超过城市水平。2014 年中国 AMI 死亡率城市为 55.32/10 万，农村为 68.6/10 万（见图 4 - 12）。AMI 死亡率均随年龄的增加而增加，40 岁开始显著上升。

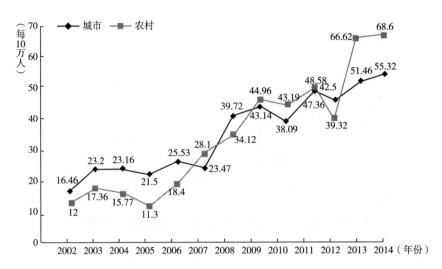

图 4 - 12　2002 ～2014 年城乡地区 AMI 死亡率变化趋势

资料来源:《中国心血管病报告 2015》。

2. 糖尿病的流行现状

糖尿病 (Diabetes Mellitus，DM) 是一组与胰岛素产生和作用异常相关、以血糖增高 (高血糖症) 为特征的慢性疾病群。随着中国经济发展、人们生活水平提高，糖尿病，特别是 2 型糖尿病的患病率呈现迅猛增长趋势，已成为严重危害中国人民健康的慢性病之一。2010 年一项覆盖全国 31 个省 (自治区、直辖市) 的 161 个监测县 (区) 的 98658 名 18 岁及以上常住居民的糖尿病调查项目表明，2010 年中国 18 岁及以上居民糖尿病患病率为 9.65% (估计患者人数约 9690 万)，男性 (10.2%) 略高于女性 (9.0%)，城市 (12.3%) 明显高于农村 (8.4%) (见表 4 - 3)。[①]

---

① Xu Y.，Wang L.，He J.，et al.，"Prevalence and Control of Diabetes in Chinese Adults"，*JAMA*，2013，310 (9)：948 - 958.

表 4 - 3　中国成人糖尿病患病率

单位：%

类别	总计	空腹血糖≥126mg/dl	2小时血糖≥200mg/dl	HbA1c≥6.5%	空腹血糖≥126mg/dl 和/或 2小时血糖≥200mg/dl	空腹血糖≥126mg/dl 和/或 HbA1c≥6.5%	2小时血糖≥200mg/dl 和/或 HbA1c≥6.5%	空腹血糖≥126mg/dl, 2小时血糖≥200mg/dl 和/或 HbA1c≥6.5%	既往诊断为糖尿病
总体	11.6 (11.3~11.8)	4.5 (4.4~4.7)	3.5 (3.4~3.7)	4.6 (4.4~4.7)	6.2 (6.0~6.4)	6.9 (6.7~7.2)	6.2 (6.0~6.4)	8.1 (7.9~8.3)	3.5 (3.4~3.6)*
男	12.1 (11.7~12.5)	5.0 (4.7~5.2)	3.8 (3.5~4.0)	4.6 (4.4~4.9)	6.6 (6.4~6.9)	7.3 (7.0~7.6)	6.4 (6.1~6.7)	8.5 (8.2~8.8)	3.6 (3.4~3.8)
女	11 (10.7~11.4)	4 (3.8~4.3)	3.3 (3.1~3.5)	4.5 (4.3~4.7)	5.7 (5.4~6.0)	6.6 (6.3~6.9)	6 (5.7~6.2)	7.7 (7.4~8.0)	3.4 (3.2~3.5)
城镇	14.3 (13.9~14.8)	5 (4.8~5.3)	4.1 (3.8~4.3)	5.3 (5.0~5.5)	6.8 (6.5~7.1)	7.7 (7.3~8.0)	7 (6.7~7.3)	8.8 (8.5~9.1)	5.6 (5.3~5.8)
农村	10.3 (10.0~10.6)	4.3 (4.1~4.5)	3.3 (3.1~3.5)	4.3 (4.0~4.5)	5.9 (5.7~6.2)	6.6 (6.4~6.9)	5.8 (5.6~6.1)	7.8 (7.5~8.1)	2.5 (2.4~2.7)

资料来源：Xu Y., Wang L., He J., et al., "Prevalence and Control of Diabetes in Chinese Adults", JAMA, 2013, 310 (9)：948-958。

* 指 95% 的置信区间。

糖尿病对劳动力的损伤很大（18～59岁劳动力人口糖尿病患病率为7.8%），但知晓率很低（18岁及以上居民糖尿病知晓率为36.1%），治疗率仅为33.4%，糖尿病患者血糖控制率只有13.5%。这说明中国已成为世界上糖尿病人口最多的国家，但患者知晓率、治疗率和达标率却很低。如不予以有效控制，预计今后十年中中国糖尿病患病率仍会继续攀升。糖尿病防治已成为中国最主要的公共卫生问题之一。

3. 癌症

自20世纪起，癌症发病人数日益增加，政府也对癌症日益重视。中国三次全国范围内的死因调查数据显示，近30年来，中国癌症在死因中的构成比由20世纪70年代的10.13%上升至22.32%，死亡率由73.99/10万上升至135.88/10万。在城市地区，癌症列居全死因的第一位，而在农村地区，列居全死因的第二位。癌症死亡率升高的主要原因与人口老龄化、微生物感染、吸烟、饮食变化、活动减少及肥胖增加等相关。

根据《2015年中国癌症统计数据》[①]，预计2015年将会有大约429200个新增侵袭性癌症病例。男性中最普遍的5种癌症依次为：肺和支气管癌症、胃癌、食道癌、肝癌、结直肠癌。这些占到所有癌症病例的2/3。女性中最普遍的5种癌症依次为：乳腺癌、肺和支气管癌、胃癌、结直肠癌、食道癌。这些占到了所有癌症病例的60%。对于所有的癌症，年龄标准化发病率男性要高于女性（其中男性为234.9/10万，女性为168.7/10万），农村高于城镇（213.6/

---

① Chen W., Zheng R., Baade P. D., et al., "Cancer Statistics in China, 2015", *CA – A Cancer Journal for Clinicians*, 2016, 66（2）：115 – 132.

191.5 每 10 万人）。西南部有最高的癌症发病率，其次为北部和东北，中部的发病率最低。据估计，2015 年将会有 2814000 名中国人死于癌症，年龄标准化死亡率男性高于女性（165.9/88.8 每 10 万人），农村高于城市（149.0/109.5 每 10 万人）。最高的死亡率仍是西南、北部和东北，中部最低。

2000～2011 年，男性的发病率较为稳定，女性有显著上升。与此相反，两性的死亡率都有显著下降，但由于人口增加和老龄化，在此期间癌症的死亡人数增加了（增加了 73.8%）（见图 4-13）。

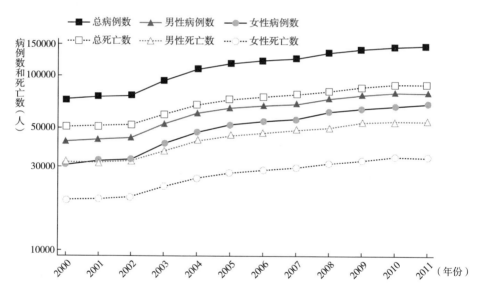

图 4-13　2000～2011 年中国分性别癌症新增病例数与死亡数趋势

资料来源：中国 22 个肿瘤登记点的数据。

对于男性，在 10 种最普遍的癌症中，从 2000 年到 2011 年发病率增加的有 6 种，分别是胰腺癌、结直肠癌、脑和中枢神经系统癌症、前列腺癌、膀胱癌、白血病（见图 4-14）；4 种年龄标准化死亡率可见上升，分别是结直肠癌、胰腺癌、前列腺癌、白血病（见图 4-15）。

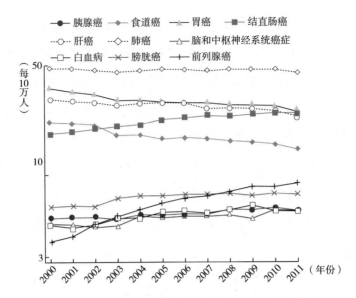

图 4 - 14   2000 ~ 2011 年男性部分癌症发病率

资料来源：中国 22 个肿瘤登记点的数据。

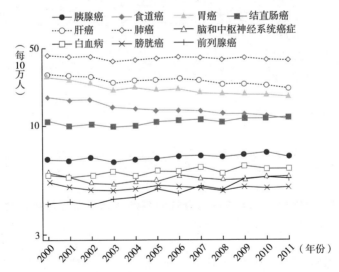

图 4 - 15   2000 ~ 2011 年男性部分癌症的死亡率趋势

资料来源：中国 22 个肿瘤登记点的数据。

对于女性，10 种最普遍的癌症中有 6 种年龄标准化发病率显著上升，分别是结直肠癌、肺癌、乳腺癌、宫颈癌、子宫癌、甲状腺癌（见图 4 - 16）；3 种死亡率上升，分别是乳腺癌、宫颈癌和卵巢癌（见图 4 - 17）。肺癌的趋势男女都较为稳定，仍是最主要的癌症死亡原因。

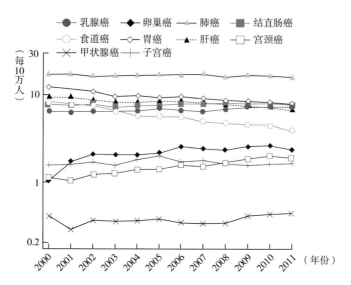

图 4 - 16　2000 ~ 2011 年女性部分癌症死亡率趋势

资料来源：中国 22 个肿瘤登记点的数据。

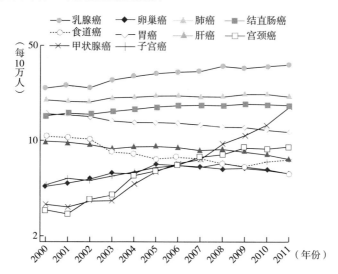

图 4 - 17　2000 ~ 2011 年女性部分癌症发病率趋势

资料来源：中国 22 个肿瘤登记点的数据。

从以上的统计数据可以看出：癌症的发病率城乡间有显著的差异。农村居民比城市居民有更高的发病率，并且发病率在中国的 7 个行政区域都是不同的。死亡率和存活率的地理差异更大，这些差异或许可以部分解释为，有限的医疗资源、低水平的癌症护理、农村和欠发达地区被诊断出时就已经是晚期的概率更大。2000~2011 年中国的癌症诊断数量有显著的上升，很大一部分原因是中国的人口增加和老龄化，其他因素可能也有贡献，比如不健康生活方式的流行、疾病意识的提升、诊断服务和数据完整性的提升等。

4. 呼吸道疾病

在中国对于慢性呼吸系统疾病缺乏全国性的有代表性的调查，只有一些省市层面的流行病学调查。据一项调查结果，预计在中国有 2500 万例慢性阻塞性肺疾病（COPD）患者，针对北京、辽宁、湖北农村地区的 15 岁及以上人群的调查显示，COPD 发病率平均为 3%，湖北和辽宁分别为 1.8% 和 1.6%，而北京市延庆县COPD 高达 9.11%[1]；上海城区 60 岁以上人群 COPD 发病率为 11.9%，农村地区为 15.2%，广州市区为 7.49%[2]，韶关农村为12%[3]。通过对天津市城乡慢性阻塞性肺疾病流行病学调查的比较分析发现，农村发病率高于城市，并且 COPD 发病率随年龄增大而

---

[1] 姚婉贞、朱红、沈宁等：《北京市延庆县慢性阻塞性肺疾病流行病学》，《北京大学学报》（医学版）2005 年第 2 期，第 121~122 页。

[2] 王大礼、刘升明、周玉民等：《广州荔湾区 COPD 流行病学调查分析》，《广州医学院学报》2004 年第 2 期，第 42~44 页。

[3] 王小平、周玉民、曾祥毅等：《粤北地区慢性阻塞性肺疾病患病率调查》，《中华流行病学杂志》2005 年第 3 期，第 211~213 页。

增高。根据《中国统计年鉴 2015》的数据，2014 年城市居民呼吸系统的粗死亡率为 65.47/10 万，其中男性的粗死亡率为 85.22/10 万，女性的粗死亡率为 62.77/10 万，分别占男女死亡人数的 12.08% 和 11.97%；农村居民呼吸系统的粗死亡率为 80.02/10 万，其中男性的粗死亡率为 88.54/10 万，女性的粗死亡率为 71.11/10 万，分别占男女死亡人数的 11.57% 和 12.79%。

尽管中国致力于构建一个涵盖卫生计生系统、疾病预防控制机构、基层医疗卫生机构、医院的慢性病综合防控网络，但是从已有实践来看，上级医院与社区卫生服务机构之间的双向转诊制度尚不完善，转诊条件、转诊程序等均不明确，难以对慢性病进行规范防治和管理。此外中国居民慢性病健康素养水平有待提高，根据国家卫生计生委 2015 年在健康数据发布会上发布的信息，目前中国全国居民健康素养水平仅为 9.48%，其中慢性病相关健康素养水平更为低下，居民对慢性病的了解很少，不利于中国慢性病管理工作的开展。中国慢性病管理的力量不足，人员数量和质量都有待提升。另外，从事一级预防、健康管理的人员短缺，社区卫生服务中心等基层医疗卫生机构的作用不能得到充分发挥，不利于中国慢性病管理工作的开展。

WHO 推测在未来随着人口老龄化，非传染性疾病的死亡人数还将继续增加，预计到 2030 年每年死于非传染性疾病的人数会增加到 5200 万，死于心血管疾病的人数大约每年会增长 600 万，因癌症死亡的人数每年会增加 400 万。在中低收入国家，到 2030 年非传染性疾病死亡的人数将是传染性疾病，产妇、围生期疾病和营养疾病死亡人数总和的五倍。非传染性疾病死亡率的上升已成为不可避免的趋势，并且会成为越来越多国家的主要致死疾病，非传染性疾病将成为影响全球健康的重要问题。

5. 自杀率

要了解中国自杀现状，第一步是了解中国自杀率，然而中国由于缺乏一个完整的生命统计系统，所以自杀率的统计比较混乱。中国自杀率的官方统计机构为卫生部，1999 年官方公布 1993 年中国的自杀率为 22.2/10 万。这一数据也被广泛引用。1999 年以后，中国官方没有正式公布过自杀率数据。在 2002 年，英国的医学杂志《柳叶刀》发表文章称，同时根据两个抽样调查体系的数据，并用人口数据进行调整后，得到的中国自杀率在 20 世纪 90 年代末期为 22.6/10 万。而韩国 2000 年的数据为 13.6/10 万，日本 2000 年的数据为 24.1/10 万。东亚一直以来就是世界上自杀率最高的地区，中国的自杀率按照上述几组数据的综合值来看，在东亚也处于前列。

香港大学一份最新的研究报告发现，2002～2011 年，中国的年平均自杀率下降到了 9.8/10 万，降幅达到 58%。香港大学这份研究报告显示，1995～1999 年，15～34 岁的中国女性公民之中，每 10 万人里年均约有 35.2 名农村女性自杀。而 2011 年，这一数字减少为每 10 万人之中只有 3 人，降幅超过了 90%（见图 4-18）。

不同的机构根据不同的渠道得出的中国死亡率数据不尽相同，但一个非常明显的趋势是，中国自杀率呈逐年下降趋势，尤其在近 10 年，下降势头很猛。清华大学社会学系教授景军 2011 年的论文指出，"尽管全球自杀率在过去 45 年上升了 60 个百分点，但中国的自杀趋势却与之相反呈明显下降趋势。2009 年全国自杀率为 7.95/10 万（数据经过漏报率调整），这已经明显低于全球平均水

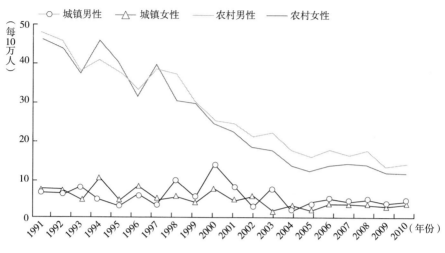

图4-18 中国各群体的自杀率

资料来源：Chong - Wen Wang, Cecilia L. W. Chan, Paul S. F. Yip. "Suicide rates in China from 2002 to 2011: an update", *Social Psychiatry and Psychiatric Epidemiology* （2014）49：929 - 941. DOI10. 1007/s00127 - 013 - 0789 - 5。

平（14/10万）"。

虽然农村女性自杀率降低了，根据清华大学的调查报告，2002~2011年，70~74岁的农村老年人自杀率一直提高，在2011年达到41.7/10万，是世界平均水平的4~5倍。城市老年人同样不容乐观，城市老年人各个年龄组的年均自杀率在2000年之后均有明显上升，以70~74岁的城市老年人为例，这个年龄组的年均自杀率在1991~1999年为13.39/10万，在2002~2008年，上升到33.76/10万（见图4-19）。

6. 其他精神疾患

中国缺乏对重度抑郁症的发病率数据，根据2005年对浙江省的研究（石其昌、章健民、徐方忠，2005）数据，重度抑郁症在浙江省15岁以上人群的发病率约为4.3%，其中女性略高于男性，重度抑郁症是浙江省最为常见的精神障碍，已成为重大公共卫生问题。

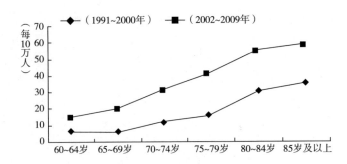

图 4 – 19　中国城市不同年龄组老年人的自杀率

资料来源：清华大学。

同时，根据世界卫生组织 1998 年发布的全球疾病负担研究（Lopez 和 Murray，1998）提供的数据，重度抑郁症已经成为中国第二位的重要公共卫生问题，占各种疾病和意外造成的负担的 6.9%。

根据全世界范围的大样本研究，抑郁症和其他各类型的精神疾病的发病率随着国家和社会的现代化程度（以人均 GDP 计）的增加而增加，这二者之间有显著的正相关性（Kessler 等，2007）。2000~2016 年，中国的人均 GDP 已经从 3000 美元左右增长到 8000 美元左右，中国人所感知的压力已今非昔比，可以置信地推断，中国今天的重度抑郁症的发病率和严重性要大幅超过这里提供的 1998 年和 2005 年的文献数据。

另外，东中西部区域发展和改革研究院全球卫生与健康研究中心发布的卫生政策研究报告《从国家战略层面构建阿尔茨海默病长期照顾体系的建议》指出，全球约有 3650 万人患有阿尔茨海默病，每 7 秒钟就有一个人患上此病，平均生存期只有 5.9 年。中国是世界上阿尔茨海默病患者最多的国家。2011 年中国阿尔茨海默病患者为 800 万人，2040 年将达到 2200 万人，是所有发达国家阿尔茨海默病患者数的总和。阿尔茨海默病患者数量的快速增长，给中国经济社会可持续发展提出了严重挑战，高额的养老和医疗费用，以及长期照料所需的人力、设施，在老龄化快速发展的情况下，尤为突出。

第二节　进一步预防和治疗滥用物质行为（目标3.5）

一　药物滥用行为的定义、目标和测量

1. 定义

药物滥用（Drug Abuse）一般是指违背了公认的医疗用途和社会规范而使用任何一种药物。这种使用往往是自行给药，因而对用药者的健康和社会都会造成一定损害。药物滥用的概念是指长期地使用过量具有依赖性潜力的药物，这种用药与公认医疗实践的需要无关，导致了成瘾性以及出现精神错乱和其他异常行为。

按照国际禁毒公约的划分，将具有依赖特性（或称依赖性潜力）的药物分为两大类：（1）麻醉药品，包括阿片类药物、可卡因和大麻；（2）精神药物，包括镇静催眠药、中枢兴奋剂和致幻剂，除此以外，烟草、酒精、挥发性有机溶剂等亦有依赖性特性。药物滥用所致的健康风险随其使用频率和数量的增加而增加。《国际疾病分类》（第10版）把药物依赖定义为过去1年内出现或存在3项及以上诊断标准并且持续时间超过1个月。这些诊断标准包括：对使用药物出现强烈渴求，出现强迫性觅药行为，停止或减少使用该药物会出现戒断症状；对该药物作用出现耐受性，必须增加药物剂量才能达到预期精神作用；使用者花费大量时间来获取、使用和恢复以及不顾已经发生的危害持续使用该药物。

2. 问题

人类药物滥用的历史可以追溯到很久以前。在人类社会进入高度文明的今天，这种行为演化到了空前严重的程度。据联合国毒品与犯罪问题办公室（UNODC）2015 年度报告，目前全球滥用除烟草、酒精和镇静催眠药以外各类违禁药物的人数达 2.46 亿人，这个数字占全球 15 岁以上人口的 5%。近二三十年来药物滥用问题已冲破文化和社会经济阶层的界线，蔓延至全球几乎所有国家和地区，并波及所有社会阶层。药物滥用给个人、家庭和社会带来极大危害性。如果不采取有效的措施预防和控制，药物滥用及与之有关的疾病将会很快在全球泛滥成灾，任何国家都将处于这种危险之中。麻醉药物的滥用会耽误治疗时间，加重病情，如麻醉镇痛药的使用会掩盖疼痛部位和强度，使诊断不明确。精神药物的滥用导致患者精神和身体上严重的依赖性。抗生素的滥用会促使细菌产生抗药性，使药效降低或失去疗效。与酒精相关的伤害主要包括酒精使用障碍，与饮酒相关的躯体伤害和精神障碍，以及与饮酒相关的交通伤害等。

3. 目标

2015 年后发展议程的联合国首脑会议的成果文件《改变我们的世界：2030 年可持续发展议程》可持续发展目标 3.5 提到进一步预防和治疗滥用药物行为，包括滥用麻醉药品和酗酒行为。

4. 监测

药物滥用监测指应用流行病学的原理和基本方法，通过连续、系统地收集人群中滥用麻醉药品、精神药品的资料或开展相关调查，发现和分析评价药物滥用流行现状、程度、基本分布情况和可能的发展趋势，为禁毒工作和麻醉药品、精神药品管理服务。

由于药物依赖性是麻醉药品、精神药品的一种特殊行为毒性，因此药物滥用监测有别于一般的药物不良反应监测。药物滥用监测可分为两种性质或两种不同情况的监测，即麻醉药品、精神药品上市后的监测和人群中滥用依赖性药物（毒品）情况的调查监测。两者监测目的、内容、方法和目标人群都有所不同。前者属于发现和监测临床应用的麻醉药品、精神药品（如麻醉性镇痛药、镇静催眠药）的药物不良反应（包括药物依赖性潜力和其他一般的药物不良反应）问题，属于医药学领域的问题；而后者则是发现和登记人群中非医疗目的用药的药物滥用（吸毒）者，在很大程度上属于司法或社会问题。中国药物滥用监测实行的是以戒毒机构为基础的信息收集机制，即各地药物滥用监测站，组织本辖区各类戒毒机构对参加戒毒治疗的药物滥用人员进行填表登记，汇总后定期上报国家药物滥用监测中心。鉴于药物滥用已成为一大国际公害，具有愈演愈烈和长时间持续蔓延的流行特点，联合国有关国际组织（如 WHO、联合国毒品与犯罪问题办公室）及存在相关问题的国家都非常重视药物滥用流行病学调查监测，建立了专门的体系和机制开展这项工作。药物滥用流行病学调查监测被列为联合国"降低毒品非法需求"禁毒战略的三大支柱之一。

用于监测该目标进展主要有两个指标：（1）药物滥用失常治疗措施的覆盖率；（2）15 岁以上人群人均酒精消耗量。

二　全球物质滥用行为的定义、目标和测量

1. 全球总的趋势

世界卫生组织全球健康观测数据（GHO）显示，由酒精和滥用药物造成的全球疾病负担占疾病总负担的 5.4%。可以通过有效

的干预和策略来预防和治疗药物滥用问题，"预防和治疗药物滥用资源全球信息系统"绘制和监测了国家一级的卫生系统资源，以应对由于滥用药物导致的健康问题。2008 年收集的 147 个国家（88% 的世界人口）的数据表明，治疗滥用药物的主要场所是专门的药物滥用系统，其次是精神卫生系统、一般卫生系统和初级保健。其中，每 10 万人口中有 1.7 张床位专门用来治疗酒精和药物滥用行为，30% 的国家或地区应用美沙酮和丁丙诺啡来治疗鸦片成瘾，只有 9% 的国家在初级保健中建立了常规检测和干预酒精和药物滥用的系统。

根据联合国毒品与犯罪问题办公室（UNODC）2015 年度报告中《世界毒品报告》部分，全球有大约 2700 万名问题吸毒者，其中几乎一半是注射吸毒者（PWID）。《世界毒品报告》还涉及艾滋病毒和艾滋病问题。最后，报告提供了性别分类，男性使用大麻、可卡因和安非他明的可能性比女性高三倍，而女性被认为更可能滥用处方类鸦片和镇静剂。

联合国在 2015 年发表的《可持续发展目标的指标和检测框架》中提到，作为全球非传染病监测的框架的一部分，世界卫生组织建议减少酒精消费量，这一指标提供了一些特定国家的酒精消费信息，并且强调使用酒精过度的人群具有更高的酒精中毒、交通事故，以及如肝癌和高血压等慢性疾病的风险。联合国可持续发展目标（SDGs）的数据库中包含 203 个国家 15 岁以上人口平均酒精消费情况，2000 年全球平均每年每人（15 岁以上）使用酒精 6.17 升，2005 年为 6.11 升，2015 年为 6 升，总体上全球酒精消费呈现一个下降趋势（见图 4-20）。

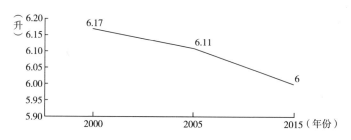

图 4 - 20　全球 15 岁以上人均酒精消费量
资料来源：根据联合国统计署 SDG 指标工作组数据计算得到。

2. 分区域的比较

根据 UNODC 2014 年的统计数据，在 15～64 岁的人群中，全球药物相关死亡人数为 207400 人，从绝对数量来看，亚洲最多，为 85900 人，其次是北美 52500 人（见图 4 - 21）。全球平均药物相关死亡率为 43.5 人/百万人，其中北美洲药物相关死亡率最高，为 164.5 人/百万人（见图 4 - 22）。

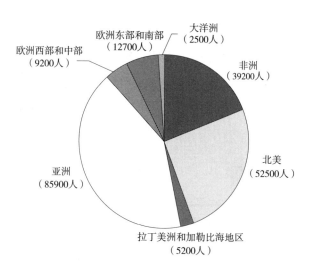

图 4 - 21　2014 年全球药物相关死亡人数
资料来源：联合国毒品与犯罪问题办公室。

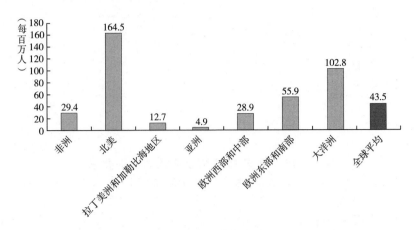

图 4 – 22　2014 年全球药物相关人口死亡率

资料来源：联合国毒品与犯罪问题办公室。

　　在有害使用酒精方面，根据世界卫生组织 2016 年统计的数据，WHO 衡量了 2015 年全球分区域的酒精使用情况和酒精使用的危害。WHO 的数据结果是 2015 年全球 15 岁以上人均酒精使用量为 6.3 升，把全球分为六个区域：非洲的 15 岁以上人均酒精使用量为 6.3 升，美洲为 8.1 升，南亚为 3.7 升，欧洲为 10.2 升，东地中海地区为 0.7 升，西太平洋地区为 7.6 升。欧洲酒精使用量最大，其次是美洲，使用酒精最少的地区是东地中海地区（见图 4 – 23）。

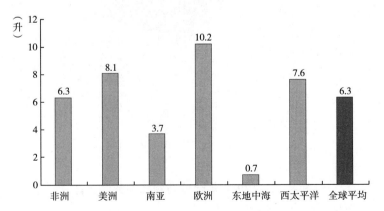

图 4 – 23　2015 年全球分区域 15 岁以上人均酒精使用情况

资料来源：世界卫生组织。

2015 年美国 15 岁以上人均消费酒精为 9.0 升，中国为 7.6 升，俄罗斯为 14.5 升，德国为 10.6 升，英国为 12.0 升，埃及为 0.3 升，印度为 4.6 升，南非为 11.5 升。

三 中国物质滥用行为现状

1. 全国水平

根据 2014 年国家药物滥用监测年度报告，2014 年全国药物滥用监测网络共采集药物滥用监测报告表 24.5 万份，男性占 87.5%，35 岁及以下年龄占 51.7%，初中及以下文化占 83.4%，无业人员占 68.0%，药物滥用者仍以 35 岁以下、无业、低学历、男性为主，但已扩散到不同年龄段、不同文化程度和不同职业；报告滥用物质 69 种，主要滥用物质为海洛因、冰毒、麻谷丸、K 粉和安定，占报告总数的比例分别为 56.1%、36.8%、8.1%、3.2% 和 1.3%。药物滥用者中新发生药物滥用 2.6 万例，占报告数量的 10.7%，与 2010 年相比上升 5.3 个百分点；其中滥用海洛因、冰毒和安定的比例分别为 13.7%、70.5%、0.2%，与 2010 年相比海洛因滥用比例下降 29 个百分点，冰毒滥用比例增长 26.1 个百分点，安定滥用比例下降 1 个百分点；其中有 8257 例进行 HIV 检查，阳性率为 1.4%。统计分析显示，2014 年毒品滥用形势总体呈现以海洛因为代表的传统毒品快速蔓延势头得到进一步遏制，以冰毒为主的合成毒品滥用人员增长迅速，以安定为代表的医疗用药品滥用仍处于较低水平，吸毒人员低龄化、多元化，毒品种类多样化等特点。受国际毒潮持续泛滥和国内多种因素影响，中国毒品形势依然不容乐观。

国家疾病预防控制中心最近发布的 2012 年中国慢性病及危险

因素监测流动人口专题调查主要结果显示，流动人口与常住居民相比饮酒率较高，过量饮酒的比例较低，建筑业流动人口饮酒最严重。2012 年，18 ~ 59 岁流动人口饮酒率为 51.7%，其中男性（71.9%）为女性（24.7%）的近 3 倍；饮酒者日均酒精摄入量为 15.8 克，其中男性（18.7 克）为女性（4.1 克）的近 5 倍。18 ~ 59 岁流动人口中饮酒者的危险饮酒率为 5.7%（男性 6.6%，女性 2.3%），有害饮酒率为 5.9%（男性 6.9%，女性 1.6%）。与 2010 年同年龄段常住居民监测结果比较，2012 年，18 ~ 59 岁流动人口饮酒率较高，但饮酒者危险饮酒率和有害饮酒率较低。

2. 分省，分地区

一项研究调查了甘肃、贵州、湖南、辽宁和浙江五省药物滥用流行现状和流行水平，调查内容包括社区（村）人群一生中非医疗目的滥用麻醉药品、精神药品和其他具有滥用潜力的非管制药品的情况（包括滥用种类、时间、原因、方式及因吸毒中毒致死等）。共抽取 30 个区县，包括城镇社区 34 个，农村行政和/或自然村 85 个，共调查 71849 个城乡居民户，15 ~ 50 岁人口 163247 人，有效调查人数 161888 人。结果是一生中滥用过麻醉药品、精神药品的药物滥用（吸毒）人员 1098 人，占有效调查人口数的 0.68%（见图 4 - 24），滥用的主要药物为海洛因（占 92.1%），其他药物包括杜冷丁、安钠咖、氯胺酮、冰毒和摇头丸等。五省共调查出近 5 年因药物滥用过量（吸毒中毒）死亡人数 48 例，药物滥用病死率占五省发现 15 ~ 50 岁药物滥用人数的 4.4%，药物滥用死亡率为 29.65/10 万人（见图 4 - 25）。

自 20 世纪 80 年代以来，物质滥用呈全球蔓延之势，遍及发达国家，并波及越来越多的发展中国家。当代药物滥用流行的一般规

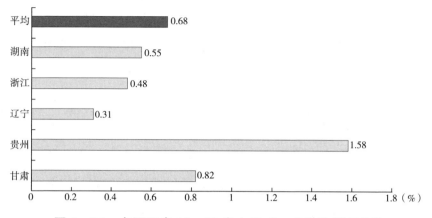

图4-24　中国五省15~50岁人口"一生药物滥用率"

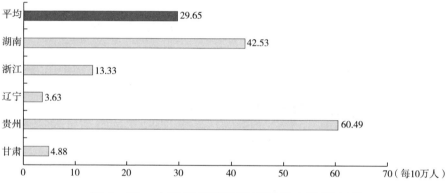

图4-25　中国五省药物滥用过量中毒死亡率

律是，毒品问题一旦在某地出现，就会在人群中迅速蔓延，一旦蔓延开来，就很难得到有效控制。药物滥用产生和发展既与政治、文化、经济等宏观环境有关，又取决于个体的心理特点、行为习惯等因素。因此，不同国家或地域的药物滥用与成瘾情况差异很大。中国地域面积广大，不同地区间社会、经济、文化情况具有很大的差异，研究显示南方三个省份的药物滥用率和中毒死亡率高于北方两个省份，沿海地区高于内陆地区。根据联合国毒品和犯罪问题办公室（UNODC）报道，药物滥用导致的发病率与药物成瘾治疗给社会带来巨大负担，估计全球毒品滥用相关治疗费用达 2000 亿 ~ 2500 亿美元，占全球地区生产总值的 0.3% ~ 0.4%。全球药物滥用防控形势依然严峻。美国疾病预防与控制中心数据显示，酗酒每年在美国造成 7.9 万人丧生，这一问题带来的年经济损失超出 2000 亿美元。一项对澳大利亚酗酒造成影响的重要研究显示，每年因饮酒过度导致的经济损失为 360 亿澳元，还有大量的人员伤亡。据澳大利亚教育及康复基金会（AER 基金会）研究的结果，每年超过全国成人总数 70% 的人会受他人饮酒的"负面影响"。伤亡人数中有 7 万澳大利亚人会成为与饮酒有关的攻击目标，其中 2.4 万人会是家庭暴力的受害者。整个澳大利亚还会有 2 万儿童成为与饮酒有关虐待儿童的受害者。

第三节　全球道路交通事故造成的死伤人数减半（目标 3.6）

一　道路交通事故概述

全球道路安全现状严峻，每一年，全世界有近 125 万人死于交通事故，另外有 2000 万 ~ 5000 万人受到非致命的伤害。交通事故目前已经成为全球第九大死亡原因，并且是 15 ~ 29 岁人群最主要的死亡原因（见图 4 - 26）。几乎 60% 的交通事故死亡发生在 15 ~ 44 岁人群之中[1]。按照现在的发展趋势，如若不采取有力措施，交通事故在 2030 年将会成为全球第五大死亡原因。

---

[1]　Global Status Report on Road Safety 2013.

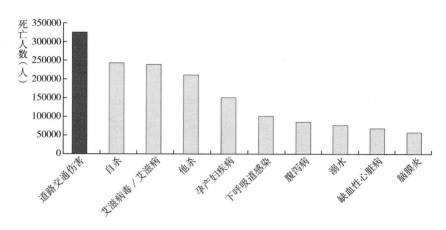

图 4－26　2012 年全球 15～29 岁人群的十大死亡原因
资料来源：WHO 数据库。

2015 年 9 月，出席联合国大会的国家元首们通过了具有重大历史意义的《2030 年可持续发展议程》。新的可持续发展目标中关于全球道路安全的具体目标（3.6）旨在到 2020 年时使全球道路交通事故造成的死伤人数减半。其测量指标为道路交通伤害死亡率，即每 10 万人中由于道路交通事故造成的死亡人数。

二　全球道路交通事故造成的死伤情况

1. 全球道路安全总的趋势

全球道路交通死亡人数目前趋于稳定，2013 年为 125 万人。这种稳定状态是在全球人口和机动车增长的背景下实现的。2010～2013 年，全球人口增加了 4%，同期内车辆增加了 16%[①]（见图 4－27），这表明过去几年中为加强全球道路安全而实施的干预措施成功挽救了部分人的生命。

---

① Global Status Report on Road Safety 2013.

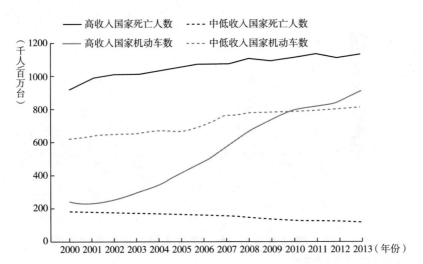

图 4 – 27   2000 ~ 2013 年全球道路交通死亡人数与机动车数

资料来源：WHO 数据库。

2. 全球不同地区道路安全情况比较

（1）低收入和中等收入国家的道路交通死亡率是高收入国家的两倍以上。非洲地区的道路交通死亡率仍然最高，欧洲地区的死亡率最低（见图 4 –28）。

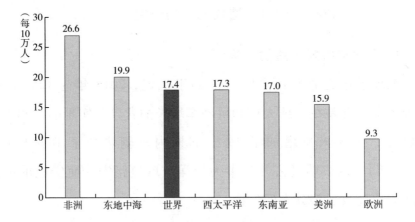

图 4 – 28   2013 年全球各地区道路交通死亡率

资料来源：WHO 数据库。

（2）世界道路上的死亡者中一半是最无保护的人，即骑摩托车者（23%）、行人（22%）和骑自行车者（4%）。但是，骑摩托车者、骑自行车者或行人死于道路交通事故的可能性随地区而有所不同。非洲地区行人和骑自行车者的死亡比例最高，占所有道路交通死亡的43%，而该比例在东南亚地区则较低。这部分反映了各个地区为保护不同道路使用者所采取的安全措施水平以及主要出行方式。

3. 不同国家道路安全情况比较

不同国家的道路交通伤害死亡率有较大差异。加拿大、美国、日本、澳大利亚、法国、英国等发达国家的道路交通伤害死亡率明显低于南非、巴西、中国等发展中国家，南非的道路交通伤害死亡率更是英国的8倍之多（见图4-29）。道路交通伤害死亡率较高的是非洲、南美洲、亚洲等经济相对不发达的地区。这可以部分反映出经济的发达程度对整个国家的道路交通安全有着十分重要的影响。

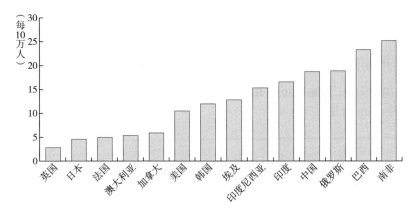

图4-29 2013年世界部分国家的道路交通死亡率

资料来源：联合国统计数据库。

从部分国家的道路交通死亡率发展趋势情况来看，除个别国家外，大多数国家呈下降趋势（见图4-30）。南非虽然道路交通死亡率整体水平远高于其他国家，但是从发展趋势来看下降十分明显。而道路交通死亡率整体水平较低的英国、日本、美国、韩国等发达国家2000年的道路交通死亡率分别是2013年的2.4倍、2.6倍、1.5倍和2.2倍，说明这些发达国家在道路安全问题治理上采取的措施取得了明显的效果。而人均GDP相近的金砖四国的道路交通死亡率的整体水平则较为相似。其中，中国在2002年达到高峰后逐步回落，但下降趋势并不明显。巴西则一直处于较为明显的上升趋势（见图4-30）。

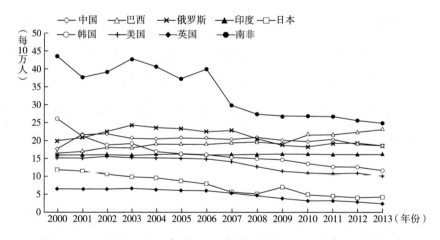

图4-30 2000~2013年部分国家道路交通死亡率发展趋势比较

资料来源：联合国统计数据库。

三 中国道路交通事故造成的死伤情况

（一）全国道路安全水平

首先要明确的是，在道路交通死亡率这个指标上，中国与

WHO 有着不同的定义。WHO 对此指标的定义是每 10 万人中无限期时间内因交通事故造成死亡的人数，而中国则定义为每 10 万人中发生交通事故 7 天内死亡的人数。因为定义的不同导致统计结果在数值上出现了较大的差异（2013 年 WHO 的统计结果是中国的 4 倍）。从 WHO 出版的全球道路安全报告中可以看出，不同的国家对这个指标的定义都不尽相同。其中，多数国家定义为无限期的死亡人数或 30 天内的死亡人数。中国的定义是否能更好地反映出中国道路安全情况仍是一个值得探讨的问题，在此则不予深入讨论。下文中出现的中国道路交通死亡率数据除明确说明外，均使用中国的定义，即每 10 万人中发生交通事故 7 天内死亡的人数。

从图 4 - 31 可以看出，WHO 和中国的统计结果均显示中国道路交通事故的死亡人数在 2002 年达到高峰后，从 2003 年开始回落并逐渐趋于平稳。

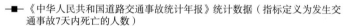

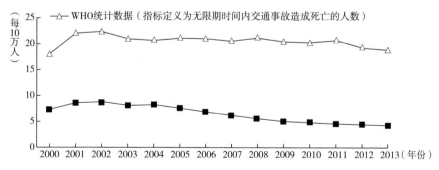

图 4 - 31　2000 ~ 2013 年中国的道路交通死亡率

资料来源：联合国统计数据库、《中华人民共和国道路交通事故统计年报（2013 年）》。

中国的汽车数量在 1990 年只有 1476 万辆，而到 2013 年已经增长至 2.5 亿辆（见图 4 - 32），汽车数量增长了 16 倍，而道路交通死亡率则没有明显变化（1990 年为 4.31 人/10 万人，2013 年为 4.32 人/10 万人），说明中国近些年来在道路交通安全方面施行的政策有所成效。

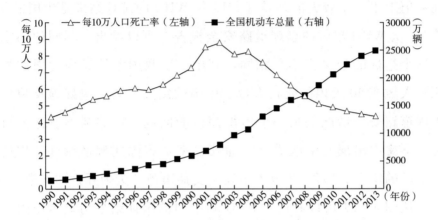

图 4 - 32　1990 ～2013 年全国道路交通死亡率与机动车总量变化

资料来源：《中华人民共和国道路交通事故统计年报（2013 年）》。

与世界整体水平相类似，中国道路的死亡者中有 59% 为最无保护的人（见图 4 - 33），即骑摩托车者（27%）、行人（26%）和骑自行车者（6%），而这一比例在欧洲仅为 39%。可以看出，为了改善中国的道路安全情况，加强对骑摩托车者、行人和骑自行车者的保护措施是很有必要的。

从发生交通事故原因的角度来看，中国因机动车违法造成的交通事故占绝大多数（见图 4 - 34）。这其中，以未按规定让行、无证驾驶、超速行驶、逆向行驶、违法上道路行驶、酒后驾驶等为主（见图 4 - 35）。可见，如何提高交通执法的水平以达到减少机动车违法现象的目的，仍是中国在改善道路安全上面临的主要问题之一。

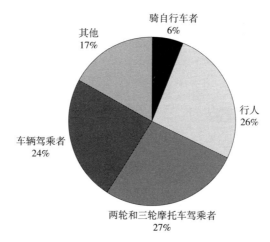

图 4 - 33　2013 年中国不同类型道路使用者的道路交通死亡情况

资料来源：《中华人民共和国道路交通事故统计年报（2013 年）》。

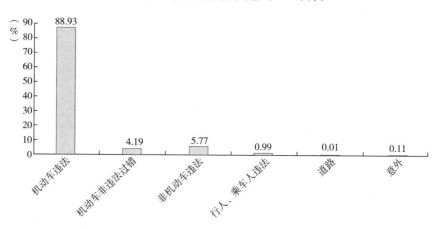

图 4 - 34　2013 年中国交通事故主要原因统计

资料来源：《中华人民共和国道路交通事故统计年报（2013 年）》。

（二）中国城乡道路交通情况

从不同行政等级公路的角度来看，县道和乡村道（即农村公路）交通事故死亡人数占有相当高的比例。2013 年，发生在全国县乡道路上的交通事故 4.7 万起，死亡近 1.5 万人，分别占死亡总数的 43% 和 35%（见图 4 - 36）。

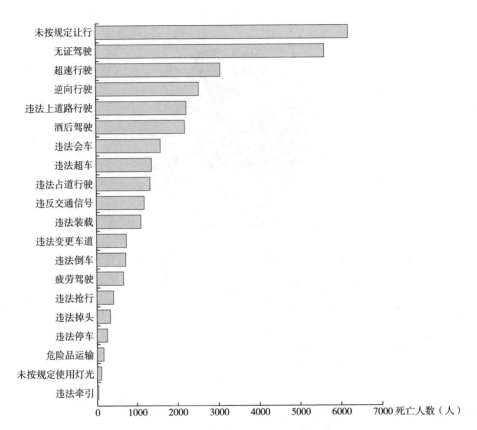

图4-35 2013年中国交通事故中机动车肇事主要原因

资料来源：《中华人民共和国道路交通事故统计年报（2013年）》。

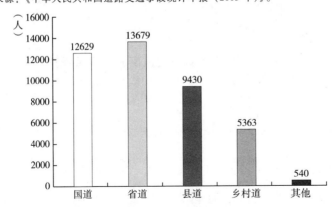

图4-36 2013年中国不同行政等级公路的交通事故死亡人数

资料来源：《中华人民共和国道路交通事故统计年报（2013年）》。

从历年的发展趋势来看，自从 2005 年公安部开始按照行政等级进行交通事故统计分析起①，中国农村公路交通事故数量和死亡人数虽然有所降低，但其在全国死亡总人数中所占的比例却逐年上升（见图 4 - 37），说明中国交通事故多发区域正在从城市逐渐向农村地区转移。这可能与县乡道路交通基础设施差、交通工具大多低质化和农村居民交通安全意识不足等多种原因有关。

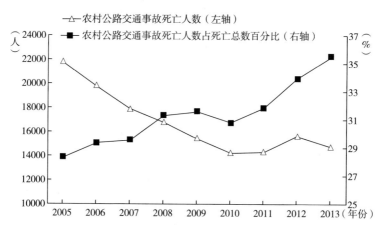

图 4 - 37　2005 ~ 2013 年中国农村公路交通事故统计

资料来源：《中华人民共和国道路交通事故统计年报（2005 ~ 2013 年）》。

（三）中国不同省份道路安全情况比较

从不同省份的角度来看，交通事故死亡人数较多的主要是广东、江苏、浙江、山东等东部经济发达地区（见图 4 - 38）。可能的原因是，与西部经济欠发达地区相比，东部交通运输的规模更大。2006 年，东部地区的等级公路比重，人均车辆拥有量和公路

---

① 陈谦、刘建军、王连明：《农村公路交通安全现状分析与对策研究》，《公路与汽运》2009 年第 6 期，第 54 ~ 58 页。

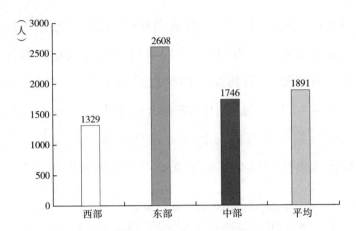

图 4 - 38　2013 年中国不同区域交通事故死亡人数比较

资料来源:《中华人民共和国道路交通事故统计年报 (2013 年)》。

客、货运输周转量分别是西部地区的 1.9 倍、2.2 倍和 6.0 倍、3.4 倍①。经济快速发展、客货运量增加、交通密度大,使得东部地区交通事故的发生和导致死亡的绝对量更大。

从全国各省份道路交通死亡率来看,水平较高的是西藏、青海、新疆、宁夏等西部经济欠发达地区和浙江、江苏、天津、福建等东部经济发达地区 (见图 4 - 39)。西部地区由于人口总量少、道路基础设施差、事故处理能力不足等导致道路交通死亡率高。而东部地区由于交通运输庞大,交通事故发生总量多导致道路交通死亡率高。

(四) 中国道路安全存在的主要问题

1. 对最无保护的人保护力度不足,相关法律效力较差

中国的交通法对最无保护的人的保护力度仍然不足,中国道

---

① 王洪明:《中国公路交通事故的现状及特征分析》,《中国安全科学学报》2009 年第 10 期,第 121 ~ 126 页,第 179 页。

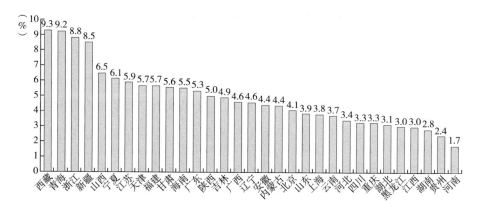

图4－39　2013年中国不同省份交通事故死亡率占比

资料来源：《中华人民共和国道路交通事故统计年报（2013年）》。

路的死亡者中有59%为最无保护的人，其中更是以骑摩托车者为主（27%），而这一比例在欧洲仅为9%。摩托车头盔对于骑摩托车者有着十分重要的保护作用，中国虽然已经将戴摩托车头盔纳入法律，但是其法律效力在WHO的评分中仅为2分（满分为10分），说明这条法律形同虚设，没有对骑摩托车者真正起到法律上的保护作用。另外，在安全带问题上，中国同样已经有了相关法律，但其法律效力也只有2分（满分10分）。而道路交通死亡率明显低于中国的国家的这两项法律评分大多远高于中国，例如，法国分别为9分、9分，日本分别为9分、7分，加拿大分别为10分、8分[①]。而对于在交通事故中更容易受伤的儿童群体的保护上，中国尚没有制定相关的儿童限制法律。而这条法律在大多数发达国家都已经实施，并有了较好的法律效力。所以，如何全面完善法律的制定，如何强化法条的效力，是改善中国道路安全需要考虑的重要因素。

---

① Global Status Report on Road Safety 2013.

2. 执法力度有待提高，违法现象仍普遍存在

中国目前发生交通事故的最主要原因仍是机动车违法，未按规定让行、无证驾驶、超速行驶、逆向行驶、违法上道路行驶、酒后驾驶等现象仍普遍存在。一方面，这与机动车驾驶人整体素质不高、缺乏安全意识、驾驶技术低劣有关。另一方面，执法团队执法力度不足，管理理念、管理方法、管理手段及管理机制还不适应当前交通安全严峻形势的需求，执法不严，交通安全管理保障不到位等，成为违法问题频发的主要原因。

3. 农村道路交通事故多发，安全形势严峻

近年来，中国农村道路交通事故所占比例一直居高不下，并一直呈现上升趋势。农村道路严峻的安全形势，已经成为农村经济社会发展和农村安全生产管理中的一个迫切需要解决的突出问题。而这种现状是多种因素共同导致的。第一，农村公路管理力量不足。警力严重缺乏，农村道路点多、线长、面广，管理难度大。第二，车辆等级低，安全技术性能差。农村道路流量以小型货车、拖拉机、摩托车及载货农用车为主，许多城市限制的助动车、残疾车等一些落后淘汰车型成为农民主要的交通工具。这些长期脱修、脱检的车行驶在农村道路上，成为严重隐患①。第三，道路行车环境差。由于乡村道路狭窄，没有正规的交通标志标线，人行道、非机动车道和机动车道没有明确划分，且乡村道路违法占道现象严重，直接影响车辆的安全通行，极易发生交通事故。综上所述，在农村道路安全的治理上必须要多管齐下，多方共同治

---

① 苏武斌：《农村道路交通安全管理现状及对策》，《科技促进发展》2011 年第 S1 期，第 15～17 页。

理才能取得明显的效果。

4. 交通参与者的交通安全意识淡薄

目前，中国的交通安全宣传教育工作仍相对薄弱，很多人缺乏基本的交通安全常识，交通安全意识较为淡薄，对交通违法的后果和危害认识不足。很多行人走路不注意路况，随意性很大，屡见不鲜的"中国式过马路"正是行人不遵守交通规则的典型表现之一，而这些行为成为诱发交通事故的潜在因素。如何通过各种形式的教育工作真正提高交通参与者的安全意识，对于中国来说，仍是一个值得考虑的问题。

（五）其他国家在道路安全管理上值得借鉴的经验

1. 健全的道路交通安全法律法规体系

全面而细致的交通法规是保障道路安全的根基。在发达国家，其道路交通安全法在体系上和内容上都比较完善，对于人、车、路、环境等相关因素的规定比较健全，特别是针对弱势人群的交通安全需求，交通安全法都有专项内容。同时，针对伴随社会发展而出现的各种新的问题，能够及时调整或更改法规，使其能够更加贴合社会的实际情况。

以美国为例，其道路交通安全法规有：《道路交通法》《交通法庭组织法》《交通警察服务守则》《驾驶员教育规定》《行人安全教育规定》《汽车驾驶执照规定》《学生安全驾驶规章》《紧急医疗服务制度》《机动车辆注册法》《机动车辆定期检验法》《摩托车安全行驶规定》《公路设计、修建与维修制度》《交通工程服务规定》《交通资料记录法》《交通事故调查与报告规定》《交通事故地点的鉴别与监护》《饮酒与交通安全关系法》《汽车废气与废渣的控制与清除规定》等①。所以，只有将法律规定到细枝末节，关注到每一个角落，才能为构建安全的道路环境提供保障。

2. 高要求严标准的驾驶员培训措施

驾驶员的驾驶技能和安全意识在道路安全中占有十分重要的地位，这就要求在驾驶员考取驾照的过程中要有严格的标准，制定合理有效的驾照考取程序对于预防道路交通事故的发生至关重要。在一些发达国家，拿到正式驾照所经历的程序通常比较复杂，所花费的时间也更长。

以澳大利亚新南威尔士州为例，要获得正式的驾照，大致需要经过 4 个阶段，每个阶段可以获得不同阶段的驾照（L 牌照、P1 牌照、P2 牌照、正式牌照），都有相应的学习内容（阅读《道路使用者手册》、在教练陪同下上路实习等）、实习时间（6~24 个月不等）、限速标准（时速 80~100 公里不等）和考试要求（驾驶知识测试、路考、险情意识测试、驾驶人资格测试等），整个过程需要至少 3 年的时间，前提是在整个阶段中都没有违反相应的规定，并顺利完成考试②。这样严格要求的驾照考取制度为良好的道路安全打下了坚实的基础。

3. 安全保障工程健全的农村公路

农村公路交通事故多发，死亡人数占比高的问题在绝大多数发达国家都曾出现过。又因为农村问题本身的复杂性，导致想要改善这一现象，必须从多个方面共同治理。这其中，加强道路本身的安

---

① 中国道路交通安全课题组：《发达国家道路交通安全管理的经验》，《中国发展观察》2007 年第 8 期，第 56~58 页。

② 胡天翊、陆静怡、刘妍、胡振北、谢晓非：《国外交通事故伤害预防的措施和启示》，《残疾人研究》2011 年第 2 期，第 44~49 页。

全保障工作是很多发达国家已经实施并取得良好效果的措施。

以加拿大为例，其各省和地区政府在乡村公路交通安全保障上做了很多工程措施，并总结出应用最广泛、效果较明显的措施：改善道路线形（可使交通事故率降低 13%～41%）、改善视距（可使交通事故率降低 15%～50%）、完善或增加交通标志和标线（可使交通事故率降低 15%）、设置危险路段和平交路口警示灯（可使交通事故率降低 10%～60%）、增设专门的转弯车道（可使致死交通事故率降低 64%）、设置或改善防护设施（可使致死交通事故率降低 44%）[①]。除此之外，加拿大还非常重视乡村公路交通安全的宣传教育工作，并且在乡村公路的交通安全执法上也十分注重，其执法方式以高密度巡逻、无宽容执法、市民参与、驾驶员安全驾驶奖励等为特点。

4. 全面而深入的安全教育和宣传

从发达国家道路安全的实践经验看，除了提高道路设施本身的安全水平和加强交通安全监控与管理等措施外，加强道路交通安全教育，提高全民主动安全意识，将道路交通事故防患于未然，是提升整体道路交通水平的根本措施之一。

以美国为例，美国的交通安全宣传教育主要在两个层面开展：学校和社区。在学校方面，交通部门与学校建立了密切的联系，从学生上一年级就开始对其进行行人、自行车安全教育，对于达到一定年龄的青少年，交管部门还会联合学校进行室外实际的现场驾驶教学。此外，美国也关注学生与父母之间的联系，提倡学生鼓励父母积极参与安全驾驶项目。在社区方面，每个社区都有

---

① 本刊编辑部：《国外农村交通安全管理经验介绍》，《汽车与安全》2016 年第 4 期，第 46～49 页。

相对固定的警察负责交通安全宣传教育，在开展各类宣传教育活动的同时，也会听取社区居民对交通管理的意见。另外，美国的国家公路交通安全委员会、AAA 交通安全基金会都是专门为交通安全所设的机构，会在其网站上设立专门的交通安全版块，系统地进行交通安全宣传，针对不同的风险驾驶行为和不同的道路使用者人群进行教育，并且提供多样化的宣传材料[①]。

（六）发展趋势

按照中国历年道路交通死亡率的发展趋势来看，在 2020 年完成道路交通死亡率减半的目标仍任务艰巨。想要达成这个目标，必须进行多方面的深入改革。

1. 加强道路安全立法，改进道路使用者行为

道路安全法可改进道路使用者的行为并减少交通事故和伤亡，特别是与道路安全五大风险因素，即超速，酒后驾驶，摩托车头盔、安全带和儿童约束装置的使用有关的法律。前四项在中国均有明确法律规定，但仍需加强管理，尤其是对摩托车头盔和安全带使用的管控。另外，根据 WHO 的建议，可将儿童约束装置的使用纳入法律。儿童约束装置能使碰撞后婴儿死亡的可能性降低近 90%，幼儿死亡的可能性降低 54% ~ 80%。基于年龄、身高或体重的儿童约束装置法律可以在未来纳入交通法之中。

2. 强化交通安全宣传，提高交通参与者的安全意识

交通安全法律知识教育和普及是一项长期的社会性的基础工

---

① 胡天翔、陆静怡、刘妍、胡振北、谢晓非：《国外交通事故伤害预防的措施和启示》，《残疾人研究》2011 年第 2 期，第 44 ~ 49 页。

作，需要全社会的参与和努力。需要国家制定长期的交通安全法律、交通安全常识教育政策。需要建立以政府为主导、多部门联动、全民参与的交通安全宣传机制，制订交通安全宣传和教育计划，根据不同群体和年龄段，定期开展交通安全宣传教育活动，尤其是加强对机动车驾驶人、农民、自主经营者、外来务工者等重点群体的交通安全宣传教育。

3. 加强交通执法，遏制重点交通违法行为

公安交通管理部门应加大重点区域和路段巡逻力度，强化对交通违法行为的震慑效果，并继续加大对行人和非机动车交通违法的查处力度。开展持久的专项治理行动，制定逐步扩大范围、深入推进的治理策略，坚决治理不按规定让行、不按规定停车、无证驾驶、酒后驾驶、违反交通信号和超速行驶等交通违法行为，严守社会文明道德底线，推动树立交通规则、交通安全和文明礼让的意识[1]。

4. 重视农村公路安全问题，建立有效的农村公路安全保障体系

在农村道路交通安全治理方面，要采取多方面多角度同时治理的手段。一方面，要提升道路基础设施安全水平，加强农村地区车辆管理，严格管控非法车辆等安全性能较低的交通工具流通，提高农村交通工具的安全水平。另一方面，加强农村道路交通违法治理，全方位制定农村道路交通违法治理措施，创新农村交通安全管理模式[2]。

---

[1] 戴帅：《中国城市道路交通安全问题及对策》，《综合运输》2015 年第 7 期，第 9~12 页，第 21 页。

[2] 武钧、巩建国：《中国农村道路交通安全问题及对策》，《综合运输》2016 年第 4 期，第 4~8 页。

第四节 大幅减少因危险化学品以及空气、水和土壤 污染死亡和患病人数（目标 3.9）

一 因危险化学品以及空气、水和土壤污染所致的健康损害

环境危险因素一直以来是人类健康的重要威胁，然而与环境有关的健康指标并没有被列入千年发展目标之中。根据世界卫生组织 2016 年研究报告《通过健康环境预防疾病：对环境风险疾病负担的全球评估》，全球 2012 年约有 1260 万人因在不健康环境中生活或工作而死亡，这占全球死亡总数的将近 1/4。各种环境风险因素，例如空气、水和土壤污染，接触化学品，气候变化，紫外线辐射等，导致 100 多种疾病和损伤。

1. 非传染性疾病死亡人数占环境相关死亡总数的比例最高

近十年来，主要由空气污染（包括接触二手烟草烟雾）造成的非传染性疾病死亡人数目前高达 820 万人。中风、心脏病、癌症和慢性呼吸系统疾病等非传染性疾病死亡人数现已占不健康环境造成的死亡总数的近 2/3。与此同时，通常因不良水质、环卫设施恶劣和废物处理不善造成的腹泻病和疟疾等传染病死亡人数则有所下降。安全用水和环卫设施的改善，以及人们进一步获得免疫接种、经杀虫剂处理的蚊帐和基本药物，是死亡人数下降的主要因素。

2. 通过改善环境可以增进健康

健康环境是人口健康的基础。如果不采取行动创造有益健康的生活和工作环境，将有数以百万计的人生病和过早死亡。国家可以采取低成本、高效益措施，扭转与环境有关的疾病和死亡上

升趋势。这些措施包括少用固体燃料做饭，并进一步提供低碳能源技术。这类投资可以显著减轻持续上升的心血管和呼吸系统疾病以及损伤和癌症带来的全球负担，并可以节省卫生保健费用。

3. 环境健康水平存在明显的不公平

环境风险对年幼儿童和老人影响最大，其中 5 岁以下儿童和 50～75 岁成年人受害最深。通过改善环境管理，每年可以预防 170 万名 5 岁以下儿童和 490 万名 50～75 岁成年人死亡。下呼吸道感染和腹泻病主要影响 5 岁以下儿童，而老年人则受非传染性疾病影响最大。在环境造成的各类疾病和损伤负担中，低收入和中等收入国家负担最重，但心血管疾病和癌症等一些非传染性疾病也对高收入国家造成较沉重的人均疾病负担。

4. 与环境相关的主要死亡原因

在 100 多类疾病和损伤中，绝大多数与环境相关的死亡是中风和缺血性心脏病等心血管疾病造成的。

（1）中风——每年 250 万例死亡；

（2）缺血性心脏病——每年 230 万例死亡；

（3）意外伤害（例如道路交通死亡）——每年 170 万例死亡；

（4）癌症——每年 170 万例死亡；

（5）慢性呼吸系统疾病——每年 140 万例死亡；

（6）腹泻病——每年 84.6 万例死亡；

（7）呼吸道感染——每年 56.7 万例死亡；

（8）新生儿疾患——每年 27 万例死亡；

（9）疟疾——每年 25.9 万例死亡；

（10）故意伤害（例如自杀）——每年 24.6 万例死亡。

5. 旨在减轻环境疾病负担的战略

可采取一系列战略来改善环境和预防疾病。例如，使用清洁的家庭烹饪、供暖和照明技术和燃料有助于减少急性呼吸道感染、慢性呼吸道疾病、心血管疾病和烧伤。进一步提供安全用水和良好环卫设施并提倡勤洗手将进一步减少腹泻病。颁布禁烟法规可以减少接触二手烟草烟雾，进而减少心血管疾病和呼吸道感染。改善城市交通和城市规划并建造节能住宅将能减少与空气污染有关的疾病，并有助于从事安全的体育活动。

世界各地已有许多城市开始实施众多低成本、高效益的措施。巴西库里蒂巴市投入大量资金改造贫民窟，回收废物，采用大受欢迎的"快速公交"系统，并辟出绿地和人行道，鼓励步行和骑车。尽管该市人口在过去 50 年间增长了五倍，但空气污染水平低于许多其他快速发展的城市，而且预期寿命比全国平均水平多两岁。世界卫生组织在 2016 年 5 月的世界卫生大会上提出了降低空气污染所致健康危害的路线图，以增强全球卫生部门应对行动，减轻空气污染对健康的不利影响。

二 目标

目标 3.9：到 2030 年时，大幅减少因危险化学品以及空气、水和土壤污染死亡和患病的人数。

（1）指标 3.9.1：归因于家庭（室内）和环境（室外）空气污染的死亡率；

（2）指标 3.9.2：归因于不洁净的水源、环卫设施不充足及不良个人卫生的死亡率；

（3）指标 3.9.3：归因于意外中毒的死亡率。

对于指标 3.9.2 和 3.9.3，包括发达国家在内，全球普遍存在监测数据的巨大差距，在评估本目标进展时，目前主要采用的是指标 3.9.1，即因空气污染所致的死亡率指标。不洁净的水源、环卫设施不充足及不良个人卫生情况可参考本系列丛书可持续发展目标六的相关内容。另外，目前全球对意外中毒死亡率的报告数据，主要包括与危险化学品相关的部分，且主要数据为估计数据，并非实际监测数据[①]。

三　全球因危险化学品以及空气、水和土壤污染所致的健康损害现况

1. 全球空气污染所致健康损害

为了实现 2030 年大幅减少空气污染导致的死亡和患病人数的目标，世界卫生组织 2016 年对空气污染暴露与健康影响进行了国家层面的估算[②]。研究结果发现，世界 92% 的人口生活所在地区的空气质量水平超过《世界卫生组织环境空气质量指南》对直径小于 2.5 微米颗粒物（$PM_{2.5}$）限定的年平均值（10）。$PM_{2.5}$ 包括硫酸盐、硝酸盐和黑炭等污染物，它们能深入到肺部和心血管系统，对人类健康构成极大风险。

每年约有 300 万例死亡与室外空气污染有关。室内空气污染也同样可以致命。2012 年，估计有 650 万例死亡（占全球总死亡人数的 11.6%）与室内和室外空气污染有关。将近 90% 的空气污染相关

---

① 世界卫生组织全球观察站，http：//apps. who. int/gho/data/node. sdg. 3 - 9 - viz - 3？lang = en。

② World Health Organization. Ambient Air Pollution：A Global Assessment of Exposure and Burden of Disease，2016. http：//www. who. int/phe/publications/air - pollution - global - assessment/en.

死亡发生在低收入和中等收入国家，且近 2/3 在东南亚区域和西太平洋区域。94% 系由非传染性疾病导致，尤其是心血管病、中风、慢性阻塞性肺病和肺癌。空气污染还增加严重急性呼吸道感染的风险。

2. 全球环境污染对儿童健康的影响

全球五岁以下儿童死亡中有 1/4 以上由不健康的环境造成。环境危险（如室内和室外空气污染、二手烟雾、不安全饮用水、缺乏卫生设施和卫生状况欠佳）每年夺走 170 万名五岁以下儿童的生命①。一个月龄至五岁儿童最常见的死亡原因（腹泻、疟疾和肺炎）中有很大一部分可通过用来预防环境危险的已知干预措施得到预防，例如获得安全饮用水和清洁的烹饪燃料。受到污染的环境具有致命性，特别对幼儿而言。他们的发育器官和免疫系统以及较小的身躯和气道使他们特别容易受到肮脏空气和水的影响。有害接触可能会始于母亲子宫，这会增加早产危险。此外，当婴儿和学龄前儿童接触室内和室外空气污染和二手烟雾时，他们在儿童期就有更高的罹患肺炎危险，并且终生存在罹患诸如哮喘等慢性呼吸道疾病的危险。接触空气污染也可能增加他们终生罹患心脏病、中风和癌症的危险。

3. 全球危险化学品管理

化学品是人们日常生活的一部分。一切有机和无机物质均由化学品构成，而且几乎每个制成品均使用化学品。如果使用得当，

---

① World Health Organization. Inheriting a Sustainable World：Atlas on Children's Health and the Environment，2017. http：//www. who. int/ceh/publications/inheriting – a – sustainable – world/en.

许多化学品可以为提高人们的生活、健康和幸福质量做出显著贡献。但有些化学品具有高度危险性，如管理不善，会对人们的健康和环境产生不良影响。如表 4 - 4 所示，世界卫生组织列出了引起重大公共卫生关注的 10 种化学品。

表 4 - 4　引起重大公共卫生关注的 10 种化学品

化学品	健康效应
苯	人体接触苯会造成一系列急性和长期的不良健康影响，以及癌症和再生障碍性贫血等疾病
二噁英和二噁英类物质	人类接触二噁英和二噁英类物质造成一系列恶果，例如损害免疫系统，影响人体发育和神经发育，改变甲状腺激素和类固醇激素以及生殖功能
氟化物不足或过量	摄入氟化物的好处是能够减少龋齿发生率，而坏处是长期大量接触会引起氟牙症和氟骨症
高度有害杀虫剂	高度有害杀虫剂可能有急性和/或慢性毒性作用，对儿童构成特别危害
镉	镉对肾脏、骨骼和呼吸系统具有毒性作用，被列为人类致癌物
汞	汞有害人类健康，影响神经、消化和免疫系统，并损害肺、肾、皮肤和眼睛，尤其是危害胎儿和婴幼儿的发育
空气污染	空气污染物对健康造成一系列影响，包括呼吸道感染、心血管疾病和肺癌
铅	铅是一个累积性毒物，影响人体多个系统，包括神经、血液、胃肠、心血管和肾脏系统。儿童特别容易受到铅的神经毒性影响
砷	可溶性无机砷是剧毒物质，长期摄入无机砷会引起慢性砷中毒
石棉	各种石棉可导致肺癌、间皮瘤、喉癌、卵巢癌和石棉肺（肺纤维化）

由联合国环境规划署管理，各国政府、政府间组织和非政府组织的各相关部门和利益攸关方参与制定的《国际化学品管理战

略方针》是一个政策框架，用于指导努力实现《约翰内斯堡执行计划》的目标，即到 2020 年，在生产和使用化学品领域最大限度地减少对人类健康和环境的重大不良影响。这对实现国际化学品管理战略方针的目标至关重要。尽管如此，在全球化学品使用情况和健康效应监测方面，仍然存在巨大的数据差距。

四 中国因危险化学品以及空气、水和土壤污染所致的健康损害现况

（一）中国 $PM_{2.5}$ 污染所致的健康损害

随着中国经济的快速发展和城市化进程的加速，能源消耗和大气污染物排放总量不断增加，中国空气质量也面临着严峻的挑战，尤其是大气中 $PM_{2.5}$ 的污染，不仅可导致城市大气中出现灰霾现象，对人体健康的影响也日益明显。大气 $PM_{2.5}$ 可以分为天然来源和人为来源，其中人为活动是主要的来源，特别是随着中国能源消耗（包括煤炭、石油）的持续增加，汽车保有量的快速上升，这些都决定了 $PM_{2.5}$ 将是中国在很长一段时间内的重要空气污染物。$PM_{2.5}$ 是一种由多种化学物质组成的混合物，包括无机成分、有机成分、微量重金属元素、元素碳等，与污染来源、类型及气象条件等密切相关。毒理学已经证实，$PM_{2.5}$ 可以深入机体肺泡并沉积，对机体的呼吸系统造成损伤，进而进入血液循环，可对机体造成全身性的健康危害。大量的人群流行病学证据提示大气 $PM_{2.5}$ 可以引起暴露人群心脑血管和呼吸系统疾病死亡率的明显增加[1]。

---

[1] 潘小川等：《危险的呼吸：$PM_{2.5}$ 的健康危害和经济损失评估研究》，中国环境科学出版社，2012。

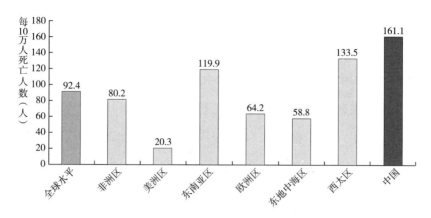

图 4 – 40　2012 年全球各地区室内外空气污染所致死亡率及其比较

资料来源：根据世界卫生组织数据制作。

从图 4 – 40 可以看出，中国所负担的因室内外空气污染所致的死亡率明显高于全球平均水平，同时也拉高了西太区的平均水平。北京大学研究团队分别于 2012 年、2016 年对中国城市大气 $PM_{2.5}$ 对城市公众健康效应进行了评估研究，结果显示，2013 年浓度值水平下的 $PM_{2.5}$ 污染对 31 个省会城市或直辖市共造成了 25.7 万例上述四种疾病的病因类别超额死亡。超额死亡最多的五个北方城市依次是北京（16745 例）、天津（15553 例）、石家庄（14083 例）、哈尔滨（10750 例）、济南（8930 例）。超额死亡最多的五个南方城市依次是重庆（29805 例）、上海（19476 例）、成都（16519 例）、武汉（11604 例）、南京（9459 例）。乌鲁木齐、西宁、银川、海口、拉萨超额死亡人数最少，均在 2000 例以内。在 21 座已经制定了明确的 2017 年 $PM_{2.5}$ 下降目标的城市中，如能达到 2017 年情景下的暴露水平，总共可避免 26217 例超额死亡[1]。

----

[1]　潘小川等：《大气 $PM_{2.5}$ 对中国城市公众健康效应研究》，中国环境科学出版社，2016。

（二）中国因意外中毒的死亡情况

在因意外中毒而死亡方面，中国的水平与全球水平接近（见图4-41）。全球意外中毒死亡中，主要死因一为服用化学品自杀，每年共有近百万人死于自杀，其中服用化学品自杀者占很高比例。例如，据估计，每年故意服用杀虫剂导致37万人死亡。如果限制剧毒杀虫剂的可得性和可及性，可以减少这些死亡人数。主要死因二为蛇咬伤。蛇咬伤是一个基本未引起重视的公共卫生问题，这对医疗管理带来了重大挑战。虽然很难获得可靠数据，但每年估计约有500万人被蛇咬伤，多达250万人因毒蛇咬伤而中毒，至少有10万人死亡，而截肢和其他永久性残疾的人则是这一数字的3倍之多。然而这两方面目前都缺乏有代表性的国内统计数据。

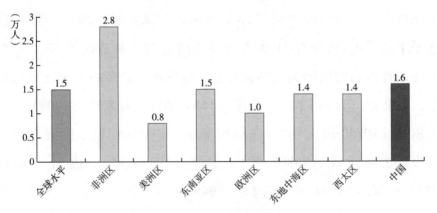

图4-41 2015年全球各地区因意外中毒所致死亡率及其比较

资料来源：根据世界卫生组织数据制作。

五 改善因危险化学品以及空气、水和土壤污染所致的健康损害的策略

在医疗技术高速发展的现代社会，人的健康除了受人体机能、

遗传等自身因素的影响，社会、经济和环境等外在因素对健康的影响更大。环境作为人类赖以生存、繁衍的物质基础，与健康自然存在一种固有的联系。环境污染作为社会工业化的产物，对人的健康权造成了严重的损害。由于环境污染背景下的健康损害具有公共性、不可逆性、损害风险可事先预防性、损害后果复杂多样性等特征，因此，环境污染背景下健康权的保护应当从这些特殊性出发，有针对性地采取保护措施。人们暴露于化学品的风险和干预环节如图 4-42 所示。

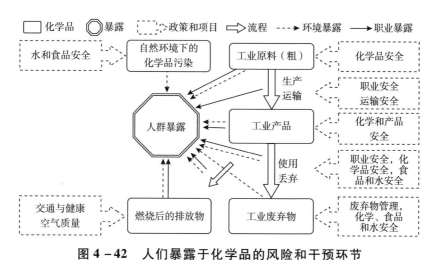

图 4-42 人们暴露于化学品的风险和干预环节

资料来源：Knowns and Unknowns on Burden of Disease due to Chemicals: A Systematic Review Environmental Health, 2011. https: //doi. org/10. 1186/1476 -069X - 10 - 9。

世界卫生组织给出的改善环境以增进健康的九条建议：①在发电、住房和产业界采用低碳措施；②更积极地利用公共交通工具；③烹调、供暖和照明使用清洁燃料和采用净洁技术；④降低职业风险和改善工作环境；⑤进一步提供安全用水和良好环卫设施，并提倡勤洗手；⑥改变消费模式，少用有害化学品，尽量减少垃圾，并节约能源（见图 4-42）；⑦采取干预措施，增强防范意识，防止暴晒；⑧颁布禁烟法规，减少二手烟草烟雾；⑨坚持将健康融入所有政策，创建更有利于健康的环境和预防疾病。

对中国来说，空气污染是当今面临的一个严峻的环境问题，已经严重威胁到全国各地公众的健康。尽管过去几年已有一系列相关政策出台，但治理 $PM_{2.5}$ 污染的效果与公众的愿望仍差距较大，亟须在各方面增加力度。而目前中国空气污染治理目标与世界卫生组织推荐目标之间有较大差距，由于各城市制定的 2017 年 $PM_{2.5}$ 改善目标给公众带来的健康效益有限，因此需要以更高、更符合国际标准的要求来制定未来的政策，加快 $PM_{2.5}$ 污染的治理进度，尽量降低公众因此而付出的健康代价。同时对于水污染、土壤污染所致的健康损害，意外中毒所致的死亡和疾病，应加大数据监测系统的建设，开展有计划的评估和研究。

第五章 加大执行《世界卫生组织烟草控制框架公约》力度（SDG3. a）

第一节 烟草控制的问题、定义、目标和测量

一 烟草控制问题的提出

（一）烟草是影响人类健康的重要危险因素

吸烟和二手烟雾是人类健康的致命杀手。世界卫生组织 2015 年 7 月第 339 号实况报道称："烟草导致其多达半数使用者死亡。烟草每年使大约 600 万人失去生命，其中有 500 多万人缘于直接使用烟草，有 60 多万人属于接触二手烟雾的非吸烟者。在世界上 10 亿吸烟者中，几乎有 80% 生活在低收入和中等收入国家。"全球 63% 的死亡由非传染性疾病引起，而烟草是其主要风险因素。每年几乎有 600 万人死于吸烟，其中包括直接吸烟和吸二手烟。到 2020 年，这一数字将攀升至 750 万人，占所有死亡人数的 10%。据估计，吸烟会引起大约 71% 的肺癌，42% 的慢性呼吸道疾病和将近 10% 的心血管疾病。男性吸烟率最高的是中低收入国家，就

总人口而言，吸烟率最高的则是中高收入国家①。烟草已经成为影响人类健康的重要危险因素，在世界八大死因中，缺血性心脏病，脑血管疾病，下呼吸道感染，慢性阻塞性肺疾病，结核，气管、支气管和肺部癌症均与烟草使用相关（见图5-1）。烟草控制刻不容缓，必须加大《世界卫生组织烟草控制框架公约》执行力度。

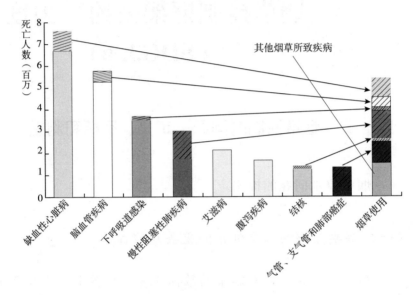

图5-1 烟草是重要的死亡危险因素

（二）烟草具有庞大的使用人群和二手烟暴露人群

2015年在15岁及以上人群中，吸烟流行率的年龄标准化率普遍处于较高水平。2013年，全球约有11亿名吸烟者，其中高收入经济合作与发展组织国家吸烟者为2亿人，而非经济合作与发展组织国家吸烟者约为9亿人。在世界上逾10亿名吸烟者中，几乎有

---

① 世界卫生组织：《全球非传染性疾病现状报告摘要》，2010，第1页。

80%生活在烟草相关疾病和死亡负担最沉重的低收入和中等收入国家。中国是世界上最大的烟草生产国和消费国，2010 年全球成人烟草调查结果显示，中国吸烟人数逾 3 亿，成年男性吸烟率高达52.9%。烟草使用不仅危害吸烟者的健康——每年导致中国超过100 万人死亡——同时也引起另一个严重的公共卫生问题：二手烟暴露。在成人中，二手烟雾可引起严重的心血管病和呼吸道疾病，包括冠心病和肺癌。在婴儿中，二手烟雾可造成猝死。在孕妇中，可造成低出生体重。在公共场所近半数儿童经常呼吸遭受烟草烟雾污染的空气。40% 以上的儿童至少有一名家长吸烟。二手烟雾每年导致 60 万人过早死亡。2004 年，儿童在二手烟雾造成的死亡人数中占 28%。① 全球成人烟草调查显示，中国 15 岁及以上的非吸烟者中，有 72.4% 的人正在遭受二手烟暴露。2007 年 5 月 29 日，卫生部发布《2007 年中国控制吸烟报告》。报告指出，中国有 5.4 亿人遭受被动吸烟之害，其中 15 岁以下儿童有 1.8 亿人，每年死于被动吸烟的人数超过 10 万，而被动吸烟危害的知晓率却只有 35%。二手烟既包括吸烟者吐出来的主流烟雾，也包括从纸烟、雪茄或烟斗中直接冒出来的侧流烟。二手烟中包含 4000 多种物质，其中包括 40 多种与癌症有关的有毒物质。在二手烟中，许多化合物在侧流烟中的释放率往往高于主流烟。2013~2014 年中国青少年烟草调查发现，在调查前的 7 天内，72.9% 的初中学生在家里、室内公共场所、室外公共场所或交通工具中暴露于二手烟。研究发现，中国每年因二手烟暴露导致的死亡人数超过 10 万人。因此，减少烟草使用、降低二手烟暴露水平是提高中国人民健康水平的重要措施。

---

① 世界卫生组织：《烟草实况报道（第 339 号）》，2015。

（三）烟草造成环境污染

烟草通过森林砍伐影响环境（人们燃烧木材燃料来加工木材，香烟机器每小时使用 4 英里的纸张），烟草造成了大剂量杀虫剂的使用，大量的水和土壤养分消耗、土壤腐蚀以及遍地的烟头垃圾，是家庭火灾和森林火灾的重要来源。令人震惊的是，有将近 400 万公顷的适用于耕作的土地浪费在这一夺命作物上，而不是种植营养作物。对人的生命来说，新鲜空气、食物、水是最重要的因素。从大气污染的角度看，在一般通风不良而吸烟者又较多的地方，那里每 1ml 烟雾里含有 50 亿个烟尘颗粒，是平常空气中所含尘埃微粒的 5 万倍。一氧化碳的浓度超过工业允许阈值的 4.2×10^9 倍（见表 5-1）。大量的一氧化碳存在使人精神疲惫，劳动效率降低，血液中碳氧血红蛋白浓度可上升到中等中毒程度。烟雾中含有许多致病物质，如烟碱、二氧化氮、氢氰酸、丙烯醛、砷、铅、汞等。据国外分析，烟雾中上述各种物质的浓度远远超过工业许可阈值，而后者是先进工业国家规定工人接触有害气体的最高浓度，

表 5-1　烟草所含的化学气体

化学气体	卷烟中所含该化学气体的浓度超过工业允许阈值浓度的倍数（单位 ppm）
一氧化碳	4.2×10^9 倍
甲醛	3.1×10^3 倍
乙醛	3.2×10^8 倍
丙烯醛	1.5×10^3 倍
氧化氮微量	5.0 倍
氰化物	1.6×10^4 倍

卷烟烟雾对人群的危害超过工业污染的化学气体。多数资料指出：在通气条件极差的环境下，暴露在充满烟草烟雾的房间内仅 1 小时，被动吸烟者血液中碳氧血红蛋白浓度从平均 1.6% 升到 2.6%，大致相当于 1 支含中等量焦油的卷烟。暴露在一氧化碳浓度为 20ppm 的环境下 2 小时，等于实际吸 10 支普通卷烟，这说明被吸烟的危害程度取决于暴露的时间和周围气体中烟雾的浓度。

二　烟草问题相关定义[①]

（1）"非法贸易"系指法律禁止的，并与生产、装运、接收、持有、分发销售或购买有关的任何行径或行为，包括意在便利此类活动的任何行径或行为。

（2）"烟草广告和促销"系指任何形式的商业性宣传、推介或活动，其目的、效果或可能的效果在于直接或间接地推销烟草制品或促进烟草使用。

（3）"烟草控制"系指通过消除或减少人群消费烟草制品和接触烟草烟雾，旨在促进健康的一系列减少烟草供应、需求及危害的战略。

（4）"烟草业"系指烟草生产商、烟草制品批发商和进口商。

（5）"烟草制品"系指全部或部分由烟叶作为原材料生产的供抽吸、吮吸、咀嚼或鼻吸的制品。

（6）"烟草赞助"系指目的、效果或可能的效果在于直接或间接地推销烟草制品或促进烟草使用的，对任何事件、活动或个人

---

① 世界卫生组织：《世界卫生组织烟草控制框架公约》，2003，第 4 页；世界卫生组织：《MPOWER：扭转烟草流行系列政策》，2008，第 36 页。

的任何形式的捐助。

（7）"从价税"系指根据物品价值征收的税金（即按价格的百分比）。

（8）"戒烟"系指停止吸烟（至少三个月不吸烟）。

（9）"现吸烟者"系指当前偶尔或每日吸食任何烟草制品的人。

（10）"NRT"系指尼古丁替代治疗。

（11）"二手烟"系指卷烟或其他烟草制品燃烧端燃烧产生的侧流烟雾，以及吸烟者呼出的烟雾。

（12）"无烟空气"系指无烟雾可视、可闻、可感觉、可测得的100%无烟空气。

（13）"从量税"系指对物品单位数量所征税金（如对20支/1包的卷烟征税1美元）。

（14）"室内工作场所"系指所有普通大众可进入的场所或集体使用的场所，有屋顶覆盖，且有一面或多面的墙壁或立面，无论其所有权或使用权的归属，不限所有建筑材料，不论场所所谓长期或临时性。

（15）"现在使用任何烟草产品"系指在调查前30天内至少使用过一次任何非燃烧性或燃烧性烟草产品。

（16）"现在吸烟"系指在调查前30天内至少吸过一支卷烟。

（17）"曾有烟雾暴露"系指在调查前七天内曾有人在受访者在场时吸烟至少一次。

三 烟草控制目标：到2025年，将现在烟草使用的年龄标准化流行率，在2010年的基础上降低30%

2003年5月21日世界卫生大会批准《世界卫生组织烟草控制框架公约》，呼吁所有国家开展尽可能广泛的国际合作，控制烟草的广泛流行。该公约的目标是提供一个由各缔约方在国家、区域和全球各级实施烟草控制措施的框架，以便使烟草使用和接触烟草烟雾持续大幅度下降，从而保护当代和后代免受烟草消费和接触烟草烟雾对健康、社会、环境和经济造成的破坏性影响。① 该公约要求在多个部门之间采取协同行动：提高烟草税；全面禁止各种形式的广告、赞助和促销；在公共场所和工作场所禁止吸烟；对烟草产品包装上的强有力的旋转健康警告；非法贸易的控制；支持停止计划；对烟草农民和工人提供经济上可行的替代生计；整合健康、教育、发展和减贫计划中的烟草控制。中国于2003年11月10日正式签署《世界卫生组织烟草控制框架公约》。目前，全球《世界卫生组织烟草控制框架公约》缔约方达180个。越来越多的国家已经意识到烟草控制的重要性，强调烟草控制的国际合作，从减少烟草需求、减少烟草供给以及减少烟草危害三个层次加强烟草控制，从而保护人们的健康。

2008年，世界卫生组织采用了具有成本效益的实际方法，逐步加大了对《世界卫生组织烟草控制框架公约》各项条款的具体实施力度。这就是在MPOWER中阐明的用以减少烟草使用的"最佳干预措施"和"良好干预措施"。每项MPOWER措施都与《世界卫生组织烟草控制框架公约》的至少一个条款相对应。②

（1）Monitoring tobacco use and tobacco control policies（监测烟草使用与预防政策）；

目的：建立有效的监测、监督和评价系统，监测烟草使用情况。

---

① 世界卫生组织：《世界卫生组织烟草控制框架公约》，2003，第5页。

② 世界卫生组织：《MPOWER：扭转烟草流行系列政策》，2008。

（2）Protect people from tobacco use（保护人们免受吸烟危害）；

目的：实现所有室内公共场所及工作场所（包括餐厅、酒吧）完全无烟化。

（3）Offer help to quit tobacco use（提供戒烟帮助）；

目的：通过所有初级卫生保健机构和利用社区资源，提供方便易得的临床戒烟服务。

（4）Warn about the dangers of tobacco（警示烟草危害）；

目的：使各年龄组、性别和居住地人群对烟草使用的健康风险有高度认识，使所有人都能了解烟草使用的结局只有痛苦、残疾和自然死亡。

（5）Enforce bans on tobacco advertising, promotion and sponsorship（禁止烟草广告、促销和赞助）；

目的：全面禁止烟草广告、促销和赞助。

（6）Raise taxes on tobacco（提高烟税）；

目的：逐步降低烟草制品的价格可承受度。

2014 年，由所有的健康可持续发展解决方案网络专题组编撰的《健康框架的可持续发展——对于 2015 年后发展议程的技术报告》提出：到 2025 年，将现在烟草使用的年龄标准化流行率，在 2010 年的基础上降低 30%，最终目标降至 0，这是一个比世界卫生组织所提目标（降低 20%）更宏伟的目标。到 2030 年，减少 21 世纪由于烟草相关疾病导致的伤亡人数 10 亿人，并最终达到无烟世界。①

---

① Health in the Framework of Sustainable Development——Technical Report for the Post－2015 Development Agenda, the Thematic Group on Health for All of the Sustainable Development Solutions Network, 2014, p. 35.

四 烟草控制的测量

指标：烟草流行情况（见表5－2）。

现在烟草使用的流行率＝吸烟人数÷总人数×100%。

烟草导致死亡率＝吸烟导致死亡人数÷总人数×100000。

烟草导致伤残损失健康生命年＝吸烟导致的总伤残损失健康生命年÷总人数×100000。

表5－2 烟草控制的测量指标

指 标	具体指标	
烟草流行情况	青少年现在/每日吸烟率	分年龄
		分性别
		总 计
	成人现在/每日吸烟率	分年龄
		分性别
		总 计
	烟草导致死亡率	分年龄
		分性别
		总 计
	烟草导致伤残损失健康生命年	分年龄
		分性别
		总 计

各国在对控烟战略及干预措施进行有效规划时，需要掌握烟草使用方面的准确数据，以便在需要时加以实施，衡量其带来的影响，并适时进行调整，以确保获得成功，还应针对普通大众及

特殊人群提出调查问题，了解他们对烟草使用的知识、态度及实践情况，以及公众对于烟草控制措施的认识①。其他应开展的监督活动包括政府执行力度及社会对烟草控制政策遵守情况的评估，还包括征税和逃税，无烟场所禁烟令，及广告、市场促销禁令。通过流行病学研究，可确定与吸烟相关的死亡负担，及控烟干预对健康状况带来的影响。此外，还应开展公众对控烟行动支持度的民意测验，其中包括增加税收，创建无烟场所，并监督政策的实际遵守程度。通过对直接医疗支出及损失的研究，可以确定吸烟及二手烟带来的经济成本。同时应该监督烟草广告、市场营销和促销活动的范围和类型，包括烟草公司对公共与私人活动的赞助（见表5-3）。②

表5-3　烟草控制的措施

影响因素	具体影响因素
烟草产业	卷烟消费（百万支）
	烟叶年产量（公吨）
	烟叶年进口量（公吨）
	烟叶年出口量（公吨）
	卷烟产量（百万支）
	卷烟进口量（百万支）
	卷烟出口量（百万支）
烟草税收和价格	最畅销品牌的价格（国际元价格）
	对该品牌的税收（相当于零售价的百分比）
	对该品牌的支付能力（购买100包该品牌卷烟的负担在人均年收入中所占百分比）

① 世界卫生组织：《2008年世界卫生组织全球烟草流行报告——MPOWER系列政策》，2008，第70~73页。

② 世界卫生组织：《MPOWER：扭转烟草流行系列政策》，2008，第31~32页。

续表

影响因素	具体影响因素
禁止烟草广告、促销和赞助	国家电视广播
	国际电视广播
	当地杂志/报纸
	国际杂志/报纸
	广告牌/户外广告
	销售点
	互联网
	免费赠送
	折扣促销
	带有烟草品牌名字的非烟草产品
	非烟草品牌用于烟草产品
	禁止在电视和/或电影中出现烟草镜头
	禁止赞助活动
无烟环境	卫生保健机构
	除高等院校以外的教育机构
	高等院校
	政府机构
	室内办公场所
	餐馆
	酒吧
烟草包装上的健康警语	是否有禁止产生误导的法律或规章
	健康警语占主要显示区的比例
	明确的且必须标志的警告
	是否在烟草制品的每种包装和标签上均有健康警语
	说明吸烟的健康危害的警告

续表

影响因素	具体影响因素
烟草包装上的健康警语	警语是否大而明确、醒目和清晰
	警语是否轮换使用
	警语是否使用当地主要语言
	警语是否包括图片
治疗烟草成瘾	是否有戒烟热线
	是否出售尼古丁替代品
	是否出售安非他酮类药物
	是否在诊所提供咨询
	是否在医院提供咨询
	是否在健康机构提供咨询
	是否在社区提供咨询
控烟资源	是否有具体的国家控烟目标
	是否有控制烟草的国家级机构或技术部门
	全职工作人员的数量
	政府在烟草控制上的财政支出（美元）

第二节　全球烟草控制现况

一　全球总的趋势

2005～2015 年，烟草相关疾病累计死亡人数逐年上升，增速同样呈现上升趋势（见图 5-2），死亡主要来自发展中国家，预计到 2030 年，烟草将会造成全球超过 1.75 亿人死亡。

自《世界卫生组织烟草控制框架公约》执行以来，全球 15 岁及以上人群吸烟率有所下降，2000 年，全球 15 岁及以上人群

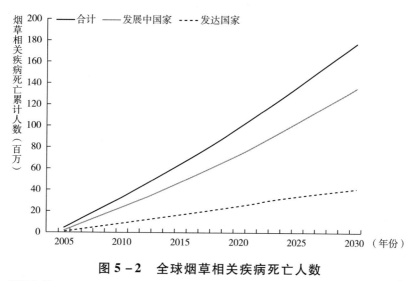

图 5 - 2　全球烟草相关疾病死亡人数

资料来源：Mathers C.D., Loncar D. Projections of Global Mortality and Burden of Disease from 2002 to 2030. *PLoS Medicine*, November 2006, 3 (11)：e442。

吸烟率为 27%，到 2013 年，全球 15 岁及以上人群吸烟率降至 21%。男性和女性的吸烟率均有所下降，其中高收入的经济合作与发展组织国家，来自欧洲地区和美洲地区的低收入、中等收入经济合作与发展组织国家以及高收入非经济合作与发展组织国家的男性吸烟率下降最大（所有下降大约为 10%）（见图 5 - 3）。[①]

　　研究数据显示，2000～2010 年的 10 年中，72% 的国家的男性吸烟率下降，88% 国家的女性吸烟率下降。这一下降趋势体现出各国的控烟成效。但仍需采取更有力的措施和行动来实现 2025 年的控烟目标——将烟草流行率在 2010 年基础上减少 30%。根据调查，仅有 37 个国家有望实现这一目标。因此，2015 年 3 月 18 日，WHO 在第 16 届世界烟草与健康大会上发布的《全球吸烟趋势报告》中称，"无烟"正成为世界新规范，烟草使用率出现下降，但

---

① WHO, Health in 2015 from MDGs to SDGs, 2015, p.146.

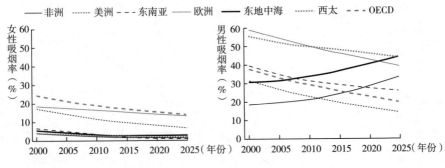

图 5 - 3　全球 15 岁以上人口吸烟率

各国政府必须加快控烟步伐，进一步限制烟草制品消费，保护公众健康。

2012 年，世界吸烟率为 22%，其中男性吸烟率为 30%，女性吸烟率为 6%，较 1980 年（分别为 25%、41%、10%）均有大幅下降。[①] 2012 年，世界人均烟草消费 1200 美元，其中吸烟者人均消费 6000 美元，两者均较 1980 年（分别为 1700 美元、6900 美元）有大幅下降。[②]

2015 年，全世界半数以上国家（涉及 28 亿人，占全世界总人口的 40%）已经实施至少一项最高水平的 MPOWER 措施（不包括单独评估的监测和大众媒体措施）。和 2007 年相比，该进展意味着采取相关措施的国家数量翻了一番还多，受益人口则差不多是当年的 3 倍。许多国家已经实施多种最高水平的 MPOWER 措施。共计 49 个国家（占全世界人口的近 20%）实施了两项或两项以上最高水平的 MPOWER 措施，使受到至少两项完全实施的烟草控制措施保护的人口达到 14 亿人，是 2007 年的 3 倍。七个国家已经实施

---

① IHME 数据库。

② IHME 数据库。

四项或更多最高水平的 MPOWER 措施，其中五国是低收入和中等收入国家。这些国家中的六个国家（其中四国是低收入和中等收入国家，人口达三亿多人，占世界总人口的 4% 以上）距离实施所有最高水平的 MPOWER 措施只有一步之遥（见图 5-4）。① 自2007 年世界卫生组织提出 MPOWER 措施以来，截至 2015 年，共计 37 个国家实施了涵盖室内公共场所和工作场所的全面无烟法律（覆盖全球 15% 的人口）；共计 15 个国家落实了适当的戒烟服务；共计 32 个国家在烟草包装上印贴醒目的健康警语（覆盖全球 19% 的人口）；共计 23 个国家全面禁止一切烟草广告、促销和赞助活动（覆盖全球 12% 的人口）；共计 16 个国家将烟税提高到了香烟零售价格的 75% 以上（覆盖全球 10% 的人口）（见图 5-5）。②

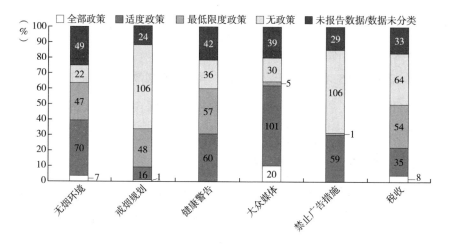

图 5-4　2014 年已制定抑制烟草需求方面政策的国家数

①　世界卫生组织：《2015 年世界卫生组织全球烟草流行报告——提高烟税执行概要》，2015，第 1~2 页。

②　世界卫生组织：《2015 年世界卫生组织全球烟草流行报告——提高烟税执行概要》，2015。

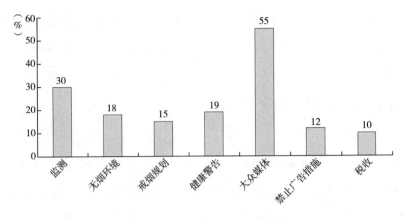

图 5 - 5 2014 年全球烟草控制政策覆盖人口比例

二　分区域的比较

2015 年，世界吸烟率呈现明显的地区分布。吸烟率较高的国家主要分布在北美、东欧、东亚，而吸烟率较低的国家主要分布在拉美、非洲、东南亚、大洋洲。①

2012 年，15 岁及以上人群中，男性吸烟率明显高于女性，其中西太平洋地区、欧洲男性吸烟率较高，而美洲、欧洲女性吸烟率较高。②

1990 ~ 2015 年，吸烟造成的死亡率（每 10 万人的死亡人数）在世界范围内基本呈现下降趋势，东南亚、东亚和大洋洲国家例外，死亡率上升 3.49%，撒哈拉以南非洲国家下降趋势明显，达 35.58%。其中，男性死亡率变化趋势与总体变化趋势相同，男性死亡率变化在高收入国家、拉丁美洲和加勒比地区死亡率变化中占主导地位，女性死亡率变化在南亚地区死亡率变化中占主导地位。值得注意的是，东南

---

① IHME 数据库。

② 世界卫生组织数据库。

亚、东亚和大洋洲地区男性死亡率增加，女性死亡率下降，可能与国家烟草控制力度不大、女性受教育程度提高有关（见表5-4）。[①]

表5-4　不同区域吸烟造成的死亡率比较

单位：人

地　区	每10万人死亡人数					
	男		女		总　计	
	1990年	2015年	1990年	2015年	1990年	2015年
东南亚、东亚和大洋洲	169.0	194.2	81.8	64.5	126.2	130.6
中欧、东欧和中亚	304.8	298.7	81.2	70.1	188.0	178.3
高收入国家	225.9	181.0	90.8	97.3	156.9	138.3
拉丁美洲和加勒比地区	76.8	70.1	39.5	40.3	58.1	55.0
北非和地中海东部	99.8	83.1	45.9	29.2	73.3	56.8
南亚	111.0	109.9	49.3	37.2	81.2	74.7
撒哈拉以南非洲	62.4	43.9	35.5	19.0	48.9	31.5

1990~2015年，吸烟造成的伤残损失健康生命年（每10万人的吸烟造成的伤残损失健康生命年）在世界范围内变化不一，高收入国家、拉丁美洲和加勒比地区、撒哈拉以南非洲地区吸烟造成的伤残损失健康生命年下降，其余地区吸烟造成的伤残损失健康生命年上升。除高收入国家、拉丁美洲和加勒比地区、撒哈拉以南非洲地区外，其余地区男性吸烟造成的伤残损失健康生命年均呈现上升趋势，其中东南亚、东亚和大洋洲男性吸烟造成的伤残损失健康生命年大幅上升，达41.3%。女性吸烟造成的伤残损失健康生命年在大部分地区变化较小，撒哈拉以南非洲地区显著下降，达29.5%。[②]

由以上数据可以看出，全球的烟草负担虽然较1990年有所下

---

① IHME数据库。

② IHME数据库。

降，但仍保持在较高水平，尤其是东南亚、东亚和大洋洲国家烟草负担不降反升，需要引起人们的注意。

三 《世界卫生组织烟草控制框架公约》的执行情况

在执行《世界卫生组织烟草控制框架公约》（FCTC）方面，不同法条的进展程度不同（见图 5-6）。《世界卫生组织烟草控制框架公约》是世界卫生组织主持谈判的第一项国际条约。该公约于 2003 年 5 月 21 日获得世界卫生大会通过，并于 2005 年 2 月 27 日生效。该公约现已成为联合国历史上迅速获得最广泛接受的条约之一。制定该公约是为了应对烟草流行的全球化，这是一份以证据为基础的条约，重申人人有权享受最高的健康标准。该公约是促进公众健康方面的一个里程碑，为国际卫生合作提供了新的法律层面。

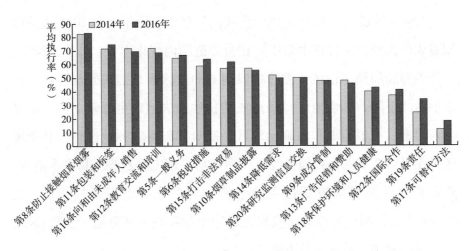

图 5-6 《世界卫生组织烟草控制框架公约》的执行情况

（1）无烟环境方面：所有的公共场所完全无烟（完全无烟法律至少覆盖 90% 的人口）的国家和地区主要是东欧、加拿大、大洋洲、南美洲以及地中海东部和非洲部分国家；6~7 种公共场所完全无烟的国家和地区主要是西亚、南亚和东南亚；3～5种公共场所完全无烟的国家和地区主要是非洲、东南亚和欧洲部分国家；至多2种公共场所完全无烟的国家和地区主要是中国、美国、北欧以及非洲。[①]（2）烟草依赖治疗方面：具有全国戒烟热线、NRT和一些戒烟服务完全成本覆盖的国家和地区主要是北美洲、南美洲、大洋洲和地中海东部部分国家；NRT和一些戒烟服务（两者至少有一个完全成本覆盖）的国家和地区主要是欧亚大陆和非洲、南美部分国家；NRT和一些戒烟服务均无成本覆盖的国家和地区主要是非洲、东南亚和南美国家。[②]（3）警示烟草危害方面：所有适合事物表面具有大型警告的国家和地区主要是加拿大、拉丁美洲、西亚、大洋洲和东南亚部分国家；所有适合事物表面具有中型警告或一些适合事物表面缺少大型警告的国家和地区主要是美国、西欧、西亚以及东南亚部分国家。（4）反烟草大众传媒活动方面：实施包括通过电视或广播播送在内的至少7个具有适用特点的活动的国家和地区主要是美国以及东南亚、南亚、西亚、大洋洲、南美、非洲部分国家；实施具有5～6个具有适用特点的活动的国家和地区主要是拉丁美洲、西欧、非洲部分国家；实施1～4个具有适用特点的活动的国家和地区主要是拉丁美洲、东南亚、南亚少数国家；在2012年6月1日到2014年5月30日之间，至少持续3周未实施反烟草大众活动的国家和地区主要是加拿大以及南美、非洲、东南亚部分国家。[③]（5）禁止烟草广告、促销和赞助方面：禁止任何形式的直接或间接广告的国家和地区主要

---

① 世界卫生组织数据库。
② 世界卫生组织数据库。
③ 世界卫生组织数据库。

是俄罗斯、巴西以及西亚、北非部分国家；禁止电视、广播、纸质传媒广告以及一些但不是所有任何形式的直接或间接广告的国家和地区主要是加拿大、澳大利亚以及东南亚、南亚、西亚、西欧、非洲、南美洲部分国家；仅禁止电视、广播、纸质传媒广告的国家和地区主要是非洲部分国家；完全缺少禁令或禁令不覆盖电视、广播、纸质传媒广告的国家和地区主要是美国以及非洲、东南亚、西亚部分国家。（6）提高烟草税方面：烟税高于香烟零售价格75%的国家和地区主要是大洋洲、西欧、南美部分国家；烟税占香烟零售价格51%～75%的国家和地区主要是澳大利亚、印度、加拿大以及拉丁美洲、东南亚、南亚、东欧和非洲部分国家；烟税占香烟零售价格26%～50%的国家和地区主要是美国、俄罗斯、中国以及拉丁美洲、非洲、西亚部分国家；烟税低于香烟零售价格25%的国家和地区主要是西亚和非洲部分国家。①

四　主要国家的比较

2015年世界15岁及以上人群吸烟率约为22%，澳大利亚、印度、巴西吸烟率均位于世界平均水平之下，而俄罗斯吸烟率居高不下，高达37.3%，数据显示，有40%以上的俄罗斯高中生便尝试吸烟。世界卫生组织所公布的数据显示，俄罗斯的卷烟市场零售价格非常便宜，一包20支装俄罗斯国产品牌的卷烟，其市场零售价格仅相当于5个卢布（约合人民币1.1元）；中档价位的卷烟，平均每盒的市场零售价格为20卢布（约合人民币4.5元）；高档品牌卷烟的价格为每盒150卢布（约合人民币34元）。这可

---

① 世界卫生组织数据库。

能与高吸烟率存在一定相关关系，其中俄罗斯男性吸烟率高达 59.3%，是高吸烟率的主要影响因素（见图 5-7）。①

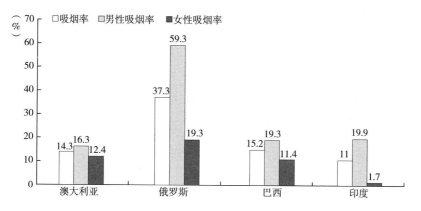

图 5-7　2015 年四国 15 岁及以上人群吸烟率比较

　　四国吸烟率随着时间的推移，均呈下降趋势，但下降速度较慢。澳大利亚、巴西和印度逐渐靠近 10%，而俄罗斯仍处于较高水平，预计 2025 年吸烟率为 34.9%，仍需采取一定的措施控制吸烟流行，切实降低烟草使用的流行率，控烟工作仍任重而道远（见图 5-8）。②

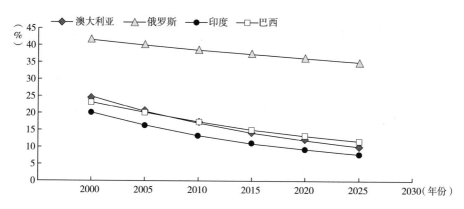

图 5-8　四国 15 岁及以上人群吸烟率变化趋势

---

① 世界卫生组织数据库。
② 世界卫生组织数据库。

　　总体来看，四国在烟草控制方面均居于世界前列。根据世界卫生组织 2014 年提供的数据，四国均采取了大量措施控制烟草使用，具体表现在 MPOWER 七个措施的实施情况：监测方面，作为发达国家澳大利亚建立了同时具有近期的、有代表性的对成人和青少年的定期数据库，而其他三个发展中国家仅具有近期的、有代表性的对成人和青少年的数据，数据库建立与资金支持的相关关系有待考证；无烟环境方面，澳大利亚、俄罗斯、巴西所有的公共场所完全无烟（完全无烟法律至少覆盖 90% 的人口），但执行力度上有所差别，俄罗斯公共场所禁令出台后，部分民众仍表示不知情，执行人手不足，部分烟民我行我素，使禁令的效果大打折扣，印度则要求 6～7 种公共场所完全无烟；烟草依赖治疗方面，澳大利亚和巴西具有全国戒烟热线，NRT 和一些戒烟服务完全成本覆盖，而俄罗斯和印度保持 NRT 和一些戒烟服务成本覆盖（两者至少有一个完全成本覆盖）；警示烟草危害方面，澳大利亚、巴西均要求图片和照片以及一些适合事物表面烟草警示超过 50%，俄罗斯要求超过 30%，而印度则无警示或要求覆盖面积不超过 30%；反烟草大众传媒活动方面，澳大利亚、俄罗斯、印度实施了包括通过电视或广播播送在内的至少 7 个具有适用特点的活动，而巴西略显逊色，实施了 5～6 个具有适用特点的活动；禁止烟草广告、促销和赞助方面，巴西、俄罗斯执行了严格的禁令，禁止任何形式的直接或间接广告，而澳大利亚和印度稍显宽松，禁止电视、广播、纸质传媒广告以及一些但不是所有形式的直接或间接广告，仍允许一些烟草广告的存在；提高烟税方面，澳大利亚、巴西和印度均要求烟税占香烟零售价格的 51%～75%，而俄罗斯烟税仅占香烟零售价格的 26%～50%，根据世界卫生组织的调查数据，零售价格每提高 10%，高收入国家的烟草消费量就会减少约4%，中低收入国家就会减少约8%，而吸烟率则会相应地降低上述比例的一半左右，价格上涨之后，促使青少年与低收入吸烟者戒烟与减少吸烟的几率是其他人群的 2 ~ 3 倍，这是因为这些人群在经济上对烟草提价最为敏感，这可能是俄罗斯高吸烟率的一大原因（见表 5 - 5）。①

表 5 - 5　四国烟草控制措施

国　家	监测	无烟环境	烟草依赖治疗	警示烟草危害	反烟草大众传媒活动	禁止烟草广告、促销和赞助	提高烟税
澳大利亚	同时具有近期的、有代表性的对成人和青少年的定期数据	所有的公共场所完全无烟（完全无烟法律至少覆盖90%的人口）	具有全国戒烟热线，NRT和一些戒烟服务完全成本覆盖	图片和照片以及一些适合事物表面烟草警示超过50%	包括通过电视或广播播送在内的至少7个具有适用特点的活动	禁止电视、广播、纸质传媒广告以及一些但不是所有形式的直接或间接广告	烟税占香烟零售价格的51% ~ 75%
俄罗斯	具有近期的、有代表性的对成人和青少年的数据	所有的公共场所完全无烟（完全无烟法律至少覆盖90%的人口）	NRT和一些戒烟服务成本覆盖（两者至少有一个完全成本覆盖）	图片和照片以及一些适合事物表面烟草警示超过30%	包括通过电视或广播播送在内的至少7个具有适用特点的活动	禁止任何形式的直接或间接广告	烟税占香烟零售价格的26% ~ 50%

① 世界卫生组织数据库。

续表

国　家	监测	无烟环境	烟草依赖治疗	警示烟草危害	反烟草大众传媒活动	禁止烟草广告、促销和赞助	提高烟税
巴西	具有近期的、有代表性的对成人和青少年的数据	所有的公共场所完全无烟（完全无烟法律至少覆盖90%的人口）	具有全国戒烟热线，NRT和一些戒烟服务完全成本覆盖	图片和照片以及一些适合事物表面烟草警示超过50%	具有5～6个具有适用特点的活动	禁止任何形式的直接或间接广告	烟税占香烟零售价格的51%～75%
印度	具有近期的、有代表性的对成人和青少年的数据	6～7种公共场所完全无烟	NRT和一些戒烟服务成本覆盖（两者至少有一个完全成本覆盖）	无警示或要求覆盖面积不超过30%	包括通过电视或广播播送在内的至少7个具有适用特点的活动	禁止电视、广播、纸质传媒广告以及一些但不是所有形式的直接或间接广告	烟税占香烟零售价格的51%～75%

第三节　中国烟草控制现况

中国是世界上最大的烟草生产和消费国，有超过 3 亿名吸烟者。中国烟草消费居世界之首，中国目前仍然是全球最大的烟草市场，烟草制品消费量约占全球总量的 1/3。2002～2012 年，中国卷烟销量年均增长 3.7%。而同期，世界市场总体的烟草消费量是下降的。超过一半的中国男人吸烟，消耗了世界上 40% 的香烟。2014 年，中国的卷烟消费量竟高达全球的 44%，比排名第二及之后的 29 个国家消费量加在一起都高。中国的高吸烟率导致了家庭、工作场所和其他公共场所高水平的二手烟暴露。据估计，在中国有 7.4 亿名非吸烟者，其中包括 1.82 亿名儿童，在一周内至少每天一次遭受二手烟暴露。在中国烟草使用导致的公共健康的损失是巨大的。目前，在中国每年有 140 万人死于烟草使用，到 2050 年，数字预计会上升至现在的 3 倍。2015 年烟草烟雾在导致残疾和死亡的主要危险因素中排第 3 位，超过伤残损失健康生命年的 10%。

2005 年，中国签署了旨在呼吁各国实施关键政策减少烟草使用的《世界卫生组织烟草控制框架公约》。该条约于 2006 年在中国生效。然而，直到 2014 年，中国在实施强效 FCTC 政策方面进展缓慢。

2015 年，中国 15 岁及以上人群男性吸烟率为 47.6%，女性吸烟率为 1.8%；吸烟造成的死亡率（每 10 万人的死亡人数）为 141.6461 人，其中男性为 211.141 人，女性为 67.86842 人；吸烟造成的伤残损失健康生命年（每 10 万人的吸烟造成的伤残损失健康生命年）为 256.5911，其中男性为 404.6315，女性为 99.4274。1990～2015 年，中国吸烟造成的死亡率每年上升 0.0042%。[①]

根据《2015 中国成人烟草调查报告》和《全球青少年烟草调查》，2015 年中国烟草负担与 2010 年相比，有所下降，但总体仍保持在较高水平。

一　吸烟行为

2015 年 15 岁及以上人群现在吸烟率为 27.7%，现在吸烟者总

---

① 世界卫生组织数据库。

数为 3.16 亿人。男性现在吸烟率为 52.1%，女性为 2.7%。经标化比较，2015 年成人现在吸烟率与 2010 年基本持平。男性中，45 ~ 64 岁年龄组现在吸烟率最高，为 60.0%，15 ~ 24 岁年龄组最低，为 36.5%。女性中，年龄越小则吸烟率越低，65 岁及以上年龄组的吸烟率为 6.9%，15 ~ 24 岁年龄组为 0.5%（见图 5 - 9）。不同教育水平人群现在吸烟率差异较大。大专及以上教育程度的男性吸烟率最低，为 41.9%；同样教育程度的女性吸烟率也最低，为 0.9%。吸卷烟者日平均吸机制卷烟 15.2 支，较 2010 年增加 1 支。

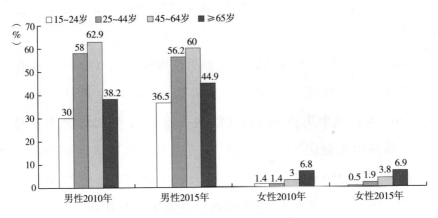

图 5 - 9 中国人口吸烟率

青少年烟草使用需要得到关注和重视。19.9% 的初中学生尝试过烟草制品，男生为 30.1%，女生为 8.7%。82.3% 的初中学生第一次尝试吸烟发生在 13 岁及以前。6.9% 的初中学生现在使用烟草制品，男生为 11.2%，女生为 2.2%。

二 二手烟暴露

二手烟暴露情况有所降低：与 2010 年相比，2015 年工作场所、公共场所、公共交通工具及家中看到有人吸烟的比例（即二手烟暴露）均有所下降。5年间，政府大楼、医疗机构和中小学校看到有人吸烟的情况显著降低，分别从54.9%、36.8%和34.6%下降到38.1%、26.9%和17.2%。而其他室内场所，包括工作场所、公共交通工具、餐馆和家中的二手烟暴露情况也有所下降（见图5-10）。

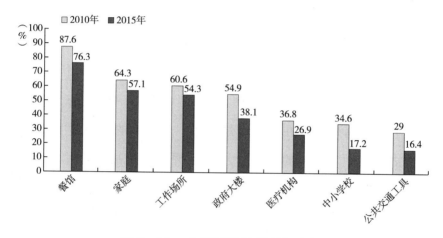

图5-10　中国不同场所吸烟比例

公众对无烟政策支持情况：公众对室内公共场所和工作场所全面禁烟的支持率很高。即使是吸烟者，对各类公共场所室内全面禁烟也有很高的支持率。尤其是医疗机构和中小学校，几乎所有被调查对象都支持在这些室内场所完全禁烟，支持率超过90%。人群对大部分调查涉及的室内场所全面禁烟的支持率都相对较高，而对餐馆禁烟的支持率达到69.6%，对酒吧/夜总会禁烟的支持率为41.0%。

二手烟暴露是青少年控烟行动的主要问题。72.9%的初中学生在家、室内公共场所、室外公共场所或公共交通工具暴露于二手烟。44.4%的初中学生在家中暴露于二手烟。57.2%的初中学生在室内公共场所暴露于二手烟。54.5%的初中学生在学校暴露于二手烟。11.1%的初中学生几乎每天看到教师在学校室内吸烟,10.1%的初中学生几乎每天看到教师在学校室外吸烟。66.7%的初中学生赞成在室内公共场所禁烟。

三 戒烟

在所有曾经和现在吸烟者中,18.7%的吸烟者处于不吸烟状态,与5年前的16.9%相比略有增长。戒烟比(每日吸烟者中戒烟者在所有曾经和现在每日吸烟者中的比例)为14.4%,与5年前的13.7%相比略有增长。在现在吸烟者中,31.5%的人在过去12个月内尝试过戒烟,23.6%的人在过去12个月内尝试戒烟超过24小时。

仅有17.6%的现在吸烟者有戒烟意愿,其中计划在1个月内戒烟的比例仅为7.0%。其中15~24岁年龄组计划在1个月内戒烟的比例最高,为8.9%,65岁及以上年龄组最低,仅为5.0%。计划12个月内戒烟的现在吸烟者在5年间从15.4%上升至17.6%,但差异无统计学意义(见图5-11)。在青少年群体中,30.0%的

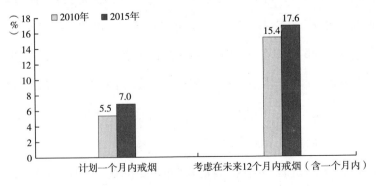

图5-11 中国当前吸烟者计划戒烟比例

现在吸烟者存在烟草依赖。过去 12 个月内，每 10 个现在吸烟者中有 7 个尝试过戒烟，但均未成功。78.6% 的现在吸烟者认为自己想戒烟就可以戒掉。如何为青少年提供有效的戒烟服务，是行政管理者亟待解决的问题。

四　控烟宣传及烟草广告

控烟宣传力度大幅增加。2015 年调查对象在电视或报纸、杂志上看到控烟信息的比例为 61.1%，与 2010 年相比有所增加。城市人群看到控烟信息的比例（65.5%）高于农村（56.5%）。另外，教师、医务人员和政府/事业单位工作人员看到控烟信息的比例高于其他职业人群。调查对象在电视上看到过控烟信息的比例从 2010 年的 46.2% 增长到 2015 年的 58.0%，增幅差异有统计学意义。在报纸、杂志上看到过控烟信息的比例从 24.6% 增长到 25.9%。74.9% 的初中学生过去 30 天内接触过控烟信息。36.5% 的初中学生过去 12 个月内在课堂上学习过烟草使用的具体健康危害。

烟草广告和促销仍然存在。与 2010 年相比，人群看见烟草广告和促销信息的比例均有所增加，其中在销售卷烟的商店里看到烟草广告的比例增幅最大，从 4.8% 上升到 6.3%。48.5% 的初中学生看到了烟草广告或者促销。24.7% 的初中学生在电视上看到了烟草广告。41.3% 的初中学生在零售点看到了烟草广告或者促销。

《广告法》修订可圈可点。"全面禁止所有的烟草广告、促销和赞助"，是《世界卫生组织烟草控制框架公约》提出的一项重要控烟措施。在将《世界卫生组织烟草控制框架公约》译为中文文本时，中国烟草业代表坚持将"全面"译为"广泛"，但无法改变"所有"一词的译法，造成了中文文本"广泛禁止所有的烟草广告、促销和赞助"语义上无法调和的矛盾：既是"广泛"就不是"所有"；若是"所有"就必当"全面"。修订后的《广告法》，事实上排除了烟草业对《世界卫生组织烟草控制框架公约》的篡改，如果得到准确、认真地执行，中国将基本实现禁止所有烟草广告。但仍要警惕烟草业对《广告法》作有利于烟草营销的歪曲解读。因此，需要有实施细则，对可能出现在执法中的争议，给以明确的界定，如"大众传媒""公共场所""特殊人群""软性广告""变相广告""间接广告"等，以便执法有所依皈，违法无从遁形。

《慈善法》（草案）可点可评。烟草业利用"慈善"赞助，来达到烟草广告与促销的目的。这与"慈善"背道而行。2015年在《慈善法》（草案）二读时，听取专家意见，写入了"任何组织和个人不得利用慈善捐赠，以任何方式宣传烟草制品及其生产者、销售者以及法律法规禁止宣传的其他产品和事项"，可圈；但对照《世界卫生组织烟草控制框架公约》及其"实施准则"的精神，专家们仍坚持：应当对烟草赞助全面禁止。

在禁止所有的烟草广告、促销和赞助方面，仍有许多工作要做，如紧密监督烟草广告与各种变相烟草广告；警惕烟草业变换手法促销烟草；制止烟草业借赞助之名，行促销、营销之实；等等。尤其应当坚决制止的是烟草销售点违法向青少年售烟。据近期发布的《2015年北京市中小学校周边烟草销售调查报告》，即便在首都北京，中小学校周边百米内仍有不少分布在便利店和杂货店的烟草销售点，未成年人购买卷烟，84.6%未遭到拒绝。拆零方式向未成年人售烟情况屡有发生。

五　对烟草危害的认知

对吸烟导致疾病的认知没有变化。公众对吸烟危害的正确认识 5 年间没有变化。知晓吸烟导致肺癌的比例接近 80%，但知晓吸烟导致其他疾病（卒中、心肌梗死和勃起障碍）的比例较低，分别只有 31.0%、42.6% 和 19.7%，与 2010 年相比没有显著变化。知晓吸烟能导致所有以上 4 种疾病的比例仅为 12.1%。人群的教育程度越低，对吸烟危害的知晓率越低。

对二手烟危害的认知有所提高。与 5 年前相比，公众对二手烟导致疾病的认识有显著提高，且对二手烟导致具体疾病的认知有了大幅提升。知晓二手烟导致成人肺癌的比例从 56.2% 上升至 64.6%；知晓二手烟导致成人心脏病的比例从 30.0% 上升至 41.7%；知晓二手烟导致儿童肺部疾病的比例从 55.3% 上升至 65.2%；同时知晓二手烟可以导致所有 3 种疾病的比例从 27.2% 上升至 36.0%。73.9% 的初中学生认为二手烟肯定是有害的。

低焦油卷烟危害的误区仍然存在。对比 2010 年，公众对低焦油卷烟危害性的正确认知比例有所提高，从 16.2% 上升到 24.5%，但这个比例仍旧很低。并且仍有接近一半的人表示不知道低焦油卷烟的危害性。

六　烟草制品的可负担性

居民购买卷烟的支付能力有所提高。2010 年，人均购买每包卷烟（20 支）花费的中位数为 5.0 元，此次调查为 9.9 元（城市为 10.0 元，农村为 7.8 元）。但在去除物价指数和居民可支配收入变化的影响后，2015 年的 10.0 元和 7.8 元相当于 2009 年的

5.1 元和 3.3 元，相当于 2010 年的 7.0 元和 4.9 元，城乡居民购买卷烟制品能力都有所提高，也就是居民对卷烟的可负担性在提高。

卷烟价格相对更加便宜。2015 年城市居民每年购买卷烟花费占人均可支配收入的 8.8%，农村为 17.3%；而 5 年前城市居民购买卷烟花费占人均可支配收入的 10.5%，农村为 21.1%。5 年间，无论是城市还是农村，卷烟花费占人均可支配收入的比重均在降低。

提高烟税，价税联动，需再接再厉。"使用税收和价格手段实现控烟目标"，是指以提高税收的手段，促使烟草制品涨价，使吸烟者减少消费，达到控烟的目的。这是世界卫生组织郑重推荐的重要控烟措施。自 2009 年起，中国对烟草有过两次调税，但价税未曾联动，控烟效果并不理想。时隔六年，2015 年再度调整烟草消费税，并同时对卷烟零售价进行调整。这是以税控烟的尝试。但这次调价之后，中国卷烟的价格依旧是全世界最便宜的一类，由于居民收入的提高，买烟的支出在居民收入中的比重还在降低，不足以有效遏制烟草消费的行为。所以，这次价税联动调整烟草税，只能是起点，不应是终点。烟草税的调整应当小步快走，使之常态化，以收控制烟草消费、保护公众健康之效。

七　无烟环境[①]

公共场所禁烟有较大进展，但距全面推行尚远。公共场所全

---

① 世界卫生组织数据库；新探健康发展研究中心：《2015 中国控烟观察民间视角——控烟艰难喜忧参半》，2016，第 2~5 页。

面禁烟，是保护民众免受烟草烟雾危害的主要措施。控烟十年，这一方面有明显进步，表现在：2013 年岁尾，中共中央办公厅和国务院办公厅联合发布了《关于领导干部带头在公共场所禁烟有关事项的通知》。该通知的发布，是一个正确的导向，各级领导干部在公共场所吸烟状况有明显收敛。领导带头的单位，公共场所禁烟就比较顺当。中国大陆有公共场所禁烟立法（包括法规和政府规章）的城市有 18 个，其中尤以 2014 年通过的《北京市控制吸烟条例》同《世界卫生组织烟草控制框架公约》要求最为接轨，具有标杆意义。公共场所禁烟政策在立法城市得到广泛的支持，二手烟暴露有明显降低。

中国幅员辽阔，人口众多，已有公共场所禁烟立法的城市覆盖的人口仅约为 10%，同"十二五"规划及《中国烟草控制规划（2012～2015 年）》要求的"全面推行公共场所禁烟"目标距离尚远。当务之急，应尽快推进全国性的公共场所禁烟立法，以保护最大多数人不受烟草烟雾危害。

八　警示烟草危害

反烟草大众传媒活动：实施 5～6 个具有适用特点或不包括通过电视或广播播送在内的至少 7 个具有适用特点的活动。

警示烟草危害，远远落后。实践证明，最直观、最经济、最普遍、最有效的吸烟危害警示方式，是在卷烟包装上印制告知吸烟严重危害的警示图形。截止到 2015 年 5 月，世界上已有 85 个国家/司法管辖区采用了图形警示。其中，有 60 个国家图形警示面积超过 50%，最大的已达烟盒正反面的 90% 以上。这一最有效的警示方式，由于中国烟草业以可能引起税利迅速下滑为由，竭力阻挠，至今未得采用。

实践证明，现有的烟害警示无效，公众对吸烟严重危害的认知严重不足。中国的"美丽烟包"严重误导着吸烟者，应当尽快将警示图形印上烟包。中国烟草业一方面百般阻挠警示图形印上烟包；另一方面又多方散播传言，淡化吸烟危害，制造"低焦低害"的谎言，蓄意弱化公众对吸烟严重危害的警惕，也大大削弱了吸烟危害教育的有效性。《2015 中国成人烟草调查报告》显示，公众对吸烟危害的知晓度仍处低位，对所谓"低焦油低危害"的错误宣传，知其谬误者只有 24.5%，误以为是，或不能回答的仍在 75% 以上。

九　主要城市的烟草控制情况①

（一）吸烟行为

调查选取的 14 个城市的现在吸烟率介于 17.7%（青岛）和 24.5%（沈阳）之间。除青岛、哈尔滨和深圳 3 个城市外，其他城市的现在吸烟率都高于 20.0%。男性现在吸烟率最高的城市是沈阳（44.8%）、洛阳（44.1%）和鞍山（44.0%），最低的城市是青岛（32.7%）。所有城市的女性现在吸烟率都远低于男性，其范围在 0.4%（克拉玛依）和 5.0%（沈阳）之间。从整体上看，位于华北及东北地区的城市女性吸烟率偏高（见图 5 - 12）。

现在吸烟者中每日吸烟者的比例在各个城市都比较高，除深圳（64.5%）外，该比例在所有城市都超过 75.0%。天津和长春居

① 梁晓峰：《2013～2014 中国部分城市成人烟草调查报告》，军事医学科学出版社，2015。

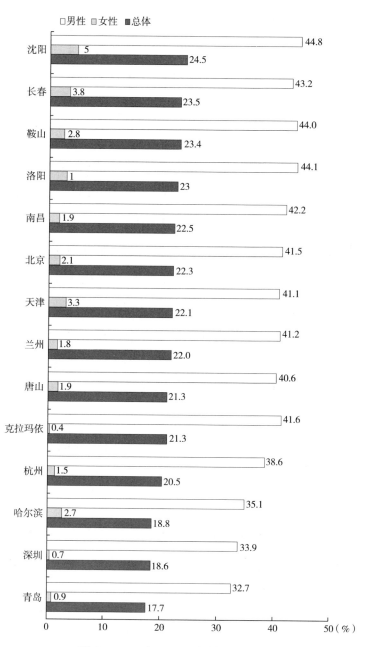

图 5-12 中国 14 城市现在吸烟率

首，均超过 90.0%。在所有 14 个城市中，每日吸烟者的日均吸烟支数都超过了 13.0 支，青岛最高为 15.9 支，兰州最低为 13.2 支。每日吸烟者中重度吸烟者（每天吸烟 20 支或以上）所占的比例都比较高，在 32.0%（兰州）和 49.3%（青岛）之间。

（二）戒烟

现在和既往每日吸烟者中已经戒烟的比例称为戒烟比，是反映一个地区控烟工作成效的重要指标。在所有 14 个城市中，戒烟比都低于 20.0%，其中 5 个城市低于 10.0%（北京、长春、哈尔滨、兰州及唐山）。在 14 个城市中，现在吸烟者缺乏在未来 12 个月内戒烟的意愿。绝大多数的吸烟者都不考虑在未来 12 个月内戒烟，考虑戒烟的比例最高的是深圳，为 22.0%，最低的是鞍山，为 7.9%。调查显示，在所有 14 个城市中，现在吸烟者在过去 12 个月内尝试过戒烟的比例都低于 40.0%。最高的是深圳（39.7%）和克拉玛依（39.6%）；天津和鞍山最低，分别只有 16.4% 和 17.6%（见图 5-13）。尝试戒烟时至少有一次超过 24 小时的比例更低，介于 10.7%（天津）和 30.0%（深圳）之间。

（三）二手烟暴露情况

在 14 个城市中，至少有 40.0% 的成人报告有人在他们工作地点的室内场所吸烟，比例最高的城市是南昌，为 59.6%，比例最低的 3 个城市也都超过 25.0%，分别为 26.2%（青岛）、36.3%（克拉玛依）以及 36.4%（北京）。在 14 个城市中，报告在中小学校（包括室内和室外）发现有人吸烟的比例均超过 20.0%。南昌最高，为 45.0%。在大学的室内区域发现有人吸烟的比例在 32.5%（南昌）和

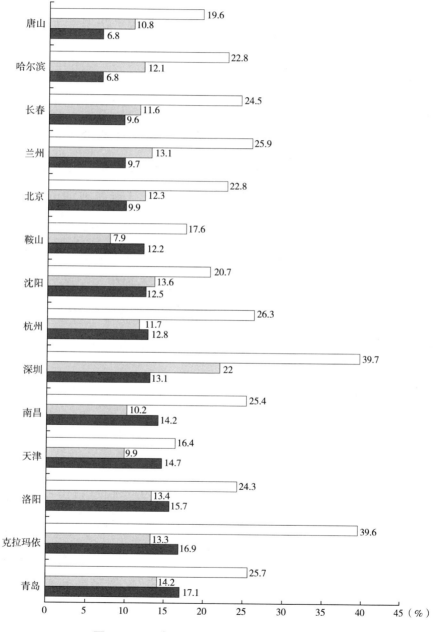

图 5-13　中国 14 城市调查人群戒烟情况

13.8%（唐山）之间。在调查涉及的所有公共场所中，酒吧/夜总会的二手烟暴露情况在所有城市都是最严重的，有一半城市的暴露率超过90.0%，最低的青岛也有69.1%。其次是餐馆，在过去30天内去过餐馆的成人中，报告有人吸烟的比例介于42.4%（深圳）和80.8%（天津）之间。有一半城市，该比例超过70.0%。

几乎所有的成人都支持医疗卫生机构、工作场所、大学和中小学校的室内场所以及出租车完全禁烟；除了沈阳的室内工作场所（88.1%）和出租车（86.2%）支持度略低，对上述场所禁烟的支持度在所有城市均高于90.0%。各城市对餐馆禁烟的支持度也比较高，绝大多数城市在80.0%以上。对酒吧/夜总会禁烟的支持度则相对较低，最高的南昌只有67.9%，最低的兰州则低至29.0%。对室内场所禁烟规定的了解情况并不理想。了解这两类场所禁烟规定的成人比例，最低的分别为34.1%和35.2%（均在南昌），最高也只有69.7%和77.9%（均在哈尔滨）。

（四）烟草营销与控烟宣传

在烟草销售点的卷烟广告和标牌、免费样品、使用促销价格、优惠券、免费礼物/其他产品折扣、带有烟草品牌标志的物品以及邮件促销这7种烟草广告和促销活动中，成人在烟草销售点看到的卷烟广告和标牌的比例相对较高，介于7.6%（鞍山）和14.1%（哈尔滨）之间。在所有城市中，都有一半以上的成人报告过去30天内在报纸/杂志或电视上看到过控烟信息，比例最高的是克拉玛依，为75.5%；最低的是长春，为58.1%。且在电视上看到过控烟信息的比例都高于在报纸/杂志上看到的比例。

（五）知识、态度和认知

　　成人知晓吸烟导致肺癌的比例最高，除兰州和克拉玛依外，各城市都达到90.0%以上。知晓吸烟导致中风、心肌梗死的比例次之。这两个比例最低的都是兰州，分别为32.4%和43.5%，最高的都是天津，分别为66.1%和74.9%。对吸烟导致阴茎勃起障碍的知晓率最低，其范围在20.0%和40.0%之间，最高的深圳也仅为39.4%。

　　成人对二手烟导致肺癌的知晓率最高，所有城市都达到80.0%以上，比例最高的是唐山（92.7%），最低的是兰州（82.1%）。其次是对二手烟导致儿童肺部疾病的知晓率，该比例在74.8%（沈阳）和87.2%（唐山）之间。知晓二手烟导致成人心脏病的比例最低，在49.9%（兰州）和74.3%（天津）之间。在所有14个城市都有相当多的成人错误地认为低焦油卷烟危害比普通卷烟低，这一比例介于24.8%（天津）和42.7%（南昌）之间。不同人群对低焦油卷烟的认识也存在差异，吸烟者更倾向于相信低焦油卷烟的危害较普通卷烟低。此外，14个城市中有9个呈现出教育程度越高持这种错误认识比例越高的趋势。

（六）卷烟经济

　　在14个城市中，现在吸烟者购买每包卷烟花费中位数除杭州（19.9元）、深圳（14.9元）、南昌（12.6元）、哈尔滨（10.0元）和兰州（10.0元）外，其他城市均低于10.0元。购买2000支卷烟的花费占人均GDP的比例（又称相对收入价格）一般被用来衡量卷烟价格的可承受性。大多数城市卷烟的相对收入价格都只略高于

1.0%；相对收入价格最高的是哈尔滨（2.2%）、杭州（2.1%）、洛阳（2.1%）、兰州（2.0%）和南昌（1.9%）。除克拉玛依和天津外，所有城市的成人吸烟者每月购买卷烟花费的中位数均超过150元。其中，杭州的每月花费最高，超过300元，南昌和深圳超过200元，克拉玛依花费最低，每月只有144元。使用每月卷烟花费占人均可支配收入比例衡量卷烟花费在吸烟者日常消费中所占的比重，可以发现，该比值最高的是杭州和南昌（分别为9.2%和10.0%），最低的是北京和天津（分别为5.2%和5.5%）。

第四节　烟草控制存在的问题和展望

一　中国关于FCTC各领域的控烟活动都有待加强

与其他国家相比，中国存在如下问题。[①]

（1）吸烟有害的认识水平非常低。尽管对"二手烟危害"认知有明显提高，但吸烟危害知晓率仍处低位。《2015中国成人烟草调查报告》显示，公众对吸烟危害的知晓度仍处低位，对所谓"低焦油低危害"的错误宣传，知其谬误者只有24.5%，误以为是，或不能回答的仍在75%以上。

（2）打算戒烟率很低。从调查数据看，吸烟者中的39.6%有戒烟意愿，这一比例远低于控烟先进国家。所有曾经和现在吸烟者中，成功戒烟的人数，5年中也只增加了1330万人，在3.16亿名吸烟者中，其数甚微，还不及新增吸烟者的数量。中国较早就

---

① Geoffrey T. Fong 等：《FCTC系列政策在中国的影响和实施现状2006～2010年ITC中国项目研究结果》，《第15届全国控制吸烟学术研讨会论文集》，2011。

在医院尝试建立了戒烟门诊帮助戒烟，但效果并不理想。卫生计生委要求在医疗卫生服务过程中，建立首诊询问吸烟史制度并将其纳入病历考核标准，为吸烟病人提供戒烟指导和服务，但由于相关部门监督乏力，约束效力很低。

（3）健康警示很弱，其各个效果指标低。中国烟害教育之低效，中国民众对吸烟导致疾病的知晓率长期低下，烟草业拒不采用烟包图形警示是一个重要原因。受到烟草业的干扰，警示图形印上中国的烟包始终无法实施，法律部门按照政府信息公开条例向八部委发函，要求回答：是否支持在国内推广"警示图形上烟包"。回复：四个部门支持，两个部门拒绝回答，工信部回避正面回答；国家烟草专卖局则明确表示不支持。

（4）烟草价格相对较低，不能促使吸烟者考虑戒烟。由于烟草价格不是吸烟者考虑戒烟所广泛提到的一个原因，这说明 2009 年中国的烟草提税，没有引起烟草价格上涨，并不是成功的控烟策略。

2014 年中国烟税仅占零售价格的 44.43%，低税率导致中国烟草消费长期居高不下，烟草负担沉重。据测算，中国 2015 年税价调整后，平均每包烟的税负由 51% 增加到 55%，与国际水平仍有差距。理想的烟草税负水平至少应达到：一包烟的税占其零售价格的 75%。因此，中国烟草税仍有较大的上涨空间，提高烟草税将是一个长期过程。

税率设置不合理是中国烟税的另一个问题。税收的存在不只是为了增加国家财政收入，更是为了消除外部性，促进人们合理决策，而中国目前税率设置并未考虑人均可支配收入变化和对高收入阶层和低收入阶层的不同影响，很难起到调整烟草消费、促使人们戒烟的作用。

（5）中国已经开展的控烟活动，如 2008 年北京奥运会开展的相关活动，对于降低公共场所吸烟现象的作用非常弱。与这些无效的控烟政策相反，中国吸烟者对无烟法律的支持率几乎同无烟法律已经成功实行的其他 ITC 国家相似。这说明中国的控烟活动仅仅停留在口头上，却并未落实在行动中。国家应建立更为完善的监督机制，加大惩处力度，加强卫生宣教，使控烟活动发挥应有的作用。

二 发展趋势展望

研究数据显示，2000～2010 年的 10 年中，72% 的国家的男性吸烟率下降，88% 的国家的女性吸烟率下降。这一下降趋势体现出各国控烟成效，但仍需采取更有力的措施和行动来实现 2025 年的控烟目标——将烟草流行率在 2010 年基础上减少 30%。根据调查，仅有 37 个国家有望实现这一目标。因此，2015 年 3 月 18 日，WHO 在第 16 届世界烟草与健康大会上发布的《全球吸烟趋势报告》中称，"无烟"正成为世界新规范，烟草使用率出现下降，但各国政府必须加快控烟步伐，进一步限制烟草制品消费，保护公众健康。许多国家需要做更多工作，通过并执行有效的控烟措施，包括在尚未实施有关措施的地方按照最高实现水平扩大落实最合算的减少需求措施，加强并保持包含全面措施的现有规划以及完整落实《世界卫生组织烟草控制框架公约》。大部分国家在减少烟草需求方面取得的成绩表明，不论国家大小和发展水平高低，应对烟草流行是可能的。①

---

① 世界卫生组织：《2014 年全球非传染性疾病现状报告——实现九个全球预防控制非传染性疾病目标：共同的责任》，2014。

2010 年中国吸烟流行率为 27.3%，预计到 2025 年，中国的吸烟流行率为 24.3%，是 2010 年水平的 89.0%。这说明中国保持现在的控烟水平和烟草流行率下降趋势，是难以完成 WHO 制定的 2025 年控烟目标的。为此，中国必须做出一些必要的改变，以调整烟草控制的未来发展趋势。

（一）禁烟立法的加速推进

2014 年通过的《北京市控制吸烟条例》被赞誉为与《世界卫生组织烟草控制框架公约》接轨、中国控烟史上"最严"的一部地方性法规。之所以被称为最严，是因为规定了"凡是带屋顶的"公共区域都不能吸烟，包括公共场所、工作场所的室内区域，以及公共交通工具。此外，幼儿园、中小学校、文物保护单位、体育场所以及儿童医院的室外区域也禁止吸烟。违反该条例将被处以个人最高 200 元、单位最高 1 万元的罚款。

至今，中国有公共场所禁烟立法（包括地方性法规和规章）的城市已达 18 个，分别为银川、上海、哈尔滨、天津、杭州、广州、鞍山、克拉玛依、青岛、绍兴、兰州、深圳、长春、唐山、南宁、西宁、北京、福州。目前禁烟立法的城市虽然数量不多，但大多是中国主要城市，具有改革风向标的作用，越来越多的城市已经将禁烟立法提上日程，未来必将呈现禁烟立法的热潮。

（二）烟税改革的科学布局

自 2009 年起中国虽然已经有过两次调税，但控烟效果并不理想。其原因之一是提税幅度太小。有调查发现，提税后烟草价格虽略有上涨，但由于城乡居民可支配收入的增加，获得同量卷烟所占收入之比非但没有升高，反而有所降低。原因之二是中国卷烟的价格仍然偏低，尽管近年来卷烟的结构价格持续上涨，但市面上仍然可以找到两三元一包的低价烟。烟草业说，这样做是为了照顾低收入人群的利益。这是伪善。对于低收入人群而言，他们是更需要免受烟草危害的人群，因为他们本来就处于弱势状态，需要保护。吸烟给他们带来疾病、残疾和死亡，将是巨大的悲剧——用于疾病的支出会使他们和他们的家人生活更加艰难。对于他们，戒烟不仅是保持健康、减少支出的选择，也是提高安全感、幸福度的选择。世界上公认的最具有成本效应的控烟措施是提高烟草税收和价格，这也是世界卫生组织推荐的最为有效的单项控烟策略。

2015 年，中国终于迈出了价税联动的第一步。经国务院批准，自 5 月 10 日起，卷烟批发环节从价税税率由 5% 提高至 11%，并按 0.005 元/支加征从量税。这是中国继 2009 年 5 月之后时隔六年再度调整烟草消费税，并首次对卷烟零售价进行了调整。这次烟税改革传递了国家对于烟草控制的决心。中国烟草消费税 1994 年确定税制，1998 年、2001 年、2009 年分别进行过调整。与以往调整相比，此次调整最大的特点是实现了烟草调税与调价的同步推进。烟税实现价税联动，体现了烟税改革的科学布局。虽然经过调价，但中国卷烟依旧是全世界最便宜的一类，同时随着经济增长，居民收入水平的提高，卷烟的实际价格越来越趋向低廉。目前的卷烟价格不足以有效遏制中国烟草消费行为，但为未来烟税科学改革提供了参考，对未来烟税改革具有重要的指导意义。

（三）合理协调烟草业的经济效益和健康影响

2012 年 12 月，中国制定了第一个《烟草控制规划（2012～

2015）》。该规划实际是一个五年规划，因烟草业干扰，延宕了两年制定，成了三年规划，2015 年已经到期。受到烟草业的干扰，现在中国警示图形仍未印上烟盒。控烟履约八部委协调领导小组作为一个松散的机制，各个部门意见不一，控烟行动阻力重重，同时烟草业的介入和从中作梗，使其效能很差。这些都是烟草业对中国控烟行动的极大干扰，不排除这些干扰，中国控烟必然是一纸空谈。

要排除烟草业的干扰，有两种途径。一是真正实行政企分开。国家烟草专卖局，应改为国家烟草监督控制局，主要职责：为实现健康中国的目标，监督管理中国烟草总公司执行国家各项政策措施，认真控烟履约。而中国烟草总公司则应排除在控烟履约领导小组之外。二是如果国家烟草专卖局与中国烟草总公司仍然是一套人马、两块牌子，那么代表烟草业利益的国家烟草专卖局，就应被排除控烟履约领导小组之内。对于领导小组做出的控烟措施，国家烟草专卖局（中国烟草总公司）必须认真执行。

烟草业为中国带来了巨大的经济收益，这是有目共睹的，但同时也对中国国民造成了巨大的健康损失。合理协调烟草业的经济效益和健康影响，是中国未来控烟的必经之路。

第六章 使所有人都能获得药品和疫苗，支持研发疫苗和药品（目标3. b）

第一节 疫苗、药品和研发概述

一 疫苗与药品的可及性

（一）基本药物的可及性

20世纪70年代，为解决必需药品短缺等问题，世界卫生组织（World Health Organization，WHO）提出基本药物概念，建议各国，特别是发展中国家建立国家基本药物政策，以保障公众能以低廉的价格获得基本医疗所需的必需药物。世界卫生组织提出的基本药物的定义为："基本药物是满足人群优先保健需要的药物。"世界卫生组织基本药物标准清单自1977年第一版出版以来每两年更新一次。目前最新的版本是2015年4月更新的第19版世界卫生组织基本药物清单和第5版世界卫生组织儿童基本药物清单①。

基本药物旨在随时在适当的剂量形式下，以可靠的质量，以

① http：//www. who. int/medicines/services/essmedicines_ def/en.

个人和社区能够承受的价格，在有效的卫生系统范围内提供。它们可以为大多数传染性和非传染性疾病提供安全有效的治疗。基本药物是适当考虑疾病流行率和公共卫生相关性、临床疗效和安全性的证据，以及比较成本和成本效益进行选择的。基本药物清单是国家和机构制定基本药物清单的指南。虽然它不是作为一个全球标准而设计的，但是，在过去 30 年中，"标准清单"已促使全球接受基本药物概念，成为促进健康公平的有力手段。大多数国家都有国家名单，有些还有省份或州名单。国家基本药物清单通常与国家临床卫生保健实践指南密切相关，用于培训和监督卫生工作者。

药物所产生的经济影响是巨大的，尤其是在发展中国家。虽然在大多数发达国家，药品支出占公共和私人卫生支出的比例不到五分之一，但药品支出可占转型经济体卫生支出的 15% ～30%，占发展中国家的卫生支出可达到 25% ～66%。① 在大多数低收入国家，药品支出是继人员费用支出和最大家庭卫生支出后最大的卫生公共支出。一些家庭因其成员患严重疾病的药品支出，是导致其贫困的主要原因。尽管目前存在基本药物对健康的潜在影响、药物的大量消耗等问题，但缺乏基本药物、不合理使用药物和药物质量低仍是严重的全球公共卫生问题。

基本药物可及性是各国推行基本药物制度必须实现的一项重要目标。为此，2003 年世界卫生组织和国际健康行动机构（Health Action International，HAI）的专家学者提出了评估基本药物可及性的标准调查法（the WHO/HAI standardized approach）。WHO/HAI

---

① http：//www. who. int/medicines/services/essmedicines_ def/en.

标准调查法制定了调查药品和机构的选择方法，并建议从基本药物供应率、价格和可负担性三个角度评价公立和私立机构基本药物的可及性。

据全球卫生观察站（GHO）数据统计，当前公共卫生设施基本药物供应往往不足。对于选定的仿制药品，低收入和中等收入国家公立卫生医疗机构的供应率分别仅为 37.7% 和 46.0%。私立药店的供应率稍好，但在低收入和中等收入国家的供应率为 70.0% 和 71.7%[①]，略有不足。同时，在一些低收入和中等收入国家，患者必须在公立卫生医疗机构支付药品，选定最低价格的仿制药品的价格可能超过国际参考价格的两倍。例如，在刚果、菲律宾和摩尔多瓦，公立卫生医疗机构提供的价格比国际参考价格高出超过 400%。在私立药店，伊朗的仿制药的价格比国际参考价格高 32%，在萨尔瓦多超过 2700%[②]。专利品牌价格甚至更为昂贵。这导致在许多国家，一些特定的非传染性疾病的治疗根本无法实现。

（二）疫苗的接种率[③]

预防接种工作是卫生事业成效最为显著、影响最为广泛的工作之一，也是各国预防控制传染病最主要的手段。自 20 世纪 80 年代以来，全球在免疫方面取得了相当大的进展，特别是 1974 年世界卫生大会（当时免疫接种率仅为 5%）发起的扩大免疫方案（EPI），每年挽救近 300 万人的生命，使 75 万名儿童免于残疾。

---

① http：//www. who. int/gho/mdg/medicines/availability_ text/en.

② http：//www. who. int/gho/mdg/medicines/price_ text/en.

③ http：//www. who. int/mediacentre/factsheets/fs169/en.

在 1999 年，全世界五岁以下儿童的平均接种率下降到 74%（1990 年为 80%）。世界上 1/4 的儿童仍然没有接受针对 EPI 最初覆盖的六种疾病（麻疹、脊髓灰质炎、百日咳、白喉、破伤风和结核病）的免疫接种。

当前，每年约有 1.3 亿名儿童出生，其中 9100 万名儿童出生在发展中国家，近 3000 万名儿童无法获得免疫接种。全世界免疫接种的差异很大，国家内部城乡之间也缺乏平等。据估计，工业化国家的儿童每人平均接受 11 种疫苗，而来自发展中国家的儿童接种其一半的疫苗就已经不错了。发展中国家的儿童死于疫苗可预防疾病的可能性是工业化国家儿童的 10 倍。在一些国家，高达 70% 的儿童没有接受全套疫苗，最低覆盖率在撒哈拉以南非洲。在整个非洲，超过 40% 的儿童没有接种麻疹疫苗，这是导致婴儿死亡的主要原因，平均每分钟导致一名儿童死亡。世界卫生组织自 1993 年以来一直建议接种乙型肝炎疫苗，但乙型肝炎每年仍造成约 100 万人死亡。为改善以上问题，全球各国应共同努力，在新的可持续发展目标中将有关基本药品和疫苗这一主题列为卫生相关的目标之一。

二　目标

目标 3.b 明确提出要支持研发用于防治主要发生在发展中国家的传染性和非传染性疾病的疫苗和药品，根据《关于 < 与贸易有关的知识产权协议 > 与公共健康的多哈宣言》（以下简称《多哈宣言》）的规定，应向发展中国家提供廉价基本药品和疫苗。《多哈宣言》申明发展中国家有权充分利用《与贸易有关的知识产权协议》中关于采用灵活办法保护公众健康，尤其是让所有人获得药品的条款。

三　测量

（一）联合国统计署提出的测量指标

根据 SDG 指标跨机构专家组（IAEG－SDGs）提出的全球性指标框架，有关 3.b 的指标分为：

3.b.1 可持续获得可负担的药物和疫苗的人口比例；

3.b.2 向医疗研究和基本卫生部门提供的官方发展援助净额总额。

向医疗研究和基本卫生部门提供的官方发展援助净额总额目前是指通过所有捐助方（发展援助委员会捐助者，非发展援助委员会捐助者和多边组织）向医学研究和基本保健部门提供的官方发展援助总额。官方发展援助由发展援助委员会（DAC）负责协调。该委员会向发展中国家提供的官方发展援助，是国际社会援助发展中国家的核心机构，现有 29 个成员（28 个经合组织成员国和欧盟）。官方发展援助每项交易都是以促进发展中国家的经济发展和福利为其主要目标来管理的，同时具有优惠性质，赠予水平 25% 以上的赠款或贷款（按 10% 的折扣率计算）。此外，医疗研究和基本卫生部门也由 DAC 定义。医学研究参见债权人报告系统（CRS）部门代码 12182，基本卫生涵盖 122 系列中所有代码①。该数据由国家行政部门（援助机构、外交部或财政部等）进行统计，于每年 12 月公布上一年总额。

（二）世界卫生组织全球卫生观察站 GHO 使用的监测指标②

全球卫生观察站（GHO）致力于组织相关数据以监测可持续

---

① http：//www. oecd. org/dac/stats/purposecodessectorclassification. htm.

② http：//www. who. int/gho/en.

发展目标（SDG）的进展情况，包括监测总体卫生目标进展情况的卫生状况指标，跟踪卫生指标公平性的指标，以及具体卫生和可持续发展目标中卫生相关目标的指标。根据全球卫生观察站数据库，3.b的相关指标分为基本药物、重点卫生技术和免疫三大类别的一系列指标。

1. 基本药物类的指标

（1）选定的仿制药品平均供应率；

（2）选定的仿制药品中位价格比（MPR）。

以上数据均通过 WHO/HAI 标准调查法①进行测量。

调查药品的选择依据 2008 年《调查指导手册》（第 2 版）②。其中规定了三类药品调查目录：①国际核心药品目录，含有 14 种药品，主要用于国际比较；②地区核心药品目录，将世界区域分为中东、东地中海、非洲、拉丁美洲和加勒比海、东南亚以及环西太平洋 6 个地区，每个地区的核心目录包含 16 种药品，我国属于环西太平洋地区；③补充目录，各个国家可以根据本国用药习惯和疾病谱特点另外遴选 20 个药品用于调查。

关于调查机构的选择，WHO/HAI 建议各国应进行区域范围调查，确定的样本地区至少为 6 个，包括 1 个中心行政地区和 5 个距离中心行政地区 1 天车程的行政地区。调查机构包括医疗卫生机构、零售药店和非政府组织的卫生机构。每个调查地区至少选择 5 家医疗卫生机构，包括该地区的 1 家主要医疗卫生机构和随机选择的 4 家距离主要医疗卫生机构 3 小时车程内的医疗卫生

---

① http：//www. haiweb. org/medicineprices/manual/manuals/Medicine Prices. pdf.

② WHO, HAI. *Measuring Medicine Prices*, *Availability*, *Affordability and Price Components*. 2008：34.

机构，并选择距所选定医疗卫生机构最近的私立药店作为另一组调查对象。

对于药品的供应率，以配备该药品的机构数占调查机构总数的比例来衡量。国际上对药品供应率没有严格统一的标准，一般认为低于30%则供应率很低，30%～50%则供应率较低，50%～80%则供应率较好，高于80%则供应率很好①。

MPR则是指某一药品单位价格的中位数与该药品国际参考单位价格的比值，药品的国际参考价（IRP）来自卫生管理科学组织（Management Sciences for Health，MSH）出版的《国际药品价格指南》（Drug Price Indicator Guide，DPIG，现行DPIG为2010年版）中的供应商中位价格。如果MPR < 1，则表示调查地区该药品的价格低于国际参考价格；如果MPR > 1，则表示该药品价格高于国际参考价格。国际上没有公认的MPR通行标准，公立卫生医疗机构药品采购的MPR ≤ 1，公立卫生医疗机构药品零售的MPR ≤ 1.5，私立药店药品零售的MPR ≤ 2。对于所选目录中的所有药品都要调查两类价格：创新品牌药（原研药）价格和等效仿制药的最低价格。创新品牌药生产厂商的药品价格由该指南统一确定，等效仿制药的最低价格以各调查机构价格为准。

2. 重点卫生技术方面

（1）生物医学工程师密度（每1万人）。数据有三个不同的来源。首先来自向政府办公室和卫生部推出的WHO生物医学工程全球资源调查。其次是医学和生物工程联合会（IFMBE）（与世界卫生组织有正式关系的非政府组织）和其他专业学会在国际上的直

---

① http：//www.haiweb.org/medicineprices.

接报告。最后是由大学提供生物医学工程师的学士、硕士或博士学位数据。

（2）健康基础设施。数据来源：各国卫生部进行的 2013 年医疗设备基线调查，由 HQ/HIS/EMP/PAU 指导。人口数来自《世界人口前景：2012 年修订版》（2013 年中期估计）。

①医院密度（每 10 万人）：国家可用医院数/人口数。

②卫生站密度（每 10 万人）：国家可用卫生站数/人口数。卫生站位于社区中心，其床位数量非常有限，治疗和预防护理资源有限，通常由卫生工作者或护士协助。

③卫生中心密度（每 10 万人）：国家可用卫生中心数/人口数。

④地区/乡村医院密度（每 10 万人）：国家可用地区/乡村医院数/人口数。

⑤省医院密度（每 10 万人）：国家可用省医院数/人口数。

⑥专科医院密度（每 10 万人）：国家可用专科医院数/人口数。这些专科医院可以是：区域、专业、教学医院，研究医院或联邦/国家研究所。

（3）医疗设备。数据来源：通过 HQ/HIS/EMP/PAU 指导的，由国家卫生部联络点进行更新的 2013 年医疗器械基准国家调查。此外，在医疗器械列表数据中，当线性加速器、远距离钴疗、放射治疗和乳房 X 片仪器数据以上来源缺失时，使用放射治疗中心目录（DIRAC）国际原子能机构数据。人口数据来自《世界人口前景：2012 年修订版》（2013 年中期估计数）。

①卫生技术政策：包括存在卫生技术（医疗器械）国家政策、有负责医疗器械管理卫生部单位两个指标。

②医疗器械列表：包括提供国家标准或推荐的医疗器械清单、提供建议高负担疾病使用的健康技术类型列表两个指标。

国家标准或推荐的医疗器械清单，有助于确定特定临床程序所需的医疗器械。因此，它们有助于在需要时增加医疗装置的可用性。有以下四个类别：针对不同的医疗设施；针对具体程序；针对不同的医疗设施和具体程序；无可用列表。

③医用器材：共8项指标。

磁共振成像仪密度（每百万人）是指公共和私营部门的磁共振单位数（每百万人），用国家可用磁共振成像仪设备的数量除以人口数。

CT断层扫描密度（每百万人）是指公共和私营部门的磁共振单位数（每百万人），用国家可用CT断层扫描设备的数量除以人口数。

PET密度（每百万人）是指公共和私营部门的PET单位数（每百万人），用国家可用PET设备的数量除以人口数。

γ相机或核医学密度（每百万人）是指公共和私营部门的γ相机或核医学单位数（每百万人），用国家可用γ相机或核医学设备的数量除以人口数。

线性加速器密度（每百万人）是指公共和私营部门的线性加速器单位数（每百万人），用国家可用线性加速器设备的数量除以人口数。

远距离钴疗密度（每百万人）是指公共和私营部门的远距离钴疗单位数（每百万人），用国家可用远距离钴疗设备的数量除以人口数。

放射治疗密度（每百万人）是指公共和私营部门的远距离放

射治疗（钴－60）单位数（每百万人），用国家可用放射治疗设备的数量除以人口数。

乳房 X 片密度（每百万年龄在 50～69 岁之间的女性人数）是指公共和私营部门的乳房 X 片单位数（每百万年龄在 50～69 岁之间的女性人数），用国家可用乳房 X 片设备的数量除以年龄在 50～69 岁之间的女性人数。

3. 免疫

数据来源（PAB 除外）包括以下两个。首先，服务/设施报告系统（"行政数据"）。根据疫苗接种服务提供者（例如，区卫生中心、疫苗接种小组、医生）的疫苗接种报告，依据服务/设施记录进行的估计。免疫接种率的估计通过将接种总数除以目标人群中的儿童人数，通常根据普查预测得出。其次，家庭调查。调查项目对应于儿童历史接种率调查。调查的主要类型是扩大免疫方案（EPI）30 类调查，儿童基金会多指标类集调查（MICS）和人口与健康调查（DHS）。基于家庭的疫苗接种记录是由个人或其照顾者（如母亲、父亲、祖父母等）保存的由卫生当局（国家、省区市卫生部门）颁发的个人疫苗接种医疗文件（通常为纸质版）。由负责接种的卫生工作者填写，文件内容包括姓名、编号、接种疫苗剂量、接种时间等信息。首选数据源：家庭调查。

（1）卡介苗（BCG）1 岁以下免疫接种率（%）。在给定年份接受一剂卡介苗（BCG）疫苗的 1 岁儿童的百分比。家庭调查中，该指标估计在调查前接受一剂卡介苗（BCG）疫苗的 12～23 个月龄儿童的百分比。

（2）百白破（DTP3）1 岁以下的免疫接种率（%）。在给定年份中接受三剂联合白喉、破伤风类毒素和百日咳疫苗的 1 岁儿童的百分比。家庭调查中，指标估计为在调查前接受三剂联合白喉、破伤风类毒素和百日咳疫苗的 12～23 个月龄儿童的百分比。

（3）乙肝疫苗（HepB3）1 岁以下的免疫接种率（%）。在给定年份中接受三剂乙肝疫苗（HepB3）的 1 岁儿童的百分比。家庭调查中，指标估计为在调查前接受三剂乙肝疫苗（HepB3）的 12～23 个月龄儿童的百分比。

（4）流感嗜血杆菌疫苗（Hib3）1 岁以下的免疫接种率（%）。在给定年份中接受三剂流感嗜血杆菌疫苗（Hib3）的 1 岁儿童的百分比。家庭调查中，指标估计为在调查前接受三剂流感嗜血杆菌疫苗（Hib3）的 12～23 个月龄儿童的百分比。

（5）麻疹（MCV）1 岁以下的免疫接种率（%）。在给定年份内接受至少一剂含麻疹疫苗的 1 岁以下儿童的百分比。对于建议在 12 个月以上儿童接种第一剂麻疹疫苗的国家，该指标计算为少于 12～23 个月龄的接受一剂含麻疹疫苗的儿童的比例。家庭调查中，该指标估计为 12～23 个月的儿童在调查前任何时间或 12 个月龄之前接受至少一剂麻疹疫苗的百分比。

（6）新生儿出生时对新生儿破伤风（PAB）的保护（%）。PAB 接种率是指在给定年份中由于母亲接受免疫接种，使新生儿获得免疫破伤风所占的比例。PAB 全球和区域接种率是世界卫生组织/儿童基金会对来自联合国人口司世界人口前景的目标人口的全国接种率的加权总和。目标人口的规模是全国每年的出生人数。PAB 接种率使用数学模型估计。此模型将妇女群体和婴儿进行关联。一些妇女在怀孕时也通过常规服务接受结核菌素试验（TT），并且在补充免疫活动（SIAs）期间也可以接受 TT。该模型还考虑到其他年份的接种率模式和/或通过调查获得的结果，调整报告中的数据。然后根据世界卫生组织对接受剂量的对应保护期限估计，进行保护期的计算。

（7）小儿麻痹症疫苗（Pol3）1岁以下的免疫接种率（%）。在给定年份中接受三剂小儿麻痹症疫苗（Pol3）的1岁儿童的百分比。家庭调查中，指标估计为在调查前接受三剂小儿麻痹症疫苗（Pol3）的12~23个月龄儿童的百分比。

由于GHO监测的相关指标相对复杂，为更好讨论3. b目标，本章将重点分析有关基本药品和免疫两大指标，并讨论一定的医疗设备指标。

第二节　全球疫苗、药品和研发现状

一　基本药品

（一）全球现状

因为供应量小、价格昂贵，穷人仍然难以获得或者采购基本药品。一些在发展中国家举行的国家和国家以下各级调查得出的数据显示，他们获得价格低廉的（通用名）药品的机会仅略有增加。2007~2011年，某些药品的平均供应率，在公共部门医疗卫生机构为51.8%，私人部门为68.5%，比用以前的衡量方式得出的数字多了几个百分点。在低收入和中下收入国家的次级样本中，基本（通用名）药品的供应在公共部门卫生机构中仅为50.1%，在私人机构中是67%（见图6-1）。中等偏上收入国家公共医疗卫生机构的通用名药品平均供应率甚至更低，为44.4%。数据显示出通用名药品的供应很不平等，巴西南里约格朗德为0，伊朗为

96.7%。在大多数低收入和中等收入国家，穷人依赖公共部门获得药品，因为他们从那里可以免费获得，或者以远低于私人部门的价格获得，而私人部门供应的药品大多数是高价创新品牌药①。

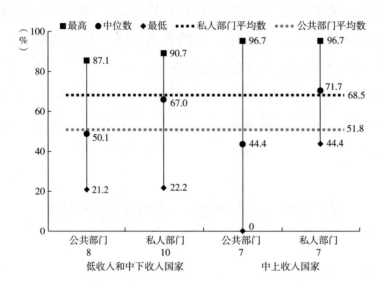

图 6 - 1 2007 ~ 2011 年公共和私人医疗卫生机构部分
通用名药品供应率中位数

说明：收入分组标记之上的数字，表示国家数量。各国调查的药品组合各不相同。

资料来源：世界卫生组织/国际保健行动，使用 2007 ~ 2011 年实施的药品价格和供应率调查得出的数据，调查利用了世界卫生组织/国际保健行动的标准方法，可查阅 http：//www. haiweb. org/medicineprices。

在 GHO 提供的 40 个国家 2007 ~ 2013 年选定的仿制药品平均供应率数据中②，可以看到基本药物供应存在巨大的不平等。例如，俄罗斯选定的仿制药品平均供应率很好，公共和私立药店均达到100%，伊朗均达到96.7%。而一些国家选定的仿制药品平均供应率很低，例如中国公共和私立药店仿制药品平均供应率分别

---

① http：//www. who. int/medicines/mdg/mdg8report2012_ ch. pdf？ua = 1.

② http：//apps. who. int/gho/data/node. main. 488？lang = en.

为 15.5% 和 13.3%。除此之外，一些国家不同来源药品平均供应率也有很大差异，例如巴西私营来源药品供应率为 76.7%，而公共部门来源为 0。

A. Cameron 等（2010）将 36 个发展中国家和中等收入国家关于药品价格评价所做的 45 项研究的结果进行了再分析。结果显示，其中至少 80% 的调查涉及的 15 种药品的等效仿制药，其政府采购价与国际参考价格相比，MPR 值为 1.11。公立医疗机构的政府采购价在美洲、地中海东部和东南亚地区接近或是低于国际参考价格，而在非洲、欧洲和西太平洋地区则平均高出国际参考价格的 34% ~ 44%。同时这些药品的 MPR 值在世界银行所划分的不同收入组中的变化范围也不同。在低收入国家，等效仿制药的 MPR 值从苏丹到尼日利亚在 0.09 ~ 5.37 之间变化；而在中等偏低收入国家，其值则从约旦到菲律宾的变化范围为 0.33 ~ 2.94①。

许多国家的公立医疗机构免费提供药品，但是供应率往往很低。对于那些不是免费提供药品的公立医疗机构，即使是那些非常便宜的仿制药，其零售价仍然是国际参考价格的许多倍；按地区划分，这 15 种药品在公立医疗机构零售价的 MPR 值从美洲到西太平洋地区国家在 3.18 ~ 11.95 之间变化。但是，药品在零售药店的零售价通常都高于在公立医疗机构的零售价。欧洲和西太平洋地区仿制药的价格在公立医疗机构和零售药店是差不多的，原研药的价格在零售药店要高于公立医疗机构。原研药与等效仿制药的价格在低收入国家和中等收入国家的零售药店里相差的幅度在 300% 以

---

① A. Cameron, M. Ewen, D. Ross – Degnan, D. Ball, R. Laing, Medicine Prices, A-
availability, and Affordability in 36 Developing and Middle – income Countries: A
Secondary Analysis, 2010.

上，在中等偏上收入国家是 152%，而在印度仅相差 6%①。

在发展中国家，可获得的基本药品价格仍然比较昂贵，换句话说，它们比国际参考价要贵几倍。新数据显示，情况几乎没有改善。上文提到的调查显示，公共部门的平均价格，仍然比国际参考价高 2.6 倍。在发展中国家的私人部门，患者支付的药费要高 5 倍。在低收入和中下收入国家，患者购买价格最低的通用名药品的价格，平均为公共部门机构国际参考价的 3.1 倍，为私人部门机构的 5.3 倍（见图 6-2）。在中等偏上收入国家，私人部门的平均价格略低于低收入和中等收入国家（为国际参考价的 4.7 倍）。中等偏下收入国家私人部门的价格，相差最大，在印度尼西亚为国际参考价的 2 倍，而圣多美和普林西比则比国际参考价高出近 14 倍②（见图 6-2）。

（二）典型国家的比较

1. 海地（2011 年 8 月）③

海地位于加勒比海地区，属于岛屿国家，同时也是最不发达国家之一。海地于 2011 年开展了对药品价格、供应率、可负担性及药品价格组成的调查研究。这项研究按照 WHO/HAI 指南提供的方法，收集该国所有 11 个省份 4 个部门（公共、私营、非政府组织和混合部门）药品的平均供应率及 MPR 值数据。公共部门的仿制药品、非政府组织和混合部门平均供应率均很低，分

---

① 罗莎、马爱霞：《WHO/HAI 药品价格评价及应用介绍》，《中国药物经济学》2010 年第 5 期，第 73~80 页。

② http：//www.who. int/medicines/mdg/mdg8report2012_ ch. pdf？ ua = 1.

③ http：//www. haiweb. org/medicineprices.

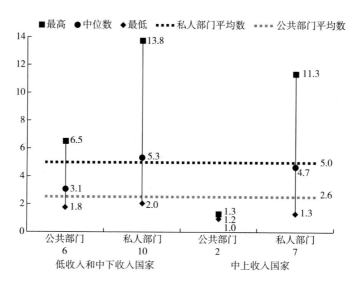

图 6 - 2　2007～2011 年公共和私人机构部分通用名药品的
消费价格与国际参考价格比

　　说明：收入分组标记之上的数字，表示国家数量。各国调查的药品组合各不相同。数据未根据国际参考价（保健管理科学协会的价格）的不同使用年份、汇率波动、国家通货膨胀率、购买力平价变化、发展水平及其他因素做出调整。

　　资料来源：世界卫生组织/国际保健行动，使用 2007～2011 年实施的药品价格和供应率调查得出的数据，调查利用了世界卫生组织/国际保健行动的标准方法，可查阅 http：//www. haiweb. org/medicineprices。

别为 20%、23% 和 23%；私营部门平均供应率较低，为 37%。在公共和私营部门，等效仿制药的最低价格 MPR 值特别高，分别为 4. 77 和 7. 25。虽然私营部门的原研药供应率很低，仅为 5%，但它们的价格非常高（IRP 的 35 倍），而对于那些低工资的人来说，即使是一些最低价格的泛型，这些品牌的价格也不可承受。

2. 鞑靼斯坦共和国，俄罗斯（2011 年 2 月）①

俄罗斯属于欧洲地区，同时是金砖国家的成员国之一。鞑靼

---

　　① http：//www. haiweb. org/medicineprices.

斯坦共和国又称为塔塔尔斯坦，是俄罗斯联邦的一个自治共和国，属于伏尔加联邦管区，为一个发达的工业和农业生产机械化共和国。鞑靼斯坦共和国于 2011 年开展了对药品价格、供应率、可负担性及药品价格组成的调查研究。这项研究按照 WHO/HAI 指南提供的方法，收集俄罗斯鞑靼斯坦共和国 5 个地区公共和私立药店的 95 种药物（主要用于心血管疾病）。其中，仿制药品平均供应率在公立卫生医疗机构很好，为 89%；在私立药店较好，为 75%。政府采购价格非常高，原研药和最低价格仿制药的 MPR 值分别为 12.32 和 2.92。患者在公立卫生医疗机构方面支付的费用略少（但仍然较高）。在私立药店，原研药和最低价格仿制药的 MPR 值为 12.56 和 3.98。

3. 新德里，印度（2011 年 7 月）①

印度属于发展中国家，属于东南亚地区，同时是金砖国家的成员国之一。新德里为印度首都，素以制造传统的工艺品著称，独立后发展成一个中小规模的制造工业中心，尤以电子产品在全国占重要地位。新德里于 2011 年开展了对药品价格、供应率、可负担性及药品价格组成的调查研究。这项研究按照 WHO/HAI 指南提供的方法，收集新德里 8 个地区的公立卫生医疗机构和私立药店药品平均供应率及 MPR 值数据。公立卫生医疗机构（药品免费）的基本药品清单上药物的平均供应率较低，为 48.8%。政府总体采购价格是合理的，但是 5 家采购药品的机构的一些药品价格变化很大，显示药品采购可能需要更有效率。私立药店药品价格从国际参考价格（IRP）的 44% 到单个药品的 1500% 不等。最低仿制

---

① http://www.haiweb.org/medicineprices.

药价格是 IRP 的 2. 83 倍。通过调查分析，在 7 种药物中发现 3 种药物存在制造商、批发商和零售商之间的贸易计划，例如 "买 10 赠 2"，零售加价高于已有的加价，5% 的增值税用于药物。

二　医疗设备①

（一）卫生技术

根据 2014 年医疗器械基线国家调查，卫生技术（医疗器械）国家政策的数据显示，属于分类 "是，它是国家卫生计划/计划或政策的一部分" 占 31. 41%（60）；属于 "是，但不是国家卫生计划/计划或政策的一部分" 占 10. 47%（20）；属于 "否" 占 47. 12%（90）；属于 "数据未提供" 占 10. 99%（21）。

（二）医疗器械列表

根据 2014 年医疗器械基线国家调查，医疗器械中提供国家标准或推荐的医疗器械清单的数据显示，属于分类 "针对不同的医疗设施和具体程序" 占 26. 29%；"针对不同的医疗设施" 占 22. 16%；属于 "针对具体程序" 占 4. 12%；属于 "无可用列表" 占 28. 87%；属于 "数据未提供" 占 18. 56%。

根据 2014 年医疗器械基线国家调查，医疗器械中提供建议高负担疾病使用的健康技术类型列表的数据显示，属于分类 "不止一个列表" 占 27. 32%；"无可用列表" 占 56. 7%；属于 "数据未提供" 占 15. 98%。

---

① http：//apps. who. int/gho/data/node. main. PHTMEDICALDEVICES？ lang = en.

（三）医用器材

根据 2014 年医疗器械基线国家调查，CT 断层扫描密度（每百万人）数据显示，在 135 个国家中，有 41 个国家每百万名居民没有至少一台计算机断层扫描设备；123 个国家中有 13 个国家每百万名居民没有至少 1 台乳房 X 片设备。

（四）命名系统

根据 2014 年医疗器械基线国家调查，医疗设备命名系统具体用途的数据显示，分类属于"用于采购"占 12.73%；属于"用于监管目的"占 10%；属于"用于监管目的和采购"占 6.36%；属于"未标明"占 52.73%；属于"用于库存"占 0.91%；属于"数据未提供"占 17.27%。

（五）采购

根据 2014 年医疗器械基线国家调查，医疗器械采购的国家准则、政策或建议数据显示，分类属于"Yes"占 41.24%；属于"No"占 46.91%；属于"数据未提供"占 11.86%。已制定国家级别医疗器械采购准则的国家不到一半。

三　疫苗

（一）卡介苗（BCG）1 岁以下免疫接种率[①]

自 1980 年到 2015 年，全球卡介苗（BCG）1 岁以下的免疫接

---

① http：//apps. who. int/gho/data/node. main. A824？lang = en.

种率基本呈逐步上升的趋势，从 15% 上升到 88%，上升了 73 个百分点（见图 6 - 3）。

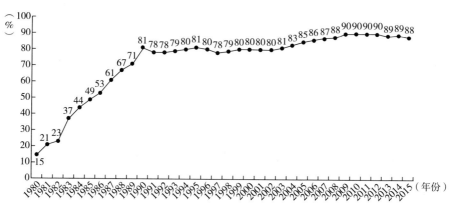

图 6 - 3　卡介苗（BCG）免疫接种率全球变化趋势

资料来源：GHO。

根据按世界银行标准划分的低、中等偏低、中等偏高、高收入国家卡介苗（BCG）1980 ~ 2015 年全球 1 岁以下的免疫接种率可以发现，自 1980 年起，基本上各类型国家（低、中等偏低、中等偏高、高收入国家）和全球范围，BCG 的免疫接种率逐步提升。对比不同收入国家的 BCG 免疫接种率可以发现，在近几年中，收入中等偏高的国家，免疫接种率最高，其次是高收入国家，而低及中等偏低国家免疫接种率较低。截至 2015 年，低、中等偏低、中等偏高、高收入国家和全球范围 BCG 的免疫接种率分别为 83%、84%、96%、89% 和 88%（见图 6 - 4）。

根据 GHO 提供的按 WHO 地域标准划分的非洲、美洲、东南亚、欧洲、东地中海、西太平洋地区卡介苗（BCG）1980 ~ 2015 年全球 1 岁以下的免疫接种率可以发现，自 1980 年起，基本上各地域（非洲、美洲、东南亚、欧洲、东地中海、西太平洋地区）

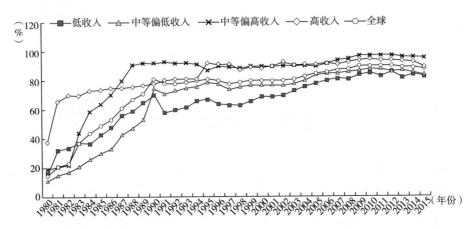

图6-4 全球卡介苗（BCG）世界银行分类免疫接种率

资料来源：GHO。

和全球范围，BCG 的免疫接种率逐步提升。对比不同地域的 BCG 免疫接种率可以发现，美洲和西太平洋地区 BCG 免疫接种率较高，而非洲地区则普遍偏低。截至 2015 年，非洲、美洲、东南亚、欧洲、东地中海、西太平洋地区和全球范围 BCG 的免疫接种率分别为 80%、95%、87%、89%、87%、96% 和 88%（见图 6-5）。

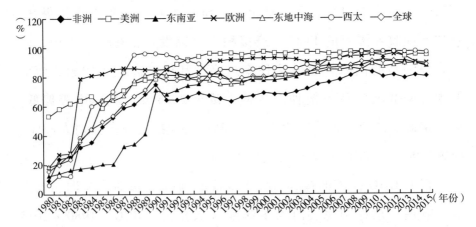

图6-5 全球卡介苗（BCG）WHO 地域分类免疫接种率

资料来源：GHO。

（二）百白破（DTP3）1 岁以下的免疫接种率

WHO/UNICEF 提供的 2015 年全球百白破（DTP3）免疫接种率数据显示，接种率低于 50% 的国家占 3%（6 个），接种率为 50% ~79% 的国家占 14%（28 个），接种率为 80% ~89% 的国家占 18%（34 个），接种率高于 90% 的国家占 65%（126 个）①。

根据 GHO 提供的数据，百白破（DTP3）1980 ~2015 年全球 1 岁以下的免疫接种率基本呈逐步上升的趋势，从 21% 上升到 86%，上升了 65 个百分点（见图 6 - 6）。

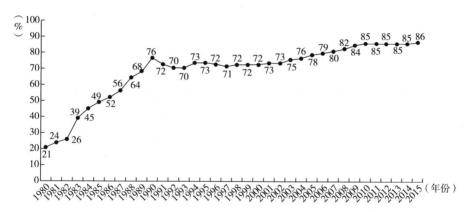

图 6 - 6　百白破（DTP3）免疫接种率全球变化趋势
资料来源：GHO。

根据按世界银行标准划分的低、中等偏低、中等偏高、高收入国家百白破（DTP3）1980 ~2015 年全球 1 岁以下的免疫接种率可以发现，自 1980 年起，基本上各类型国家（低、中等偏低、中等偏高、高收入国家）和全球范围，DTP3 的免疫接种率逐步提

① http：//gamapserver. who. int/mapLibrary/app/searchResults. aspx.

升。对比不同收入国家的 DTP3 免疫接种率可以发现，收入越高的国家，一般免疫接种率也越高。截至 2015 年，低、中等偏低、中等偏高、高收入国家和全球范围 DTP3 的免疫接种率分别为 80%、81%、93%、96% 和 86%①（见图 6 – 7）。

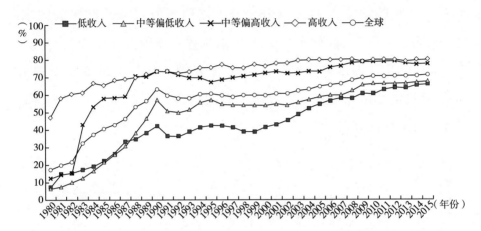

图 6 – 7　全球百白破（DTP3）世界银行分类免疫接种率

资料来源：GHO。

（三）乙肝疫苗（HepB3）1 岁以下的免疫接种率

根据 WHO/UNICEF 提供的 2015 年全球乙肝疫苗（HepB3）免疫接种率数据，接种率低于 50% 的国家占 3%（6 个），接种率为 50% ~ 79% 的国家占 16%（30 个），接种率为 80% ~ 89% 的国家占 18%（35 个），接种率高于 90% 的国家占 59%（114 个）②。

根据 GHO 提供的数据，乙肝疫苗（HepB3）1990 ~ 2015 年全球 1 岁以下的免疫接种率基本呈逐步上升的趋势，从原有的 1% 上

---

① http：//apps. who. int/gho/data/node. main. A824？ lang = en.

② http：//gamapserver. who. int/mapLibrary/app/searchResults. aspx.

升到 84%，上升了 83 个百分点①（见图 6 - 8）。

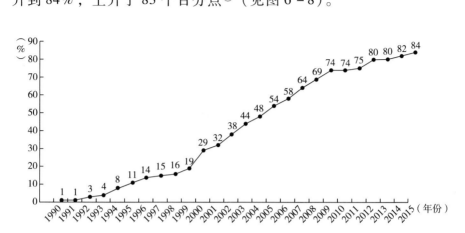

图 6 - 8　乙肝疫苗（HepB3）免疫接种率全球变化趋势

资料来源：GHO。

根据 GHO 提供的按世界银行标准划分的低、中等偏低、中等偏高、高收入国家乙肝疫苗（HepB3）1989～2015 年全球 1 岁以下的免疫接种率可以发现，自 1989 年起，基本上各类型国家（低、中等偏低、中等偏高、高收入国家）和全球范围，HepB3 的免疫接种率逐步提升。对比不同收入国家的 HepB3 免疫接种率可以发现，近几年，收入中等偏高的国家，免疫接种率最高。截至 2015 年，低、中等偏低、中等偏高、高收入国家和全球范围 HepB3 的免疫接种率分别为 80%、81%、93%、76% 和 84%②（见图 6 - 9）。

自 1980 年起，基本上各地域（非洲、美洲、东南亚、欧洲、东地中海、西太平洋地区）和全球范围，HepB3 的免疫接种率逐步提升。对比不同地域的 HepB3 免疫接种率可以发现，美洲和西太平洋地区 HepB3 免疫接种率较高，而非洲地区则普遍偏低。

① http：//apps. who. int/gho/data/node. main. A824？ lang = en.
② http：//apps. who. int/gho/data/node. main. A824？ lang = en.

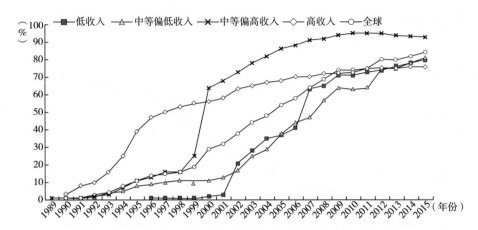

图 6－9 全球乙肝疫苗（HepB3）世界银行分类免疫接种率

资料来源：GHO。

（四）流感嗜血杆菌（Hib3）1 岁以下的免疫接种率

根据 WHO/UNICEF 提供的 2015 年全球流感嗜血杆菌（Hib3）免疫接种率数据，接种率低于 50% 的国家占 4%（8 个），接种率为 50%～79% 的国家占 16%（32 个），接种率为 80%～89% 的国家占 18%（34 个），接种率高于 90% 的国家占 60%（117 个），数据未提供或无计划的国家占 2%（3 个）[1]。

流感嗜血杆菌（Hib3）1992～2015 年全球 1 岁以下的免疫接种率基本呈逐步上升的趋势，从 1% 上升到 64%，上升了 63 个百分点[2]（见图 6－10）。

根据 GHO 提供的按世界银行标准划分的低、中等偏低、中等偏高、高收入国家流感嗜血杆菌（Hib3）1991～2015 年全球 1 岁以下的免疫接种率，可以发现，自 1991 年起，基本上各类型

————————

① http：//gamapserver. who. int/mapLibrary/app/searchResults. aspx.

② http：//apps. who. int/gho/data/node. main. A824？ lang = en.

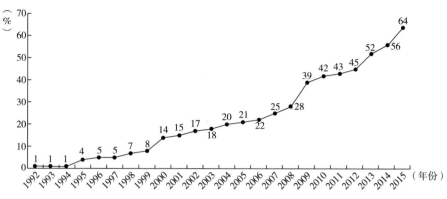

图 6 – 10 流感嗜血杆菌（Hib3）免疫接种率全球变化趋势
资料来源：GHO。

国家（低、中等偏低、中等偏高、高收入国家）和全球范围，Hib3 的免疫接种率逐步提升。对比不同收入国家的 Hib3 免疫接种率可以发现，高收入国家免疫接种率最高，其次是低收入国家，而中等偏高收入国家免疫接种率最低。截至 2015 年，低、中等偏低、中等偏高、高收入国家和全球范围 Hib3 的免疫接种率分别为 80%、65%、41%、95% 和 64%[①]（见图 6 – 11）。

（五）麻疹疫苗（MCV）1 岁以下的免疫接种率

根据 WHO/UNICEF 提供的 2015 年全球麻疹疫苗（MCV）免疫接种率数据，接种率低于 50% 的国家占 2%（4 个），接种率为 50%～79% 的国家占 20%（38 个），接种率为 80%～89% 的国家占 17%（33 个），接种率高于 90% 的国家占 61%（119 个）[②]。

根据 GHO 提供的数据，麻疹疫苗（MCV）1980～2015 年全球 1 岁

① http：//apps.who.int/gho/data/node.main.A824？lang＝en.

② http：//gamapserver.who.int/mapLibrary/app/searchResults.aspx.

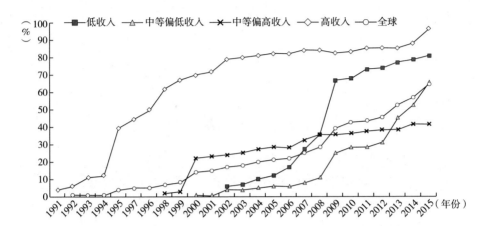

图 6-11　全球流感嗜血杆菌（Hib3）世界银行分类免疫接种率

资料来源：GHO。

以下的免疫接种率基本呈逐步上升的趋势，从 17% 上升到 85%，上升了 68 个百分点① （见图 6-12）。

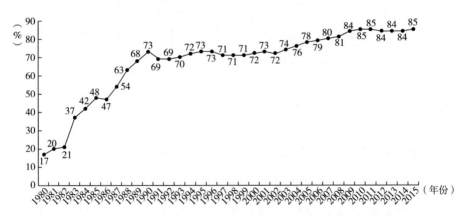

图 6-12　麻疹疫苗（MCV）免疫接种率全球变化趋势

资料来源：GHO。

根据 GHO 提供的按世界银行标准划分的低、中等偏低、中

---

① http：//apps. who. int/gho/data/node. main. A824？ lang = en.

等偏高、高收入国家麻疹疫苗（MCV）1980～2015年全球1岁以下的免疫接种率，可以发现，自1980年起，基本上各类型国家（低、中等偏低、中等偏高、高收入国家）和全球范围，MCV的免疫接种率逐步提升。对比不同收入国家的MCV免疫接种率可以发现，收入越高的国家，一般免疫接种率也越高。截至2015年，低、中等偏低、中等偏高、高收入国家和全球范围MCV的免疫接种率分别为78%、80%、94%、94%和85%[①]（见图6-13）。

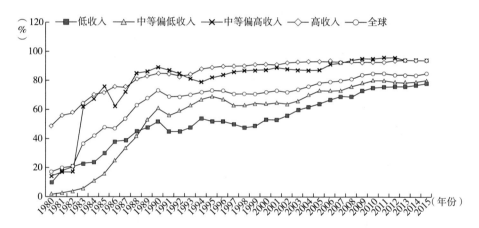

图6-13　全球麻疹疫苗（MCV）世界银行分类免疫接种率

资料来源：GHO。

（六）新生儿出生时对新生儿破伤风（PAB）的保护

新生儿破伤风全球接种率为50%～60%（不含60%）的国家占1%（1个），接种率为60%～70%（不含70%）的国家占3%（3个），接种率为70%～80%（不含80%）的国家占12%（13

[①]　http：//apps. who. int/gho/data/node. main. A824？ lang = en.

个），接种率高于 80% 的国家占 83%（88 个），数据未提供或无计划的国家占世界所有国家的 45%①。PAB1980～2015 年全球 1 岁以下的免疫接种率基本呈逐步上升的趋势，从 8% 上升到 83%，上升了 75 个百分点②（见图 6-14）。

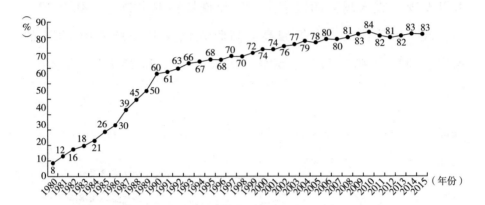

图 6-14　PAB 免疫接种率全球变化趋势

资料来源：GHO。

根据 GHO 提供的按世界银行标准划分的低、中等偏低、中等偏高、高收入国家 PAB1980～2015 年全球 1 岁以下的免疫接种率可以发现，自 1980 年起，基本上各类型国家（低、中等偏低、中等偏高、高收入国家）和全球范围，PAB 的免疫接种率逐步提升。对比不同收入国家的 PAB 免疫接种率可以发现，收入越高的国家，一般免疫接种率也越高。截至 2015 年，低、中等偏低、中等偏高、高收入国家和全球范围 PAB 的免疫接种率分别为 81%、82%、87%、97% 和 83%③（见图 6-15）。

① http：//gamapserver. who. int/mapLibrary/app/searchResults. aspx.

② http：//apps. who. int/gho/data/node. main. A824？ lang = en.

③ http：//apps. who. int/gho/data/node. main. A824？ lang = en.

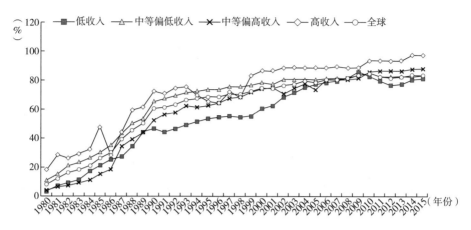

图 6 - 15　不同收入水平国家 PAB 免疫接种率

资料来源：GHO。

（七）小儿麻痹症疫苗（Pol3）1 岁以下的免疫接种率

小儿麻痹症疫苗（Pol3）全球接种率低于 50% 的国家占 3%（6 个），接种率为 50% ~79% 的国家占 16%（31 个），接种率为 80% ~89% 的国家占 18%（35 个），接种率高于 90% 的国家占 63%（122 个）[①]。根据 GHO 提供的数据，小儿麻痹症疫苗（Pol3）1980 ~2015 年全球 1 岁以下的免疫接种率基本呈逐步上升的趋势，从 22% 上升到 86%，上升了 64 个百分点[②]（见图 6 - 16）。

自 1980 年起，基本上各类型国家（低、中等偏低、中等偏高、高收入国家）和全球范围，Pol3 的免疫接种率逐步提升。对比不同收入国家的 Pol3 免疫接种率可以发现，收入越高的国家，一般免疫接种率也越高。截至 2015 年，低、中等偏低、中等偏高、高收入国家和全球范围 Pol3 的免疫接种率分别为 80%、82%、94%、

---

① http：//gamapserver. who. int/mapLibrary/app/searchResults. aspx.

② http：//apps. who. int/gho/data/node. main. A824？lang = en.

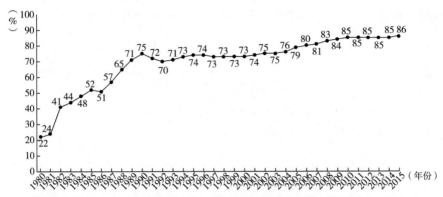

图 6 - 16 小儿麻痹症疫苗（Pol3）免疫接种率全球变化趋势

资料来源：GHO。

95% 和 86%[1]（见图 6 - 17）。

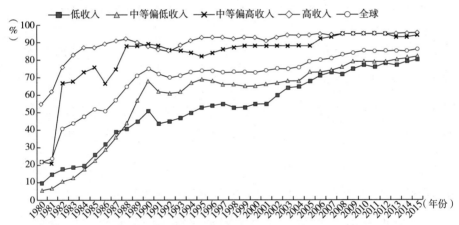

图 6 - 17 全球小儿麻痹症疫苗（Pol3）世界银行分类免疫接种率

资料来源：GHO。

三 与疫苗和药品有关的研发现状

（一）全球现状

2014 年所有捐助方为医疗研究和基本卫生部门提供的官方发

---

[1] http：//apps. who. int/gho/data/node. main. A824？ lang = en.

展援助资金总额为 89 亿美元。在该总额中，发展援助委员会的捐助国在 2014 年提供的官方发展援助金额为 45 亿美元，实际数额自 2010 年以来增加了 20%，其中英国和美国提供了总额中的 26 亿美元。2014 年，10 亿美元用于疟疾防治，12 亿美元用于其他传染病（不包括艾滋病）①。

联合国秘书长 2016 年 SDG 统计数据报告显示，所有发展中国家向医学研究和基本卫生部门提供的官方发展援助资金总额逐年增加，由 2000 年的 29.2 亿美元增长至 2014 年的 88.9 亿美元，增长了 204.5%；最不发达国家投入的资金总额也逐年增加，尽管资金总流量数额远低于发展中国家，2014 年投入资金总额为发展中国家的 49.9%，但 2000 年到 2014 年的增长率高达 404.5%。内陆发展中国家资金总流量也逐年增加，由 2000 年的 4.6 亿美元增加至 2014 年的 21.5 亿美元，增长了 367.4%；小岛屿发展中国家资金总额无明显变化，2000 年投入 1.8 亿美元，2014 年投入 1.5 亿美元，略有下降②。

（二）主要国家的比较：金砖国家③

受 2008 年国际金融危机爆发影响，世界政治经济格局发生了巨大变化，金砖国家的综合国力不断提升，金砖国家在全球卫生

---

① Report of the Secretary – General, "Progress towards the Sustainable Development Goals", 2016.

② http：//unstats. un. org/sdgs/files/report/2016/secretary – general – sdg – report – 2016 – Statistical – Annex. pdf.

③ 曹桂、王云屏、付泽、樊晓丹、金楠、梁文杰：《金砖国家卫生发展援助分析》，《中国卫生政策研究》2015 年第 5 期，第 44 ~ 47 页。

领域发挥着越来越重要的作用，逐渐成为国际卫生援助的援助国。从卫生发展援助总额来看，2005～2010年，中国卫生发展援助总额居金砖国家之首（2008年除外），并在2010年形成峰值，约5.5亿美元（不包括派遣医疗队的成本费用）。这主要是因为2006年中非论坛召开后，中国政府积极落实《北京宣言》，加大了对非洲地区的卫生援助。其他国家中，印度和南非卫生发展援助规模略高于巴西（见图6-18）。

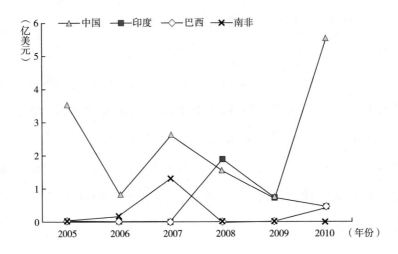

图6-18 2005～2010年金砖国家卫生发展援助规模

金砖国家卫生发展援助具有很强的地域性。从2010年卫生发展援助地区分布来看，中国卫生发展援助（不包括派遣医疗队）主要分布在非洲9个国家，其中加纳占中国卫生发展援助（不包括派遣医疗队）总额的72.08%，其他国家为刚果（10.65%）、赞比亚（7.69%）、津巴布韦（6.70%）、毛里求斯（1.26%）、利比里亚（0.78%）、塞内加尔（0.64%）、乌干达（0.12%）以及坦桑尼亚（0.08%）。印度卫生发展援助主要分布在南亚和非洲地区的16个国家，而82.84%的卫生发展援助都流向了邻国，主要集中于周边的尼

泊尔（29.54%）、阿富汗（29.33%）、不丹（12.75%）和斯里兰卡
（11.22%）。巴西卫生发展援助所涉及的国家较多（45个国家），但
由于语言和文化的因素，主要分布在美洲、非洲、南亚地区的莫桑
比克（22.28%）、普林西比（8.96%）、安哥拉（6.66%）、佛得角
（1.11%）、东帝汶（0.79%）等葡语语系国家，且对每个受援国援
助金额较少。而南非所有援助几乎都流向了非洲国家。

第三节　中国疫苗、药品和研发现状

一　基本药品

根据 GHO 提供的 40 个国家 2007～2013 年选定的仿制药品可
及性数据[①]，中国 2007～2013 年选定的仿制药品平均供应率在公
立医疗机构和私立药店分别为 15.5%、13.3%，公立来源的药品
供应率较高。但整体来说，药品供应率仍处于很低水平，亟待提
高。公立医疗机构和私立药店选定的仿制药品中位价格比分别为
1.6、1.4，公立来源的药品价格稍贵，但整体来说，中国药品价格
与 MSH 国际参考价格相比差别不大。

在分省比较方面，中国学者采用 WHO/HAI 标准调查法对基本
药物进行可及性评价多是以省为研究对象，尚未在全国范围进行
研究。管晓东等[②]将 WHO/HAI 标准调查法在中国的应用情况汇
总（见表 6-1）。结果显示：（1）调查平均选择公立医疗卫生机

---

① http://apps.who.int/gho/data/node.main.488? lang = en.
② 管晓东、史录文：《基于 WHO/HAI 标准调查法的中国基本药物可及性评价方
　法研究》，《中国药房》2013 年第 24 期，第 2212～2215 页。

构 23 个、药店 19 个，与其他国家应用选择的样本数量相当，但都低于《调查指导手册》要求；（2）选取国际核心药品目录和补充目录药品数量与国际上的研究基本相当；（3）药品的供应率低于国际平均水平，尤其是原研药和私立药店仿制药的供应率甚至低于低收入国家，这与中国药品大国的现状极为不符；（4）原研药的价格与国际相当，而仿制药价格远低于国际平均水平。

表 6－1　2013 年 WHO／HAI 标准调查法在中国的应用情况汇总

省份	药品数量（个）		调查机构数量（个）		公立医疗卫生机构可获得性（%）		私立药店可获得性（%）		公立医疗卫生机构MPR		私立药店MPR	
	核心目录	补充目录	公立医疗卫生机构	私立药店	原研药	仿制药	原研药	仿制药	原研药	仿制药	原研药	仿制药
山东	24	39	20	20		7.5		34.6	4.1	1.04	19.9	0.7
上海	19	41	30	20	13.3	33.3	10	15	9.8	0.9	7.1	0.5
湖北	16	23	18	18		38.9		44.4	11.3	1.8	9.9	1.4
平均	20	34	23	19		26.6		31.3	8.4	1.2	12.3	0.9

根据 HAI 提供的相关数据，2010 年、2012 年还有应用 WHO／HAI 标准调查法在中国陕西省的调查。结果显示政府购买高价原研药以及价格较低的仿制药。在公共医疗机构和私立药店，原研药和仿制药品的供应率均很差。原研药在公立医疗机构的价格更高，而仿制药相反。类似结果同样出现在其他省份的调查中。具体数据如下。

2010 年陕西省药品采购价格显著高于 IRP。公立医疗机构原研药和仿制药的供应率分别为 8.9%、26.6%；私立药店分别为 18.8%、43.6%。公立医疗机构仿制药 MPR 为 0.97，但高于购买价格 30.4%；私立药店原研药和仿制药 MPR 分别为 8.36、1.53，原研药价格比仿制药高 390.74%；私立药店仿制药比公立医疗机构高 17.3%[1]。

2012 年陕西省药品采购价格高于 IRP，原研药和仿制药 MPR 分别为 8.89、1.49。公立医疗机构原研药和仿制药的供应率分别为 7.1%、20.0%；私立药店分别为 12.6%、29.2%。公立医疗机构仿制药 MPR 为 1.69，高于购买价格 13.4%，原研药 MPR 为 1.69，高于购买价格 33%；私立药店原研药和仿制药 MPR 分别为 10.72、1.86，原研药价格比仿制药高 137%；私立药店仿制药比公立医疗机构高 24.2%，原研药高 13%[2]。

二 医疗设备

（1）卫生技术政策

根据 GHO 数据，中国卫生技术（医疗器械）国家政策在 2010 年及 2013 年均属于分类"是，它是国家卫生计划/计划或政策的一部分"。在负责医疗器械管理部门卫生部单位属于分类"Yes"。

（2）医疗器械列表

根据 GHO 数据，中国提供国家标准或推荐的医疗器械清单在

---

① http：//www. haiweb. org/medicineprices/13082013/2012_ shaanxi_ survey_ report. pdf.

② http：//www. haiweb. org/medicineprices/13082013/2012_ shaanxi_ survey_ report. pdf.

2010 年及 2013 年分类均属于"针对不同的医疗设施和具体程序"。在提供建议高负担疾病使用的健康技术类型列表均属于"无可用列表"。

（3）医用器材

根据 GHO 数据，2010 年中国线性加速器密度（每百万人）为 0.76、远距离钴疗密度（每百万人）为 0.39、放射治疗密度（每百万人）为 1.15，而 2013 年数据则分别为 0.73、0.37、1.1，密度有所下降。

（4）命名系统

根据 GHO 数据，2010 年和 2013 年中国国内医疗器械命名系统类型均为"基于 UMDNS（通用医疗设备命名系统）"。医疗设备命名系统具体用途不明。

（5）采购

根据 GHO 数据，2010 年和 2013 年中国国家采购医疗设备均为"Yes"，提供用于采购或报销的核准医疗设备的国家名单均为"Yes"，医疗器械采购的国家准则均为"Yes"，政策或建议和提供医疗设备的技术规格以支持采购或捐赠则均为"No"。

三 疫苗

根据 WHO/UNICEF 提供的数据，中国全国水平上述疫苗得到广泛覆盖。

对于卡介苗（BCG）1983～2015 年中国 1 岁以下的免疫接种率，自 1983 年起有统计数据后，1983～1988 年疫苗接种率水平快速上升，从 34% 增长到 98%，增长了 64 个百分点。1990～1995 年接种率下降，1995 年接种率为 80%。1995～2005 年接种率有所上升，2005 年接种率为 87%。2006 年后接种率均维持在 93% 以上。

近几年维持在高接种率水平，达99%①（见图6-19）。

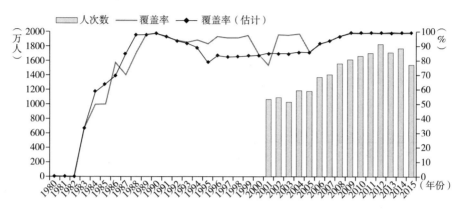

图6-19 中国卡介苗（BCG）免疫接种率变化趋势

资料来源：WHO/UNICEF。

对于百白破疫苗（DTP），1983~2015年中国1岁以下的免疫接种率，自1983年起有统计数据后，1983~1988年疫苗接种率水平快速上升，从58%上升到95%，增长了37个百分点。1990~1995年接种率下降，1995年接种率为80%。1995~2005年接种率有所上升，2005年接种率为84%。2006年后接种率均维持在91%以上。近几年维持在高接种率水平，达99%②（见图6-20）。

对于乙肝疫苗（HepB）2000~2015年中国1岁以下的免疫接种率，自2000年起有统计数据后，2000~2009年疫苗接种率水平上升，从60%上升到99%，增长了39个百分点。近几年维持在高

① http：//apps. who. int/immunization _ monitoring/globalsummary/countries？ countrycriteria% 5Bcountry% 5D% 5B% 5D = CHN&commit = OK.

② http：//apps. who. int/immunization _ monitoring/globalsummary/countries？ countrycriteria% 5Bcountry% 5D% 5B% 5D = CHN&commit = OK.

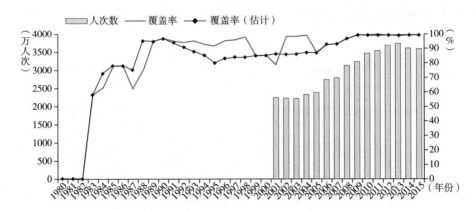

图 6 – 20 百白破疫苗（DTP）免疫接种率中国变化趋势

资料来源：WHO/UNICEF。

接种率水平，达 99%[①]（见图 6 – 21）。

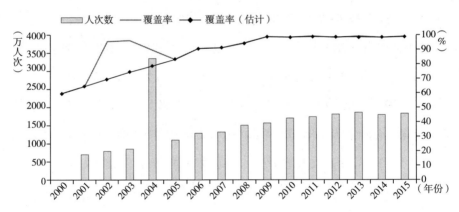

图 6 – 21 乙肝疫苗（HepB）免疫接种率中国变化趋势

资料来源：WHO/UNICEF。

对于麻疹疫苗（MCV）1983～2015 年中国 1 岁以下的免疫接种率，自 1983 年起有统计数据后，1983～1997 年疫苗接种率有波动，1983 年的接种率为 78%，在此期间接种率最低为 1994 年的

---

① http：//apps. who. int/immunization _ monitoring/globalsummary/countries? countrycriteria%5Bcountry%5D%5B%5D = CHN&commit = OK.

75％，1997 年为 83％。此后到 2005 年接种率缓慢升至 86％，2006 年后接种率均在 93％以上。近几年维持在高接种率水平，达 99％（见图 6 - 22）。

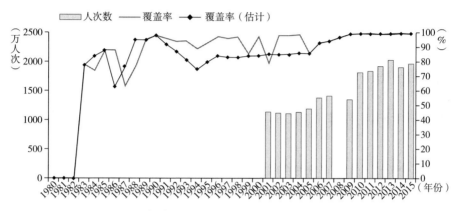

图 6 - 22 麻疹疫苗（MCV）免疫接种率中国变化趋势

资料来源：WHO/UNICEF。

对于小儿麻痹症疫苗（Pol3）1982～2015 年中国 1 岁以下的免疫接种率，自 1982 年起有统计数据后，1982～1990 年疫苗接种率水平有波动，1982 年的接种率为 80％，在此期间接种率最低为 1987 年的 78％，1990 年为 98％。1990～1995 年接种率下降，1995 年接种率为 82％。1995～2005 年接种率有所上升，2005 年接种率为 87％。2006 年后接种率均维持在 94％以上。近几年维持在高接种率水平，达 99％①（见图 6 - 23）。

中国于 2007 年，开始实施扩大国家免疫规划，2010 年开始以乡（镇、街道）为单位每月进行国家免疫规划（National Immunization Program，NIP）疫苗常规免疫接种率监测报告。2014 年开始使

---

① http：//apps. who. int/immunization _ monitoring/globalsummary/countries？ country criteria％5Bcountry％5D％5B％5D = CHN&commit = OK.

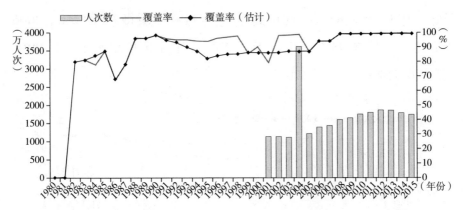

图 6 - 23　小儿麻痹症疫苗（Pol3）免疫接种率中国变化趋势
资料来源：WHO/UNICEF。

用新开发的中国免疫规划信息管理系统（National Immunization Program Information System，NIPIS）收集常规免疫接种情况报表数据。

中国疫苗报告内容，是按照 NIP 疫苗免疫程序，每月分疫苗、剂次、户籍报告辖区内应种、实种人数和接种率，包括 31 个省（自治区、直辖市）和新疆生产建设兵团（新疆兵团）。NIP 疫苗包括卡介苗（BCG）、乙型肝炎（乙肝）疫苗（Hep B）第 1~3 剂（Hep B$_{1-3}$）和出生后 24 小时内 Hep B$_1$ 及时接种（Hep B$_{1t}$）、含麻疹成分疫苗（MCV）第 1~2 剂（MCV$_{1-2}$）、口服脊髓灰质炎（脊灰）减毒活疫苗（OPV）第 1~4 剂（OPV$_{1-4}$）、百白破联合疫苗（DTP）第 1~4 剂（DTP$_{1-4}$）、儿童白喉破伤风联合疫苗（DT）、A 群脑膜炎球菌多糖疫苗（MPV - A）第 1~2 剂（MPV - A$_{1-2}$）、A 群 C 群脑膜炎球菌多糖疫苗（MPV - AC）第 1~2 剂（MPV - AC$_{1-2}$）、流行性乙型脑炎（乙脑）减毒活疫苗（JEV - L）第 1~2 剂（JEV - L$_{1-2}$）、甲型肝炎（甲肝）减毒活疫苗（Hep A - L）。MCV 包括麻疹风疹联合减毒活疫苗（MR）、麻腮风联合减毒活疫苗（MMR）和麻疹减毒活疫苗（MV）。另外，甲肝灭活疫苗

（Hep A - I）第 1 ~ 2 剂（Hep A - I$_{1-2}$）、乙脑灭活疫苗（JEV - I）
第 1 ~ 4 剂（JEV - I$_{1-4}$）接种情况也进行报告。

在 GHO 检测的有关疫苗方面的 7 个疫苗接种率指标中，除流
感嗜血杆菌（Hib3）、PAB 和小儿麻痹症疫苗（Pol3），其余疫苗均
在中国 NIP 疫苗范围之中。当前中国多数研究均按 NIP 疫苗进
行报告。

崔健等[①]对中国 2014 年 NIP 疫苗常规免疫接种率监测报告数
据进行分析，结果显示，2014 年全国 22 剂 NIP 疫苗报告接种率
（不含 JEV - I 和 Hep A - I）均高于 98%，Hep B$_{1i}$ 接种率为
95.05%。流动儿童接种 NIP 疫苗剂数占报告接种总剂数的
17.49%。与 2012 年（16.11%）、2013 年（16.82%）相比，流动
儿童接种剂次比例在不断增加（见表 6 - 2）。

表 6 - 2　中国 2014 年国家计划疫苗各剂次报告接种率

疫苗剂次 Vaccine Dese	应种数 No. of Targetexl Children	接种数 No. of Dases Adminislersl	接种率（%） Coverage
HepB$_1$	18113315	18083895	99.84
HepB$_{1i}$	18113315	17216883	95.05
HepB$_2$	18327248	18241854	99.53
HepB$_3$	18145551	18034978	99.39
BCG	17686562	17635089	99.71
OPV$_1$	18370772	18265342	99.43

① 崔健、曹雷、郑景山、曹玲生、袁平、王森、肖奇友、王华庆：《中国 2014
年国家免疫规划疫苗报告接种率分析》，《中国疫苗和免疫》2016 年第 1 期，
第 33 页，第 34 ~ 40 页。

疫苗剂次 Vaccine Dese	应种数 No. of Targetexl Children	接种数 No. of Dases Adminislersl	接种率（%） Coverage
OPV_2	18072979	18001110	99.60
OPV_3	17855649	17780037	99.58
OPV_4	18147028	17857185	98.40
DTP_1	18316267	18226064	99.51
DTP_2	17971104	17897196	99.59
DTP_3	17766763	17685364	99.54
DTP_4	18359386	18176236	99.00
DT	14326587	14068545	98.20
$MPV - A_1$	18089613	17979847	99.39
$MPV - A_2$	17143497	17011361	99.23
$MPV - AC_1$	17039387	16790143	98.54
$MPV - AC_2$	12918183	12728082	98.53
$JEV - L_1$	17633967	17518247	99.34
$JEV - L_2$	18194324	17986756	98.86
$JEV - I_1$	64818	62989	—
$JEV - I_2$	45601	45303	—
$JEV - I_3$	22605	20467	—
$JEV - I_4$	9032	8751	—
MCV_1	19242750	19126586	99.95
MCV_2	20240473	20076001	99.97
HepA - L	19063631	18889853	99.93
HepA - I	2595574	2558050	—

针对分省份的接种率，各省份 22 剂次 NIP 疫苗报告接种率普遍高于 95%。河南 OPV_4、DT 报告接种率低于 90%，河南 DTP_4、

$MPV - AC_1$、$MPV - AC_2$、$JEV - I_2$、MCV_2 和河北 Hep A – L、西藏 $MPV - AC_2$ 报告接种率低于 95%。西藏、青海、新疆 Hep B_{1t} 接种率分别为 44.29%、80.35%、86.76%，其余省份高于 90%；东、中、西部地区以省份为单位 Hep B_{1t} 平均接种率分别为 96.49%、88.88% 和 95.98%。全国 MCV_1 接种 MR 儿童占 96.78%，除天津、新疆兵团外，其余各省份接种 MR 儿童比例高于 90%；天津 MCV_1 接种 MV 儿童比例高于 90%，新疆兵团 MCV_1 接种 MV 儿童比例占 5.7%。全国 MCV_2 接种 MMR 儿童占 97.85%，除广西为 86.39% 外，其余省份 MCV_2 接种 MMR 儿童高于 90%，北京、天津、辽宁、黑龙江、上海、浙江 100% 的儿童 MCV_2 接种 MMR。

针对分县的接种率，全国各省分县分疫苗剂次报告接种率低于 90% 的分布情况如表 6 – 3 所示。全国 83.1% 的县 22 剂 NIP 疫苗报告接种率均高于 90%，与 2013 年（83.1%）持平。Hep A_1、MCV_2、MCV_1 分别只有 85%、86% 和 88% 的县报告接种率高于 90%。全国 4.1%、9.6% 和 3.1% 的县分别有 1 剂、2 ~ 4 剂和多于 5 剂疫苗报告接种率低于 90%。

北京、天津、山西、黑龙江、上海、江苏、福建、山东、湖北、湖南、海南、重庆、贵州、云南、陕西、甘肃、宁夏和新疆建设兵团 18 个省份超过 90% 的县 22 剂 NIP 疫苗报告接种率高于 90%，其中北京、天津、上海和新疆建设兵团所有县 22 剂次 NIP 疫苗报告接种率高于 90%。河南、西藏、青海和四川 4 个省份 22 剂 NIP 疫苗平均报告接种率高于 90% 的县分别只占 21.8%、48.6%、52.2%、67.4%。

全国有 20 个县未报告 Hep B_{1t} 接种率数据，占全国总县数的 0.68%。全国以县为单位 Hep B_{1t} 接种率低于 90% 的有 468 个县，占全国总县数的 15.84%，其中东部地区 28 个、中部 141 个、西部 299 个。全国以县为单位 Hep B$_{1t}$ 接种率低于 80% 的有 198 个县，占全国总县数的 6.70%，其中东部 4 个、中部 40 个、西部 154 个。上海、安徽、河南、广西、四川、贵州、云南、西藏、甘肃、青海、新疆 Hep B$_{1t}$ 接种率低于 90% 的县所占比例高于 20%。

针对分乡报告接种率，全国各省分乡分疫苗剂次报告接种率低于 90% 的分布情况见表 6 - 3。全国 79.8% 的乡所有 22 剂次 NIP 疫苗报告接种率均高于 90%，较 2013 年（78.4%）上升了 1.4 个百分点。Hep A$_1$、MCV$_2$、MCV$_1$ 分别只有 81%、82% 和 84% 的乡报告接种率高于 90%。全国 5.7%、20.6% 和 3.5% 的乡分别有 1 剂、2~4 剂和多于 5 剂疫苗报告接种率低于 90%。

北京、天津、山西、黑龙江、上海、江苏、福建、山东、湖南、贵州、陕西和新疆建设兵团等 12 个省份 NIP 疫苗各剂报告接种率高于 90% 的乡所占比例高于 90%，河南、西藏、青海和四川 4 省份 22 剂 NIP 疫苗平均报告接种率高于 90% 的乡分别只占 30.1%、45.4%、54.2%、61.5%。

全国 68.38% 的乡报告 Hep B$_{1t}$ 接种率高于 90%，比 2013 年下降了 4.66 个百分点。除天津、辽宁、黑龙江、江苏、福建、广东外，其他省份 Hep B$_{1t}$ 接种率低于 90% 的乡所占比例高于 10%。东、中、西部地区分别为 19.55%、27.56%、21.28%。

四 研发投入方面

随着中国综合国力的不断上升，作为新兴国家的重要力量，中国以更加积极、主动的姿态为全球提供更加切实的卫生援助。

表6-3 中国2014年分省国家计划疫苗报告接种率低于90%的县的免疫程序剂次数分布

省份 Province	0剂 Dose		1剂 Dose		2~4剂 Doses		≥5剂 Doses		合计
	县数(个)	构成比(%)	县数(个)	构成比(%)	县数(个)	构成比(%)	县数(个)	构成比(%)	
北京	16	100.0	0	0.0	0	0.0	0	0.0	16
天津	16	100.0	0	0.0	0	0.0	0	0.0	16
河北	151	83.9	7	3.9	5	2.8	17	9.4	180
山西	111	93.3	6	5.0	2	1.7	0	0.0	119
内蒙古	81	77.9	9	8.7	14	13.5	0	0.0	104
辽宁	87	82.9	9	8.6	8	7.6	1	1.0	105
吉林	51	79.7	1	1.6	12	18.8	0	0.0	64
黑龙江	129	97.7	2	1.5	1	0.8	0	0.0	132
上海	17	100.0	0	0.0	0	0.0	0	0.0	17
江苏	106	98.1	1	0.9	1	0.9	0	0.0	108
浙江	82	88.2	7	7.5	4	4.3	0	0.0	93
安徽	88	83.8	6	5.7	11	10.5	0	0.0	105
福建	87	98.9	1	1.1	0	0.0	0	0.0	88
江西	93	89.6	8	7.5	3	2.8	0	0.0	106
山东	139	98.6	0	0.0	2	1.4	0	0.0	141
河南	37	21.8	6	3.5	68	40.0	59	34.7	170
湖北	96	93.2	3	2.9	4	3.9	0	0.0	103
湖南	128	97.7	2	1.5	1	0.8	0	0.0	231

续表

省份 Province	0剂 Dose		1剂 Dose		2~4剂 Doses		≥5剂 Doses		合计
	县数（个）	构成比（%）	县数（个）	构成比（%）	县数（个）	构成比（%）	县数（个）	构成比（%）	
广东	103	80.5	10	7.8	14	10.9	1	0.8	128
广西	86	75.4	7	6.1	23	18.4	0	0.0	114
海南	20	90.9	1	4.3	1	4.5	0	0.0	22
重庆	36	92.3	2	5.1	1	2.6	0	0.0	39
四川	126	67.4	9	4.8	46	24.6	6	3.2	187
贵州	87	95.6	1	1.1	3	3.3	0	0.0	93
云南	120	93.0	5	3.9	4	3.3	0	0.0	129
西藏	36	48.6	6	8.1	25	33.8	7	9.5	34
陕西	107	99.1	1	0.9	0	0.0	0	0.0	106
甘肃	79	90.8	2	2.3	6	6.9	0	0.0	87
青海	24	52.2	1	2.2	20	43.5	1	2.2	46
宁夏	20	90.9	2	9.1	0	0.0	0	0.0	22
新疆	78	83.0	7	7.4	8	8.5	1	2.3	94
新疆兵团	15	100.0	0	0.0	0	0.0	0	0.0	15
合计	2454	83.1	122	4.1	285	9.6	93	3.1	2954

2000 年以来陆续建立了中非合作论坛、中国—东盟"10＋1"、大湄公河次区域等区域多边合作机制，通过中国政府提供的资金、技术援助，改善和加强上述区域国家的卫生安全与发展。2010～2012 年，通过援建医院、提供药品和医疗设备、派遣医疗队、培训医疗人员、与发展中国家共同开展疾病防治交流合作等形式，中国支持受援国进一步改善医疗卫生条件，提高疾病防控水平，加强公共卫生能力建设①。

2010～2012 年，中国援建约 80 个医疗设施项目，其中包括综合性医院、流动医院、保健中心、专科诊疗中心、中医中心等，有效缓解受援国医疗卫生设施不足的问题。同时，中国向受援国提供约 120 批医疗设备和药品物资，包括多普勒彩超仪、CT 扫描仪、全自动生化仪、母婴监护仪、重要手术器械、重症监护检测仪、核磁共振仪等高端医疗设备，以及防治疟疾、霍乱等疾病的药品。

中国对外派遣 55 支援外医疗队，累计 3600 名医护人员，在受援国近 120 个医疗点开展工作，培训当地医护人员数万人，在一定程度上缓解了受援国医疗服务供需矛盾。在援外医疗工作中，医疗队员通过观摩示范、专题讲座、技术培训和学术交流等方式积极培训当地医务人员，内容涉及疟疾、艾滋病、血吸虫病等传染病防治，病人护理以及糖尿病、风湿病治疗等领域，针灸、推拿、保健、中医药等中国传统医学。三年中，100 多名中国医疗队员因贡献突出获得受援国颁发的勋章。

---

① 王云屏、梁文杰、杨洪伟、曹桂、樊晓丹、金楠、王翿：《中国卫生发展援助的理念与实践》，《中国卫生政策研究》2015 年第 5 期，第 37～43 页。

三年中，中国向其他发展中国家无偿提供了 60 批抗疟药、甲流疫苗及霍乱疫苗，并开展传染病防治培训，以上援助项目累计金额近 2 亿元人民币。2007 年，中国与科摩罗启动青蒿素复方快速控制疟疾合作项目，使科摩罗莫埃利岛的疟疾发病率较同期下降 90%。2010~2012 年，在进一步巩固已开展灭疟项目成效的同时，中国在科摩罗昂儒昂岛推广灭疟项目。

中国为医学研究和基本卫生部门提供的官方发展援助资金总额总体呈上升趋势，从 2000 年的 4567 万美元到 2006 年的 6281 万美元，增长 37.5%，2006 年到 2007 年有一个显著的增长，2007 年投入的资金总额达 11442 万美元，相比 2006 年增长 82.2%。2012 年达到投入最高的 13027 万美元。近年来中国投入的资金总额有所下降，2014 年投入 8131 万美元[1]（见图 6-24）。

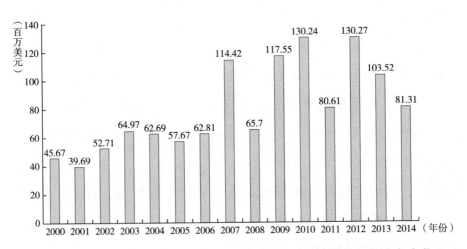

图 6-24　中国投入医学研究和基本卫生部门资金总额的动态变化

---

[1]　http：//unstats. un. org/sdgs/indicators/database/？ indicator = 3. b. 2.

第四节 疫苗、药品和研发方面的经验和挑战

一 国际经验

（一）全球/国际行动①

在世界卫生组织第十二个总工作方案中确定了六个领导力优先事项，其中之一为：增加获得高质量和负担得起的基本医疗产品（药物、疫苗、诊断和其他保健技术）的机会。在《关于全球卫生伙伴关系的报告》一文中，提出支持各国做出努力，通过改善对安全、有效和优质药品和卫生技术的合理利用，加强国家卫生监管机构的方法，以增加获得可负担得起的医疗产品的机会。同时，该文根据世界卫生组织第十二个总工作方案六个领导力优先事项和 2015 年后与卫生相关的目标和具体目标建立伙伴关系方面，列举了通过伙伴关系、倡议、联盟或高级别政治承诺等形成的最佳做法的一些实例。

1. 国际药品采购机制

成立于 2006 年的国际药品采购机制是一个创新性筹资举措，目的是通过提供更多负担得起的药品、诊断服务和与艾滋病毒/艾滋病、结核病和疟疾相关的商品来增加在发展中国家获得药品的机会。国际药品采购机制的独特性来自其独特的筹资模式，即依靠征收机票税和政府的长期捐款来保证获得稳定、可靠的大量资

---

① http：//unstats. un. org/sdgs/files/report/2016/secretary – general – sdg – report – 2016 – ZN. pdf.

金。委员会由来自成员国、民间社会网络和基金会的代表组成。世界卫生组织是国际药品采购机制的一个执行伙伴，其他执行伙伴有儿童基金会，全球抗击艾滋病、结核病和疟疾基金，国际人口服务组织，克林顿健康服务倡议，全球遏制结核病伙伴关系及其他一些组织。

2. 全球疫苗和免疫联盟（免疫联盟）

免疫联盟是在 2002 年建立的一个公私伙伴关系，目的是解决在获取和提供现有救生疫苗方面存在的全球不平等问题。其任务是挽救儿童的生命和保护人民的健康，方法是通过如下四个战略目标增加在穷国获取免疫接种的机会：①支持关于引进未得到充分利用和新的疫苗的国家决策过程；②帮助加强卫生系统的能力；③确保可持续供资；④使疫苗市场形成有利于发展中国家的格局。到 2013 年，免疫联盟在其成员的支持下，包括在捐助国、受援国、工业界、民间社会、技术机构、无隶属关系的成员和联合国各机构的支持下，帮助预防了 500 多万例应用接种疫苗就可以预防的疾病导致的可能死亡。

3. 全球流感疫苗行动计划

全球流感疫苗行动计划是世界卫生组织的一项全面战略和协作，目的是通过三个主要方法来改善世界所有国家在用于季节性流行病和大流行性流感的流感疫苗当前出现全球短缺的现象：①更多地利用季节性疫苗；②提高疫苗生产能力；③开展研究和开发工作。在增加全球疫苗生产能力方面，已有 14 个发展中国家伙伴（巴西、中国、埃及、印度、印度尼西亚、伊朗、哈萨克斯坦、墨西哥、韩国、罗马尼亚、塞尔维亚、南非、泰国和越南）获得赠款，用于在国内建立流感疫苗生产能力。季节性流感疫苗生产能力从 2006 年的每年不足 5 亿剂增加到 2010 年底的每年 10 亿剂。全球行动计划的总体目标是，到 2015 年要达到足够能为 20 亿人免疫用的全球流感疫苗生产能力，并且在将疫苗原型菌株转交给疫苗生产厂家 6 个月后该疫苗就应投放市场。

4. 公共卫生、创新和知识产权全球战略和行动计划

该倡议的目的是，促进在药品的创新和获取机会方面的新思维，并为确保加强与最有影响力发展中国家的各种疾病相关及由需求驱动的可持续基本卫生研发工作提供中期框架，为研发工作提出明确目标和优先事项，估计这一领域的资金需求，以及为获得可负担得起的医疗产品提供便利。该战略和行动计划鼓励开展由需求驱动的研究而不是纯粹由市场驱动的研究，包括利用和传播研发知识，以及调集资金促进卫生研发工作。合作伙伴和利益攸关方包括世界卫生组织会员国、非政府组织、制药业、学术界、民间社会组织、世界知识产权组织（知识产权组织）、世界贸易组织、联合国贸易和发展会议、联合国工业发展组织和世界卫生组织。

5. 世界卫生组织、世界知识产权组织和世界贸易组织在公共卫生、知识产权和贸易方面的三边合作

世界卫生组织、世界知识产权组织和世界贸易组织正就与公共卫生、知识产权和贸易相关的问题加强合作、伙伴关系和实际协调。这三个组织定期举行会议，交流关于各自工作方案的信息并讨论和规划在各自任务和预算可能性范围内的共同活动。三边合作的目的是帮助加强为决策者建立的经验和事实信息基础，并在他们讨论与知识产权和贸易相关的公共卫生问题时向他们提供支持。

（二）代表国家案例

1. 基本药物

国际社会继续为提高对基本药品的承受能力而进行种种努力。其中就有有助于降低通用名药品生产成本的一些措施，尤其是鼓励在发展中国家制造这些药品。此外，产能的扩大将依靠开发人力资源和技术转让，依靠增强发展中国家利用《与贸易有关的知识产权协议》（《TRIPS 协议》）提供的灵活性的能力，以及适当的质量控制。而具有成功药品地方制造业的国家表明，国家政策的一致性在地方生产的发展中起着非常重要的作用。工业政策应与卫生政策目标协调。政府激励和直接支持地方生产也对基本药物的可及性起到了重要作用。

发达国家已经通过双边技术援助和政策建议，为当地化生产提供了支助。例如，由欧洲联盟供资的 Artepal 项目，向亚洲和非洲的生产厂家提供了青蒿素原材料和配方的技术援助。德国通过国际合作机构（GIZ），成为在非洲最不发达国家建立当地生产设施的最积极的资助者之一[①]。

随着基本药物的逐渐推广，许多国家已经积累了较多的实践经验，其中，印度的"德里模式"及澳大利亚的"药品津贴计划"由于在各自的国家取得了良好的社会效益和经济效益，而被 WHO 推荐给其他成员国。

两国都采用了政府集中采购模式，充分发挥了计划和市场的职能。运用集中采购的模式，一方面大大降低了生产企业的流通

---

① http：//www. who. int/medicines/mdg/mdg8report2012_ ch. pdf？ ua = 1.

成本，同时中标企业大量的基本药物的生产具有规模效应，使生产企业有利可图；另一方面政府凭借集中采购的优势引导竞争，确保基本药物的价格在民众、政府所能接受的范围内。在此基础上两国政府还充分运用市场职能，加大基本药物生产企业的竞争力度，从而以较低的市场价格使民众获得质优价廉的基本药物。印度德里州还通过"两个信封"招标制度，避免暗箱操作。同时，澳大利亚通过药品补贴方案限定基本处方药品的范围，通过疾病诊断相关分组（DRG）拨款方式将医院的经营与药品利润分开，从而使医院及医务人员的利益与药品使用分开。澳大利亚联邦政府和州政府还按病种向医院全额拨款，医院有降低成本的动力，从而使医院更加倾向于使用质优价廉的基本药物。"德里模式"经验也值得借鉴，通过加强医院用药行为的监管，保证基本药物在医疗机构得到切实使用，如德里州政府规定普通医院只有10%的药品可以超出基本药物目录，从而确立了基本药物在医疗领域药物使用中的主导地位[①]。

2. 卫生发展援助[②]

20 世纪 50 年代开始，金砖国家开始陆续由受援国转变成为援助国，或兼具受援国和援助国的双重身份。为了提高援助效率，巴西和南非分别设立了巴西发展援助署（Brazilian Agency for Cooperation，BAC）和南非发展援助署（South African Development Part-

---

① 吴建华、刘萍、吴东方、杨莹菲、郑艳、胡汉昆：《基于国外经验的基本药物可获得性和可及性探讨》，《中国药房》2011 年第 20 期，第 1833 ~ 1835 页。

② 曹桂、王云屏、付泽、樊晓丹、金楠、梁文杰：《金砖国家卫生发展援助分析》，《中国卫生政策研究》2015 年第 5 期，第 44 ~ 47 页。

nership Agency，SADPA），由统一的机构对不同形式的援助进行管理（见表6-4）。俄罗斯、印度和中国的国际援助缺乏统一的行政管理体制，涉及的管理部门繁多。为了不断优化国际援助协调机制，提高国际援助管理水平，2012年印度外交部设立了发展伙伴关系管理处（Development Partnership Administration，DPA）。尽管DPA不是一个独立的援助管理机构，但是它标志着印度向统一的援助管理体制方向迈进。中国国际援助管理体系仍是以商务部（国家国际援助归口管理机构）、外交部和财政部三个部门为主，其他部委、地方省份商务部门和驻外管理机构（驻外使馆、商务部参赞处）共同参与。

表6-4 金砖国家卫生发展援助管理机构

国 家	巴 西	俄罗斯	印 度	中 国	南 非
国际援助的起始时间	1960年	1955年	1964年	1950年	1968年
专门的国际援助管理机构	发展援助署	正在策划中	发展伙伴关系管理处	尚无	发展援助署
主要负责部委	外交部	总统办公厅	外交部	商务部	国际关系与合作部

因此，尽管中国卫生发展援助总额居金砖国家之首，但卫生发展援助的统一管理机构可向巴西、南非等国借鉴经验，建立一个由中央发起的援助机构。这不仅有助于统筹国际援助整体活动，也可避免卫生发展援助的资源重复和浪费，实现人力、物力、财力的有效调配和援助效果最大化。

二　问题和挑战

（一）基本药品

1. 全球层面①

到目前，虽然国际社会更加重视卫生问题，但在获得基本药物方面仍无有效进展，穷人难以获得基本药物。虽然这些结论以有限的国家调查为基础，但它们所表露的现象，足以引起对某些中等收入国家廉价药品供应不足这一现象的关切，尤其是在贫困人口占很大比例的地方。

尽管全球经济低迷，但 2011 年通过某些特种疾病的全球健康基金为基本药品供应提供的资源却增加了，已向全球防治艾滋病、结核病和疟疾基金以及全球疫苗与免疫接种联盟承诺了新资金。诸如这类的全球倡议对于特种疾病的预防和控制一直很有效。这些倡议所面临的挑战是要额外动员新资源，而不仅仅是在已经承诺的官方发展援助和私人慈善捐款中充当调解角色，此外，还需要使特种疾病干预措施与受援国更广泛的国家健康方案和政策保持一致。

当前，一些发展中国家已经在国际支助下，通过本国的努力，实现了当地化生产。当地生产厂家，尤其是低收入国家的当地生产厂家，必须应对一些重大挑战，包括物质基础设施薄弱，受过适当训练的技术人员稀缺，包括重要的药品有效成分在内的原材料严重依赖进口，市场脆弱而且不稳定，进口关税高，缺少有利

---

① http：//www. who. int/medicines/mdg/mdg8report2012_ ch. pdf？ ua = 1.

的政策环境和部门间的政策一致性，以及质量控制和监管措施薄弱。

在最近几年中，已有越来越多的发展中国家成功利用了世贸组织《与贸易有关的知识产权协议》（《TRIPS 协议》）的灵活规定，以促进本地生产或非专利药品的进口，降低基本药品的成本和增加基本药品获取机会。但很多国家还需要修订其本国法律以全面纳入《TRIPS 协议》的灵活规定。此外，有越来越多的双边和区域自由贸易协定列入了知识产权保护规定，这些规定超出了《TRIPS 协议》所要求的最低标准，因而可能会妨碍灵活性规定的使用。

质量是获取基本药品的另一关键问题。假冒药和不合格医药产品可能会给健康带来严重威胁。但有限的资源限制了发展中国家监管当局的能力，因而无法对其市场上流通的药品质量、安全性和疗效进行适当监督。

在某些情况下，社会保险制度使门诊病人享受药品方面的某些好处，它可以提供某种保护使人免受高价之苦。不过通常只能保护有限的一部分人口。

2. 中国层面

中国于 2009 年开始实施国家基本药物制度，该制度目前已在所有政府办的基层医疗卫生机构全面开展，并进一步扩大到非政府办基层医疗卫生机构、村卫生室以及综合医院。然而，我国基本药物利润微薄使得药品的生产和流通领域企业都尽力回避基本药物的生产、销售，从而使基本药物难以获得。此外，中国虽同印度和澳大利亚一样实行药品集中采购，但由于实际操作缺乏更完善的制约机制，在医药领域各利益群体的抵制下很难取得理想的效果，反而使药品生产企业积极性受挫，使生产、经营企业对廉价药品的生产和销售失去兴趣，进而影响廉价药品的供应，同时也给社会公众的药品供应造成障碍。在药品使用环节，我国部分医院及医师出于"以药养医"的考虑不愿意使用基本药物，从而使得基本药物即使进入医院也往往被束之高阁，弃之不用。正是由于销售终端的医院及医师的不积极作为，加重了基本药物的供应难度①。

显然，我国需要改进其政策和做法，以便更有效地采购药品。首先，应理顺各方面的利益矛盾，完善相关制度，包括对药品集中招标采购制度需进一步完善，如保证基本药物在招标药品中的比例；对采购程序、采购过程进行优化；同时建立一套完善的信息监控反馈系统，加强信息化管理等。其次，如何调动医院及医师正确、合理使用基本药物的积极性至关重要。妥善解决"以药养医"的补偿机制，加大政府投入，引导医院及医师正确的价值导向，充分尊重医院及医师的劳动价值，使其价值体现摆脱对药品的过分依赖，是提高基本药物可及性的合理做法。

除上述调查结果，研究显示②，对于使用 WHO/HAI 标准调查法对我国部分省份和地区的基本药物可及性调查方法也存在一定不足。不少研究均未考虑到 WHO/HAI 标准法与我国实际情况的适应性，在调查地区的选择、目录药品的选择以及政策实施的时滞性上有所欠缺。这些因素在某种程度上或多或少会影响研究结果

---

① 吴建华、刘萍、吴东方、杨莹菲、郑艳、胡汉昆：《基于国外经验的基本药物可获得性和可及性探讨》，《中国药房》2011 年第 20 期，第 1833～1835 页。

② 吴红雁、潘岚岚、陈磊：《WHO/HAI 标准调查法对部分国家与地区基本药物的可获得性研究》，《中国药房》2015 年第 9 期，第 1153～1156 页。

的科学性和统一性，也不利于国际的比较。此外，我国目前仅有对部分省份的调查，缺乏不同地区公立卫生医疗机构和私立药店、基本药物与非基本药物之间的差异比较，数据亟待完善。

（二）疫苗

自 20 世纪 80 年代以来，全球免疫方面取得了相当大的进展，但目前，特别是低收入国家和某些西非地区，免疫接种率并不高。

普遍而言，全球免疫接种率低主要有以下原因[①]：第一是免疫规划服务系统能力不足，经过培训的人力资源缺乏，疫苗供应链不健全，信息系统难以覆盖目标人群；第二是疫苗供应难以保证，疫苗的价格和筹资机制成为影响免疫服务可及性的因素；第三是覆盖更多的目标人群困难较大，这些目标人群包括未登记者和流动人口，缺乏资源整合机制，有些地区存在冲突和危机也影响了免疫接种服务。

中国当前全国水平疫苗接种率好，但不同省份、乡镇之间也存在差异，特别是经济欠发达地区疫苗接种率不高。结合我国政策、经济因素等影响，欠发达地区疫苗接种率不高有以下原因[②]。

1. 免疫经费保障困难

2004 年 12 月新修订的《传染病防治法》规定，我国实行有计划的预防接种制度和对儿童实行预防接种证制度，国家免疫规

---

① 崔富强：《全球扩大免疫规划实施进展回顾》，《中国疫苗和免疫》2016 年第 2 期，第 121~124 页。

② 钟民荣：《实施扩大国家免疫规划须破"三难"》，《中国农村卫生事业管理》2009 年第 2 期，第 146~148 页。

划项目的预防接种实行免费。2005 年国务院第 434 号令颁布《疫苗流通和预防接种管理条例》，并于同年 6 月 1 日起实施，从而使我国所有适龄儿童享受免疫服务权利受到法律保护，并明确省级财政负担解决国家免疫规划疫苗经费，国家和省级财政对贫困县进行补助的政策。然而不少欠发达地区却因不能配套相应工作运转经费而很难将免费政策落实下去。欠发达地区本身卫生事业经费不足，加之免费接种疫苗种类增多，疫苗配送、冷链运转、接种服务都需倒贴费用，因此扩大国家免疫规划工作难以持续。

2. 卫生人力配备难

不少地方卫生人员编制混乱，很难按标准配备专业技术力量，基层专业技术人员短缺、年龄老化、结构不合理的问题仍然突出，乡镇防疫专干大多为兼职和非专业人员且严重不足的情况没有明显改观，乡村医生队伍不整、分散经营、只医不防的问题没有得到根本的解决，农村三级防疫网的网底破缺，功能失调，使扩大免疫规划工作失去了基础和支撑。

3. 预防接种管理难

扩大免疫规划又无疑给整个预防接种管理工作增加了难度。一是疫苗的种类增加，工作量加大，缺漏 1 人就意味着由原来缺漏 6 种疫苗 15 剂次增加到现在缺漏 10 种疫苗 22 剂次的接种。二是边远、贫困地区人口和流动人口以及计划外生育儿童存在一定的隐蔽性、流动性和较低的卫生防病意识，掌握的难度大，往往造成疫苗计划不准确、配送不同步，不仅导致疫苗不足或浪费的程度加大（由于疫苗计划一般是以上一年户籍人口计算，所以很容易造成人口流入地疫苗不足，流出地疫苗浪费），而且还是形成免疫空白的主要原因。三是对预防接种服务提出了更高的要求。过去多种收费接种的疫苗现已扩大为免费的一类疫苗，必须由松散的管理转为规范管理，需要对接种对象和接种时间把握得更准确，管理得更严密。从人口的出生和流向调查摸底，到给免疫对象上卡发证、首针至最后一针每针的间隔时间、查漏补种、统计报表，一环扣一环，环环相扣，任何一环出现疏忽，都将可能导致接种服务的不到位或统计报表的不真实，影响免疫质量并引发社会不安定因素。假使新出生儿童没有及时发现建卡，就不可能对其进行有效管理。

（三）研发投入

随着世界经济全球化和区域一体化深入推进，全球的能源资源版图、投资贸易格局以及全球治理结构发生了重大变化。卫生援助逐渐成为各国开展卫生外交，实现政治、经济利益的重要途径之一。但中国政府在积极响应广大中低收入国家对华不断增长的卫生援助需求时，国内中西部地区还面临着卫生资源尤其是优质卫生资源不足的状况。

随着国力的增长，我国投入到卫生援助中的资金也不断增加。2004～2009年，中国国际援助资金年均增长率为29.4%[1]，卫生援助资金也增长迅速。但根据上文提到的数据，中国为医学研究和基本卫生部门提供的官方发展援助资金总额近年来有所下降，这可能与受援国原因相关。据统计[2]，2015年我国对外卫生援助（款）财政拨款支出50221.10万元，决算数较年初预算数减少

---

① http：//yws. mofcom. gov. cn/article/m/policies/201412/20141200822172. shtml.

② http：//www. nhfpc. gov. cn/zhuzhan/ysjs/201607/18e1871a866c44d09b861b7a3d0 7d115. shtml? COLLCC = 2928426723&.

10778.9万元，减少17.67%，主要是因为受援国原因，个别援外医疗队推迟派出。同时，针对援外人员的经济激励却在不断下降。与20世纪90年代相比，援外医疗人员的津补贴、出国工作的机会和各种优惠政策对医生们的吸引力下降。

目前中国卫生发展援助的主要方式是派遣援外医疗队，耗资最多的是援建医疗卫生机构。这些援助主要按照项目援助的方式进行管理，相互之间缺乏协调和衔接，援助模式相对简单、分散，且对受援国卫生系统影响有限。此外，我国卫生发展援助管理体制分散，缺乏顶层设计和规划。尽管已经建立卫生援助的部际联系机制，但各部委之间、政府主管部门与业务经办机构之间权责不明确，信息沟通不畅，没有形成制度化、前瞻性和战略性的对话、反馈和问责机制，导致管理和协调成本加大，影响了卫生发展援助的系统性、统一性、协调性和一贯性，使得援助效果大打折扣。

此外，中国的卫生体系模式、技术和产品向外输出时也受到国际规则的限制。在卫生援助领域，中国的药品（含中药）、医疗技术临床操作规范、医学教育培养模式、卫生改革发展的制度模式等要进入当地市场或者开展合作，都会受到传统援助体系各种有形和无形的限制。而面对受援国日益增长的需求，我国在卫生援助和合作方面能力也亟待提高[①]。

三　未来展望

当前，随着可持续发展目标执行手段的具体目标的提出，世

① 王云屏、梁文杰、杨洪伟、曹桂、樊晓丹、金楠、王翾：《中国卫生发展援助的理念与实践》，《中国卫生政策研究》2015年第5期，第37～43页。

界各国正通过全球伙伴关系，努力实现使所有人都能获得药品和疫苗，支持研发疫苗和药品的目标。

（1）全球层面基本药物的可及性。各个国家，尤其是发展中国家积极参与，加强全球伙伴关系对于基本药物可及性发展至关重要。发展中国家采取相关措施，促进当地药品生产降低生产成本，促进在国际贸易法规中的使用灵活性，都是未来的积极发展趋势。同样我国必须结合国情，顺利实施基本药物制度，坚持政府为主导同时加大政府投入，以理顺基本药物供需链中复杂的利益矛盾；并在医疗环节中积极强化并推广基本药物制度，以使基本药物制度深入医疗活动，从而提高基本药品的可及性。

（2）免疫接种率。自20世纪80年代以来，全球免疫方面取得了相当大的进展，但目前，特别是低收入国家和某些西非地区，免疫接种率并不高。通过全球伙伴关系，充分利用全球疫苗和免疫联盟等资源；国家形成强有力领导机构，有计划实施、检测和评估预防接种服务；探索行之有效的预防接种服务模式等都是提高疫苗接种率的有效手段。尽管我国目前全国水平疫苗接种率较高，且我国重视预防免疫问题，通过采取实行《扩大国家免疫规划方案》等措施提高疫苗接种率，但目前一些地区，特别是欠发达地区，疫苗接种率仍需提高。一些措施，如建立经费保障协调机制、加速人员定额标准编制与人才选聘和岗位培训、加强专门组织建设和宣传监管等都是我国将要努力的方向。

（3）卫生援助事业。在新形势下，中国对外卫生援助事业任重道远。中国政府应着力优化对外卫生援助结构，提高对外卫生援助质量，进一步增强受援国自主发展能力，提高援助的针对性和实效性。

中国作为国际社会的重要成员，将在经济不断发展的基础上逐步加大卫生事业投入及援助，与世界各国一道，推动实现联合国可持续发展目标，为建设持久和平、共同繁荣的和谐世界而不懈努力。

第七章　在发展中国家大幅增加医疗资金和医疗人员（目标3.c）

第一节　概述

一　增加医疗资金和医疗人员对发展中国家的重要意义

（一）提高卫生服务水平

人类置身于社会，生老病死是无法避免的事情。从出生到死亡，生命的每一个阶段都会与卫生系统打交道。享有充足、优质的医疗服务是各国人民的基本诉求。增加医疗资金和医疗人员是保障人民健康的基本条件，是对世界各国人民，尤其是对发展中国家的人民负责任的表现。

1978年，国际初级卫生保健大会发布《阿拉木图宣言》，提出健康是基本人权，达到尽可能的健康水平是世界范围内的一项最重要的社会性目标。宣言中还指出，要达到尽可能高的健康水平需要卫生部门及其他多种社会、经济部门的合作；同时呼吁各国和国际组织提供更多的技术与财务支持渠道，来帮助一些国家，尤其是发展中国家，向其人民提供优质可及的卫生服务。

卫生资源是指在一定社会经济条件下，社会为卫生部门提供的人力、物力和财力。卫生筹资是指为各项卫生活动筹集所用资金，以及合理配置和利用这些资金。医疗资金用于支付卫生系统的运行，包括医务人员的工资、基础设施建设和仪器设备的购置等卫生机构的费用支出。卫生筹资影响人群对医疗服务的可及性、卫生系统的公平性、发生公共卫生事件时的应急能力以及人群健康水平的提高。根据世界卫生组织的定义①，"卫生工作者是指所有这样的人群，他们主要从事以增进健康为主要目的的活动"。卫生人员可大致分为卫生服务提供者以及卫生管理和支持人员。据WHO估计②，卫生服务提供者大约占全球卫生人员的2/3，而其余1/3由卫生管理和支持人员组成。卫生工作人员不是个人，而是整个卫生人力系统的一部分，每个人运用自己的知识和技能以完成不同的功能，共同为社会公众提供医疗、保健和康复等卫生服务，保障人民群众健康，提高劳动者的生产能力，促进社会生产力的发展。

卫生系统的有效运转必须依靠充足的卫生筹资和医疗人员，提高卫生服务的覆盖率，获得好的卫生结局与优质、合理的卫生服务的可及性、公平性密切相关。

（二）实现区域发展的公平

卫生人员在地区或者国家应对突发灾难性事件中起着关键作用。这些突发灾难性事件，如艾滋病在非洲的流行，往往会对国家或地区造成破坏性打击，导致人群受伤、患病、致残或者死亡，

---

① 世界卫生组织：《2006年世界卫生报告：通力合作，增进健康》，2006。
② 世界卫生组织：《2006年世界卫生报告：通力合作，增进健康》，2006。

造成卫生系统崩溃。一旦发生突发事件，可能造成大量卫生人员伤亡、卫生设施受损，干扰健康促进项目或者导致医疗服务过载，严重干扰国家卫生服务，甚至使整个国家的卫生事业倒退数十年。增加医疗资金和医疗人员的投入可提高卫生服务覆盖水平，增强卫生系统面对突发灾难性事件的应急能力；在促进卫生系统的弹性和安全性的同时，降低了卫生系统的脆弱性，提供了必要的卫生人员来预防、应对突发灾难性事件的发生。

在联合国千年发展目标的指导下，人类卫生福利取得了巨大进展，全球总的健康水平不断提高，新药品和新技术给人类社会带来极大好处。然而，世界上仍然存在着极度贫困的现象，不少发展中国家卫生事业发展停滞不前。在撒哈拉以南非洲等地区，艾滋病、疟疾等传染病发病率始终居高不下，禽流感病毒、埃博拉病毒等造成的新型传染病相继出现。由于缺乏足够的资源，许多发展中国家的卫生系统薄弱，本国的资金和人员投入往往不能够满足日益增长的卫生需求。因此，卫生方面的国际援助和合作相当必要。

国际公共财政在实现区域发展公平方面发挥着重要作用。对国内资源有限的发展中国家来说，国际公共财政可补充各国筹集国内公共资源的努力，促进发展中国家卫生事业的发展。联合国官方发展援助（ODA）提供国承诺，在联合国可持续发展目标实施阶段，实现将其国民总收入的 0.7% 用作对发展中国家的官方发展援助，将其国民总收入的 0.15% ~ 0.2% 用作对不发达国家的官方发展援助。国际合作还体现在卫生人力方面。通过国际的卫生人力资源教育、培训、输出，帮助发展中国家发展有能力、有激情和物质支持的卫生工作者队伍，建设治疗和预防疾病及增进人民健康的健全卫生系统，对实现国家和全球卫生目标至关重要。

在可持续发展议程中对应的具体目标为（目标 3.c）：在发展中国家，尤其是最不发达国家和小岛屿发展中国家，大幅增加医疗资金和医疗人员的招聘、培养、培训和留用。

二　医疗资金投入和医疗人员测量方法

为了合理测量不同国家医疗资金和医疗人员投入，需建立统一的指标体系，以便于进行不同国家、不同地区间的比较，更好地衡量国家、地区间的卫生发展情况。联合国通过多次会议，对指标体系的构建进行磋商。

2015 年 6 月 12 日，联合国发布《可持续发展目标指标及监测框架》①，提出了监测指标的初步建议。由于一些指标能够覆盖不止一个目标，所以同一指标在不同目标中可能出现多次。在该报告中，在发展中国家增加医疗资金和医疗人员的指标有以下四个。

（1）官方发展援助净额、总额和对最不发达国家的官方发展援助额占经合组织/发展援助委员会捐助国国民总收入的比例；

（2）政府收入中分配到可持续发展的金额占国民总收入的比例，按来源分列；

（3）公共和私人卫生研发费用；

（4）卫生专业人员的密度（医生、护士、助产士、社区卫生工作者，以及护理人员）。

在这四个指标中，指标（1）和（2）主要划分在目标 17——

---

① Indicators and a Monitoring Framework for the Sustainable Development Goals, The Leadership Council of the Sustainable Development Solution Network, 2015.

"加强执行手段，恢复可持续发展全球伙伴关系的活力"中的筹资部分，指标（3）和（4）主要用于评价本目标。这些指标的提出仅作为参考，需对指标的易操作性、可比较性等进一步讨论。

在经过多次讨论后，2016 年 3 月，联合国可持续发展目标各项指标机构间专家组发布报告，对各项指标进行又一次修订。在该报告[①]中，基本确定目标 3.c ——"在发展中国家，尤其是最不发达国家和小岛屿发展中国家，大幅增加医疗资金和医疗人员的招聘、培养、培训和留用"的评价指标为"卫生工作者的密度和分布"。而关于卫生筹资的指标不再保留，其中，"给予医学研究和基本保健部门的官方发展援助总数净额"这项指标被分配到目标 3.b ——"支持研发用于防治主要发生在发展中国家的传染性和非传染性疾病的疫苗和药品，根据《关于〈与贸易有关的知识产权协议〉与公共健康的多哈宣言》（以下简称《多哈宣言》）的规定，提供廉价基本药品和疫苗，《多哈宣言》申明发展中国家有权充分利用《与贸易有关的知识产权协议》中关于采用灵活办法保护公众健康，尤其是让所有人获得药品的条款"。"政府总收入占国内生产总值的比例，按来源分列"和"官方发展援助净额、总额和对最不发达国家的官方发展援助额占经合组织/发展援助委员会捐助国国民总收入的比例"这两个指标仍列于目标 17 ——"加强执行手段，恢复可持续发展全球伙伴关系的活力"中的筹资部分。

卫生工作者的密度和分布主要由每千人口或每万人口卫生工

---

① 联合国经济及社会理事会：《可持续发展目标各项指标机构间专家组的报告》，2016。

作者数来表示。根据 WHO 的分类①，卫生工作者可分为医生、护士及助产士、牙科人员、药剂人员、医学检验人员、环境和公共卫生人员、社区和传统医学人员、其他卫生人员和卫生管理人员及相关后勤人员。对卫生工作者的数量统计主要依靠国家统计数据。考虑到各国的统计水平差异，适合进行国际比较的指标主要包括每万人口卫生专业人员数、每万人口医师数、每万人口护士和助产士数。其中，每万人口卫生专业人员数是最常用的指标，联合国统计署 SDG 指标工作组用于监测全球层面卫生工作者密度及分布情况所用指标即为每万人口卫生专业人员数。

使用每万人口卫生工作者数这一指标来评价各国的卫生工作者密度及分布，是经过对该指标进行综合评价后决定的。每万人口卫生工作者数一般由国家主导进行统计，公开发表在国家相应的统计年鉴上。数据的准确性和完整性依靠国家的统计能力，以国家公信力作保。每万人口卫生人员数是一项年度统计指标，综合反映当年全国卫生人力状况。通过对卫生人力的长期统计，还可以进一步观察、分析随着时间变化，国家或地区卫生人力的长期变化趋势。

当然，该指标仍存在一些缺陷。首先，每万人口卫生人员数仅能反映卫生人力的状况，不能直观反映卫生筹资情况，对联合国可持续发展目标 3.c 涵盖范围不够；其次，各国国情不同，对卫生人员的分类也有所不同，可能导致统计上的偏差；最后，每万人口卫生人员数仅是一个粗略的指标，在反映卫生人员的密度和分布上仍不够全面，如不能反映卫生人员的性别、年龄、学历等

① TechnicalNotes – Global Health Workforce Statistics database，WHO.

的构成，对各类别卫生人员内部组成也无法反映。

总的来说，卫生人员的密度和分布是在考虑到各国统计发展水平差异下提出的，是能测量联合国可持续发展目标 3.c 的一个良好指标。在以下分析中，将主要利用该指标来对目标 3.c 在全世界及中国的基线数据进行评估。

第二节　世界医疗人员现状评估

一　世界医疗人员状况及其区域分布特点

医疗人员是卫生系统的核心所在，医疗人员的密度和分布与国家卫生保健工作状况息息相关。从图 7-1 可以看出，按照 WHO 区域划分来看，全世界卫生人力分布密度由高到低依次为：欧洲、西太平洋、美洲、东地中海、非洲和东南亚地区。其中，欧洲地区的卫生人员密度是非洲地区和东南亚地区的 5.7 倍，远高于世界平均水平；非洲地区和东南亚地区的卫生人员密度则不到世界平均水平的 1/2。为了评价卫生干预的覆盖情况，世界卫生组织确定了卫生专业人员密度的下限，低于这个下限就不可能实现基本干预的高覆盖率。从 WHO 给定卫生专业人员密度的下限 44.5 人①来看，欧洲地区的卫生专业人员密度远高于给定下限，这意味着欧洲地区实现了基本卫生干预的高覆盖率；美洲和西太平洋地区较为接近该指标，但仍未达到该下限，要想实现基本卫生干预的高覆盖率还需继续努力；而非洲、东南亚和东地中海地区的卫生专

---

① 包括初级护士、助产士和医师。

业人员密度远低于下限，卫生人力缺口巨大。从全球来看，不同
地区间的卫生人力不平衡现象较为严重，非洲、东南亚等地区存
在着严重的卫生人员短缺。

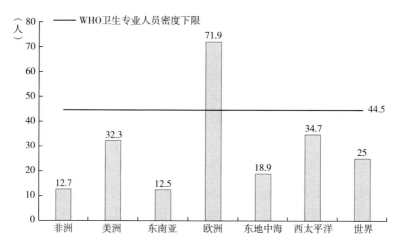

图 7 - 1　2005~2013 年世界不同地区每万人口卫生专业人员数
资料来源：世界卫生组织。

表 7 - 1 是 2000~2013 年全球范围卫生人员平均密度排名前五
位的领域。根据 WHO 的分类①，医生包括全科医生和专科医生，
护理和助产人员包括护士、助产士、助理护士和助理助产士，牙
科人员包括牙医、牙科助理医师、牙科技师和相关人员，药剂人
员包括药剂师、助理药剂师、药学技术人员和相关人员。从世界
范围看，全球每万人平均拥有 12.3 名医生、17.6 名护理和助产人
员、0.8 名牙科人员及 3.6 名药剂相关人员。就地区而言，欧洲拥
有最丰富的医疗人员，拥有的每万人口医生数、护士和助产士数
均高出世界平均水平约 2 倍，每万人口牙医数是世界平均水平的 7

---

①　Technical Notes – Global Health Workforce Statistics Database，WHO.

倍；而非洲地区医疗人员密度最低，其中每万人口医生数仅为世界平均水平的1/5。这进一步表明，地区间的卫生工作者密度存在着严重不平衡，非洲、东南亚等发展中国家集中的地区卫生工作者短缺，而以欧洲、美洲等发达国家为主的地区聚集了过多的医疗人员。除人员密度的分布不均外，技术结构和分布的不平衡问题也相当严重。从 WHO 2006 年的世界卫生报告①来看，美洲区域占全球疾病负担的 10%，却有世界 37% 的卫生人员，消耗了世界 50% 以上的卫生经费；而非洲区域的疾病负担占世界的 24%，却只有 3% 的卫生人员，支配不到世界 1% 的卫生经费。

表 7-1　2000~2013 年全球各地区卫生工作者平均密度（每万人）排名前五位的领域

地　　区	医　　生	护理和助产人员②	牙科人员	药剂人员
非　　洲	2.4	10.7	0.5	1.0
美　　洲	20.0	24.1	4.1	3.2
东　南　亚	6.1	9.0	1.0	3.9
欧　　洲	32.3	41.7	5.6	8.6
东地中海	10.3	10.7	1.5	5.6
西太平洋	13.5	24.1	0.2	3.5
世　　界	12.3	17.6	0.8	3.6

资料来源：世界卫生组织。

经济合作与发展组织（简称"经合组织"或 OECD）的成员国主要为发达国家，相比于非 OECD 成员国，拥有更为丰富的医疗人力资源。图 7-2 显示，除智利外，其他 OECD 成员国卫生工作

---

① 世界卫生组织：《2006 年世界卫生报告：通力合作，增进健康》，2006。
② 由于很多国家没有严格区分护士和助产士，故此处将两者合并统计。

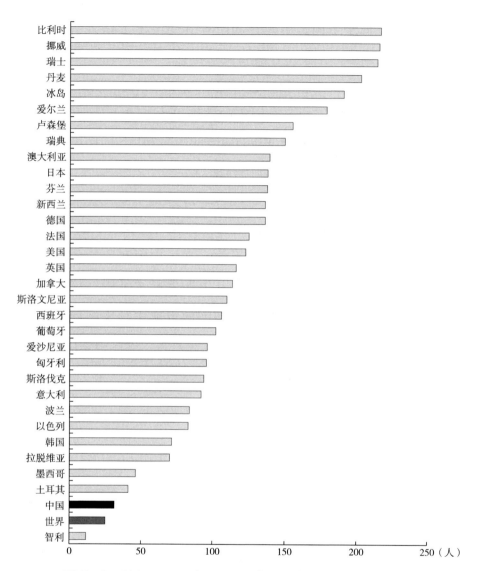

图 7 - 2　2005～2013 年 OECD 成员国每万人卫生工作者数

说明：奥地利、捷克、希腊和荷兰四国数据缺失。

资料来源：WHO。

者密度均高于世界平均水平。世界平均每万人卫生工作者数为
25.0 人，而 OECD 成员国平均每万人卫生工作者数约为 122.2 人，
是世界平均水平的 4.9 倍。OECD 成员国中，仅智利的每万人口卫

生工作者数量低于中国，墨西哥和土耳其的卫生工作者密度稍高于中国，其他国家的卫生工作者密度至少为中国的两倍。OECD 成员国普遍拥有更好的经济和社会环境，除本国的卫生人力资源培养以外，还有大量贫困地区、国家的熟练卫生技术人员向其迁移。OECD 在报告 "International Migration Outlook 2015"[①] 中指出，在 OECD 国家中，22% 的医生是外国移民。

图 7-3 比较了金砖四国[②] 2005 ~ 2013 年的卫生工作者平均密度，卫生工作者密度由高到低依次为：巴西、南非、中国和印度。除印度外，其他三国均高于世界平均水平。中国和印度的卫生专业人员密度还未达到 WHO 给定的卫生人员密度下限，这意味着中国和印度目前还不能实现基本干预的高覆盖率。中国和印度两国人口数量巨大，卫生人员短缺现状不容忽视。金砖国家作为新兴

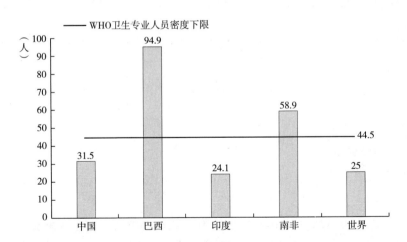

图 7-3　2005 ~ 2013 年金砖国家平均每万人口卫生工作者数
说明：俄罗斯数据缺失。
资料来源：WHO。

---

① OECD, International Migration Outlook 2015, 2015.

② 缺少俄罗斯数据。

投资市场代表，占全世界国民总收入的大约 25%，占全球人口的 40% 以上，占全球疾病负担的 40% 左右。虽然在金砖国家内，数亿人已摆脱了贫困，人们的健康状况得到明显改善，预期寿命有所提高，全民健康覆盖进程逐步展开，但是，金砖国家仍面临重大卫生问题，金砖国家穷人总数约占全球贫困人口的 50%，卫生不公平现象逐渐加重，环境污染问题日益凸显，非传染性疾病显著增加。

二　世界卫生人力中存在的问题

卫生服务提供者是卫生系统的核心，卫生人员为人们进行治疗和护理，减轻疼痛和苦难，预防疾病和减少危险，他们是连接医疗知识和卫生行动的人员纽带。卫生人员的数量和质量关系到预防保健、婴幼儿和孕妇死亡率，以及慢性病治疗等一系列健康问题。经过上述分析和鉴于世界卫生人力存在的现实，本报告认为世界卫生人力主要存在以下几方面问题。

（一）大部分地区卫生人力数量不足

WHO 估计[①]，到 2015 年世界卫生人员总数约为 4300 万，包括 2070 万名护士和助产士、980 万名医生和大约 1300 万名其他卫生工作者。根据 WHO 可持续发展目标给定的每万人卫生专业人员[②]下限 44.5 人来计算，在 2013 年，全球缺乏大约 1740 万名卫生工作者，其中包括 260 万名医生、超过 900 万名护士和助产士，

---

① WHO, World Health Statistics：2016, Health Workforce.
② 包括初级护士和助产士、医生。

以及大约 580 万名其他卫生人员。① 从图 7 - 1 可以看出，除欧洲外，其他地区卫生工作者密度均低于 WHO 给定的每万人卫生人员下限，这意味着全球大部分地区无法实现基本卫生干预的高覆盖率，其中以非洲和东南亚地区卫生人力短缺现象最为严重。WHO 2006 年的世界卫生报告显示，全球有 57 个发展中国家存在卫生人力资源严重短缺的问题，这些发展中国家绝大多数位于非洲和东南亚地区，其中短缺比例最大的是撒哈拉以南非洲，而短缺数量最多的是人口规模最大的东南亚地区。在 WHO 2009 年的报告《采取措施，增加农村和边远地区卫生人员的保留》② 中指出，越来越多的国家，无论是发达国家，还是发展中国家，均报告面临着不同程度的卫生工作者数量不足的问题。

近年来，全球对卫生服务的需求逐渐提高。较富裕国家面临着低生育率和严重人口老龄化问题，这将造成卫生服务向慢性病和退行性疾病的转化，护理需求不断加重。较为贫困的国家需要应对新旧传染病频发和慢性病问题日益凸显等问题。这些卫生问题的出现和加重，对全球卫生专业人员的数量和质量都提出了更高的要求。而研究发现，目前全球在卫生人力方面的投入低于一般估计，这进一步降低了卫生人力和卫生系统的可持续性。③ 各国对医疗人员教育和培训投入不足，医学教育策略与卫生系统和群

---

① WHO, World Health Statistics: 2016, Health Workforce. .

② WHO, Increasing Access to Health Workers in Remote and Rural Areas through Improved Retention, 2009.

③ Hernandez P., Poullier J., Van Mosseveld C., Van de Maele N., Cherilova V., Indikadahena C. et al., "Health Worker Remuneration in WHO Member States", *Bull World Health Organ.* 2013, 91 (11): 808 - 815.

众需求不匹配等问题长期存在，这些问题将进一步加重卫生人力资源短缺现状。

（二）发展中国家卫生人力资源流失严重

相比于发达国家，发展中国家的卫生人员密度更低，疾病负担更为严重，有着大量的卫生需求，然而在卫生需求得不到满足的情况下，有大量熟练的卫生技术人员移民他国。在 OECD 发布的"International Migration Outlook 2015"[①] 中指出，截止到 2010 年，OECD 国家中 22% 的医生来自外国移民，其中印度移民所占比例最大。相比于 2000~2001 年 OECD 国家中 20% 的医生为外来移民，卫生人员流失问题进一步加剧。

在非洲，许多卫生人员面临着可怕的工作环境：极少的工资、没有物质支持的管理、不充分的社会认可和没有前景的职业发展。大量人员选择移民到 OECD 国家。而非洲国家，尤其是撒哈拉以南非洲，存在着严重的慢性营养不足，传染病高发，孕产妇、婴幼儿高死亡率等卫生问题，承受着最沉重的疾病负担，在卫生人员严重不足的事实下，卫生人力大量流失使得非洲成为全球卫生人力危机的中心地区。

（三）卫生人力资源城乡分布不均衡

WHO 2009 年发布的报告《采取措施，增加农村和边远地区卫生人员的保留》[②] 显示，在大部分国家，农村和边远地区通常

---

① OECD, International Migration Outlook 2015, 2015.

② WHO, Increasing Access to Health Workers in Remote and Rural Areas through Improved Retention, 2009.

缺乏充足的卫生工作者。从全球情况来看，世界上一半左右的人居住在农村地区，然而农村地区仅有38%的护理人员和不到1/4的医生。在国家内部，城乡间的卫生人员数量不平衡情况更加严峻，比如在一些撒哈拉以南非洲国家，如马里、刚果共和国，城市地区卫生人力过剩，失业现象突出，与此同时，农村卫生人力短缺严重。在肯尼亚，64%的精神病医生居住在仅占人口7.5%的首都；南非的农村地区居住人口占总人口的46%，仅有12%的医生和19%的护士在农村工作。卫生人力资源城乡分布不均衡的问题不仅存在于发展中国家，在发达国家中也很明显。发达国家，如德国、法国等，虽然在总体上卫生人员数量较为充足，但农村地区往往存在着人员短缺的现象。在加拿大，2006年时，农村地区占国土面积的99.8%，有24%的人居住在农村地区，仅有9.3%的医生。

第三节 中国医疗人员现状

根据《中国卫生和计划生育统计年鉴》定义，卫生技术人员包括医师、护士、药剂人员、检验人员、影像人员，以及其他具有高等教育程度的技术人员[①]。执业（助理）医师是指按取得医师执业证书的人数统计（不含未取得执业医师证书的见习医师），执业（助理）医师数还包括村卫生室执业（助理）医师数。注册护士数按实际在岗的护士数统计。本节将从城乡、地区、省市等层面分析中国当前的医疗人员状况。

---

① 自2007年起，卫生技术人员不再包括药剂员和检验员等技能人员。

一　中国医疗人员总体状况及特点

（一）中国卫生技术人员密度变化情况

统计资料表明，近十年来，中国每千人卫生技术人员数呈总体上升态势，从 2005 年的 3. 50 人增加到 2014 年的 5. 56 人，增加了 58. 9%，年增长率为 5. 28%。城市和农村的卫生技术人员密度均呈上升趋势，城市的每千人卫生技术人员密度由 2005 年的 5. 82 人增加到了 2014 年的 9. 70 人，增加了 66. 7%；农村则由 2005 年的 2. 69 人增加到了 2014 年的 3. 77 人，增加了 40. 1%。虽然城市和农村的卫生技术人员密度均有增长，但城乡间的卫生技术人员密度差距进一步拉大。2005 年，城市卫生技术人员密度是农村的 2. 16 倍，到 2014 年扩大为 2. 57 倍（见图 7 - 4）。

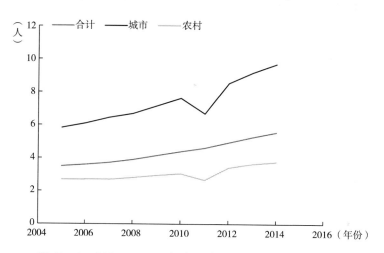

图 7 - 4　2005 ~ 2014 年中国每千人卫生技术人员数

资料来源：《中国统计年鉴 2015》；中国执业（助理）医师密度变化情况。

与中国卫生技术人员变化情况相似，中国执业（助理）医师总体密度呈上升趋势，城市执业（助理）医师密度高于农村，城乡间的执业（助理）医师密度差距进一步加大。总体来看，全国每千人执业（助理）医师密度由 2005 年的 1.56 人增加到了 2014 年的 2.12 人，增长了 35.9%，年增长率为 3.46%；城市每千人执业（助理）医师由 2005 年的 2.46 人增加到了 2014 年的 3.54 人，增长了 43.9%；农村每千人执业（助理）医师由 2005 年的 1.26 人增加到了 2014 年的 1.51 人，增长了 19.8%；城乡间的每千人执业（助理）医师数量差由 2005 年的 1.20 人扩大到了 2014 年的 2.03 人（见图 7-5）。国务院办公厅于 2015 年发布《全国医疗卫生服务体系规划纲要（2015~2020 年)》①，规划中提出了到 2020 年达到每千常住人口执业（助理）医师数为 2.5 人的目标。根据 2005~2014 年的年均增长率 3.46% 来计算，依照当前的发展速度，到 2020 年，我国每千人口执业（助理）医师数可以达到 2.6 人，到 2030 年可以达到 3.7 人。可以看出，如果保持当前的增长速度，

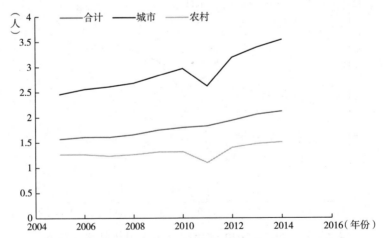

图 7-5　2005~2014 年中国每千人执业（助理）医师数变化情况

资料来源：《中国统计年鉴 2015》。

---

① http：//www.gov.cn/zhengce/content/2015-03/30/content_ 9560.htm.

我国在 2020 年可以实现每千人口执业（助理）医师数 2.5 人的目标。

（二）中国注册护士密度变化情况

与中国卫生技术人员和执业（助理）医师变化情况相似，中国注册护士密度总体呈上升趋势，城市注册护士密度高于农村，城乡间的注册护士密度差距在十年间进一步拉大。总体来看，全国每千人注册护士由 2005 年的 1.03 人增加到了 2014 年的 2.20 人，增长了 113.6%，年增长率为 8.80%；城市每千人注册密度由 2005 年的 2.10 人增加到了 2014 年的 4.30 人，增长了 104.8%；农村每千人注册护士密度由 2005 年的 0.65 人增加到了 2014 年的 1.31 人，增长了 101.5%；城乡间的每千人注册护士数量差由 2005 年的 1.45 人扩大到了 2014 年的 2.99 人（见图 7-6）。根据《全国医疗卫生服务体系规划纲要（2015～2020年）》①，我国计划在 2020 年达到每千常住人口注册护士数 3.14 人的目标。依据 2005～2014 年这十年间的发展速度 8.80% 来计算，在当前的发展速度下，到 2020 年，我国每千人口注册护士数将达到 3.64 人；到 2030 年，将达到 8.48 人。可以看出，依照当前的发展速度，我国可以完成 2020 年每千常住人口注册护士数达到 3.14 人的目标。

（三）中国医护比变化情况

总体来看，我国医护比呈上升趋势。在 2005 年时，全国医

---

① http：//www. gov. cn/zhengce/content/2015 - 03/30/content_ 9560. htm.

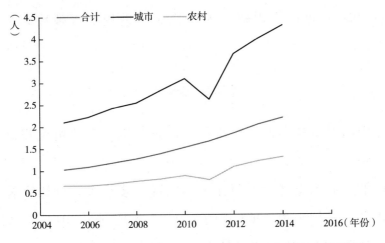

图 7－6　2005～2014 年中国每千人注册护士数变化情况

资料来源：《中国统计年鉴 2015》。

护比仅为 1∶0.66，到 2014 年时，增加到 1∶1.04，增长 57.6%，年均增长 5.18%；城市医护比由 2005 年的 1∶0.85 增加到 2014 年的 1∶1.21，增长 42.4%，年均增长 4.7%；农村医护比由 2005 年的 1∶0.52 增加到 2014 年的 1∶0.87，增长 67.3%，年均增长 7.5%（见图 7－7）。农村的医护比增长率略高于城市，但农村的护士数仍低于医生数，而城市中护士数已超过医生数。国务院办公厅于 2015 年发布《全国医疗卫生服务体系规划纲要（2015～2020 年）》[①]，提出我国计划在 2020 年达到医护比为 1∶1.25 的目标，根据年均增长率 5.18% 来计算，到 2020 年，我国医护比将达到 1∶1.41，到 2030 年，我国医护比将达到 1∶2.33。只要保持当前的增长速度，我国可以在 2020 年达到医护比为 1∶1.25 的目标。

---

①　http：//www.gov.cn/zhengce/content/2015－03/30/content_ 9560.htm.

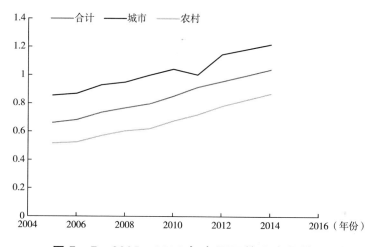

图 7 - 7　2005～2014 年中国医护比变化情况

资料来源：《中国统计年鉴 2015》。

（四）中国卫生人员学历构成

（1）中国执业（助理）医师学历构成比较

图 7 - 8 展示了 2014 年中国执业（助理）医师的学历构成比。可以看出大学本科及以上学历人数尚未达到全部执业（助理）医师的 50%。总体来看，大学本科及以上学历的医师比例为47.5%，不同学科大学本科及以上学历者比例不同，最高为临床，达 49.6%；其次为中医和口腔方向，分别为 43.7% 和36.7%；最低为公共卫生，仅 31.9%。

（2）中国执业医师学历构成比较

单从执业医师来看，大学本科及以上学历者比例有所增加。总体来看，在 2014 年，所有医师中有 54.7% 为大学本科及以上学历。其中，临床医师有 57.1% 获得大学本科及以上学历，中医、口腔和公共卫生方向医师中的大学本科及以上学历者比例均低于50%，分别为49.2%、44.5% 和38.6%（见图 7 - 9）。

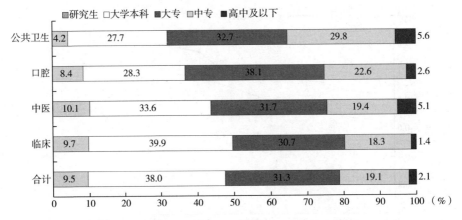

图 7 - 8   2014 年执业（助理）医师学历构成比

资料来源：《中国卫生和计划生育统计年鉴 2015》。

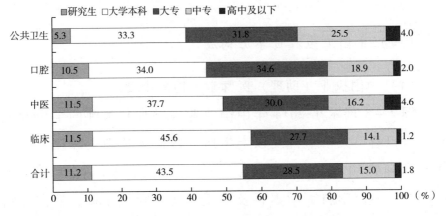

图 7 - 9   2014 年执业医师学历构成比

资料来源：《中国卫生和计划生育统计年鉴 2015》。

（五）中国各类别执业（助理）医师构成比较

从图 7 - 10 可以看出，2010 年，在所有类别执业（助理）医师中，临床类别所占比例最大，在所有执业（助理）医师中占比达 78.0%，单从执业医师来看，临床类别所占比例进一步加大，达到 94.1%。其次为中医类别，在总的执业（助理）医师中占比为 12.2%，口腔类别和公共卫生类别执业（助理）医师所占比例相差不大。从提供个体医疗卫生服务和公共卫生服务角度来看，提供公共卫生服务的公共卫生类别的执业（助理）医师仅占所有执业（助理）医师的 5.3%，远低于提供个体医疗卫生服务的执业（助理）医师的比例（94.7%）。

与 2010 年（见图 7-10）相比，2014 年（见图 7-11）的各类别执业（助理）医师构成中，临床类别所占比例有所降低，从执业助理医师、执业医师和执业（助理）医师来看，比例逐渐趋同，大致占总数的 77% 左右；而公共卫生类别执业（助理）医师比例进一步降低，在所有执业（助理）医师中仅占 3.9%。

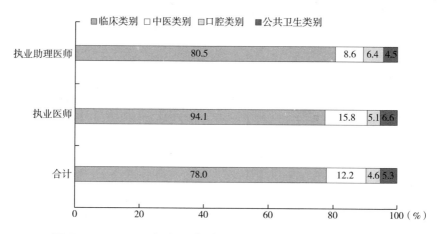

图 7-10　2010 年中国各类别执业（助理）医师构成比

资料来源：《中国卫生和计划生育统计年鉴 2015》。

（六）中国各地区全科医生数比较

全科医生是基层卫生服务的主要提供者，我国长期存在基层卫生人员数量不足的问题。从每万人口全科医生数来看（见图 7-12），总的来说，2014 年，我国每万人全科医生数为 1.27

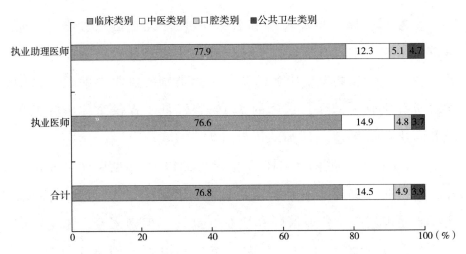

图 7 - 11　2014 年中国各类别执业（助理）医师构成比

资料来源：《中国卫生和计划生育统计年鉴 2015》。

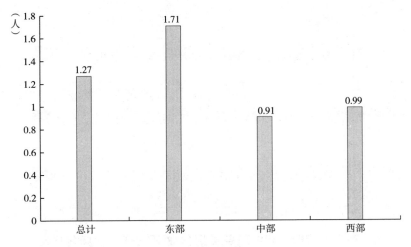

图 7 - 12　2014 年中国不同地区每万人口全科医生数

资料来源：《中国卫生和计划生育统计年鉴 2015》。

人，而我国在 2014 年的每千人卫生技术人员数为 5.56 人，每千人执业（助理）医师为 2.12 人，是全科医生数的数十倍。从各地区来看，地区间的差距较为明显，每万人全科医生数由高到低分别为东部、西部和中部地区，分别为 1.71 人、0.99 人和 0.91

人。东部地区远高于中国平均水平，中部和西部地区相差不大，均低于中国平均水平。

二　中国不同区域、不同省（区、市）医疗人员现状分析

（一）不同区域、不同省（区、市）卫生技术人员现状分析

1. 不同区域现状分析

总体来说，我国不同区域的每千人卫生技术人员数相差不大，密度由高到低依次为东部、西部和中部地区。全国不同区域普遍存在城市卫生技术人员密度远高于农村的现象，城市卫生技术人员密度均为农村 2 倍以上。单从城市来看，每千人卫生技术人员数最高为东部地区，达到 10.63 人；中部次之，为 9.01 人；西部最低，为 8.73 人。从农村来看，由高到低为东部、西部和中部地区，分别为 4.11、3.80 和 3.44 人（见图 7-13）。

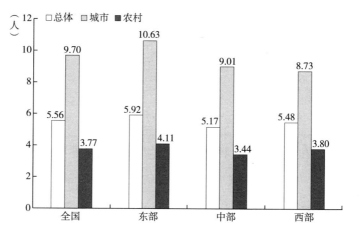

图 7-13　2014 年中国不同区域每千人卫生技术人员数

资料来源：《中国卫生和计划生育统计年鉴 2015》。

2. 与中国平均水平比较分析

2014 年，中国每千人卫生技术人员密度为 5.56 人，将每个省（区、市）每千人卫生技术人员与中国平均水平进行对比分析，并将结果分为两类，一类是低于中国平均水平，另一类是高于中国平均水平，并按照各省（区、市）的地域分布，汇总于表 7-2。

表 7-2 2014 年不同省（区、市）每千人卫生技术人员数比较

类 别	东部地区（11）	中部地区（8）	西部地区（12）
低于中国平均水平（16）	河北、福建、广东	安徽、江西、湖南、河南、吉林、黑龙江	西藏、云南、贵州、甘肃、重庆、广西、四川
高于中国平均水平（15）	天津、海南、江苏、辽宁、山东、上海、浙江、北京	山西、湖北	青海、宁夏、内蒙古、新疆、陕西

资料来源：《中国卫生和计划生育统计年鉴 2015》。

从表 7-2 可以看出，每千人卫生技术人员数低于中国平均水平的省（区、市）有 16 个，其中，东部地区 3 个省，中部地区 6 个省，西部地区 7 个省（区、市）；每千人卫生技术人员数高于中国平均水平的省（区、市）有 15 个，其中东部地区 8 个省（市），中部地区 2 个省，西部地区 5 个省（区、市）。

3. 不同省（区、市）现状分析

2014 年，中国每千人卫生技术人员数为 5.56 人，大部分省（区、市）卫生技术人员密度差别不大，个别省（区、市）差异较大。每千人卫生技术人员数高于中国平均水平的省（区、市）有 16 个，最高的为北京市，高达 9.91 人，远高于其他省（区、市）；其次为浙江省和陕西省，分别为 6.82 人和 6.69 人。每千人卫生技术人员数低于中国平均水平的有 15 个省（区、市），最低的 3 个省（区）分别为西藏（4.05 人）、安徽（4.41 人）和云南（4.43 人）。2014 年，各省（区、市）每千人卫生技术人员数见图 7 - 14。

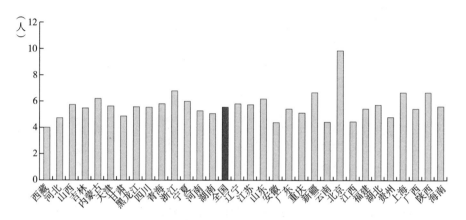

图 7 - 14　2014 年中国不同省（区、市）每千人卫生技术人员数

资料来源：《中国卫生和计划生育统计年鉴 2015》。

（二）不同区域、不同省（区、市）执业（助理）医师现状分析

1. 不同区域现状分析

从图 7 - 15 可以看出，2014 年，东部地区的每千人执业（助理）医师数，不管是总体还是城市、农村，均高于全国平均水平；而中部、西部地区的每千人执业（助理）医师数，无论是地区总体还是城市、农村，均低于全国平均水平。按地区来看，各地区总体水平、城市水平和农村水平均呈现出东部地区每千人执业（助理）医师数最高，中部地区次之，西部地区最低的状况。不同地区内城乡间的每千人执业（助理）医师数均存在较大差异，东部地区城市每千人执业（助理）医师数是农村的 2.31 倍，中部地区

为 2.29 倍，西部地区为 2.25 倍。东部地区的每千人执业（助理）
医师数城乡差距略大于中部和西部地区。

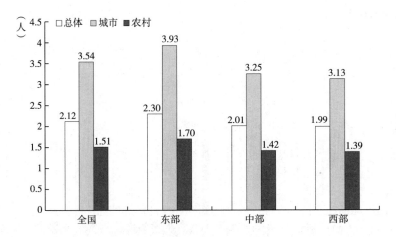

图 7 – 15   2014 年中国不同区域每千人执业（助理）医师数

资料来源：《中国卫生和计划生育统计年鉴 2015》。

2. 与中国平均水平比较分析

2014 年，中国每千人执业（助理）医师数为 2.12 人，将每个
省（区、市）每千人执业（助理）医师数与中国平均水平进行对
比分析，并将结果分为两类，一类是低于中国平均水平，一类是
高于中国平均水平，并按照各省（区、市）的地域分布，汇总于
表 7 – 3。

表 7 – 3   2014 年不同省（区、市）每千人执业（助理）医师数比较

类　别	东部地区（11）	中部地区（8）	西部地区（12）
低于中国平均水平（15）	海南、福建、广东	江西、安徽、湖南、河南、黑龙江	云南、贵州、西藏、广西、甘肃、重庆、陕西
高于中国平均水平（16）	河北、天津、江苏、辽宁、山东、上海、浙江、北京	湖北、吉林、山西	四川、青海、宁夏、新疆、内蒙古

资料来源：《中国卫生和计划生育统计年鉴 2015》。

从表 7 - 3 可以看出，每千人执业（助理）医师数低于全国平均水平的省（区、市）有 15 个，其中东部地区有 3 个省，中部地区 5 个省，西部地区 7 个省（区、市）；而每千人执业（助理）医师数高于全国平均水平的省（区、市）有 16 个，其中东部地区有 8 个省（市），中部地区 3 个省，西部地区 5 个省（区、市）。总的来说，东部地区执业（助理）医师密度较高，西部地区执业（助理）医师密度低于全国平均水平的省（区、市）数目最多。

3. 不同省（区、市）现状分析

由图 7 - 16 可知，2014 年，在 15 个每千常住人口执业（助理）医师数低于全国平均水平的省（区、市）中，最低的是云南省，为 1.60 人，其次是江西省和贵州省，分别为 1.64 人和 1.65 人，这三个省（区）均处于中国中西部地区。北京市每千常住人口执业（助理）医师数最高，为 3.72 人，浙江省和上海市每千常住人口执业（助理）医师数分别为 6.82 人和 6.67 人，位列全

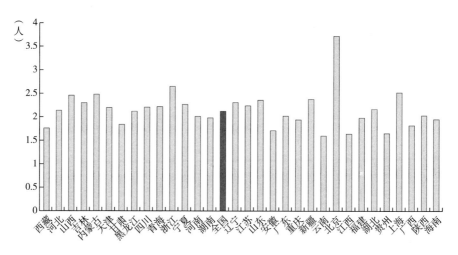

图 7 - 16　2014 年中国各省（区、市）每千常住人口执业（助理）医师数

资料来源：《中国卫生和计划生育统计年鉴 2015》。

国执业（助理）医师密度第二和第三。这三个省（市）均位于中国东部地区。

（三）不同区域、不同省（区、市）注册护士现状分析

1. 不同区域现状分析

总体来看，不同地区每千常住人口注册护士数由高到低依次为东部、西部和中部地区，分别为2.37人、2.12人和2.06人，各地区间差别不大；从城市层面看，每千常住人口注册护士数由高到低依次为东部、中部和西部地区，分别为4.61人、4.16人和3.85人，差距较大；从农村层面看，东部地区和西部地区的每千常住人口注册护士数相同，均为1.31人，中部地区稍低，为1.18人。可以看出，各区域的农村地区每千常住人口注册护士数相差不大，城市地区则相差较大，农村地区的护士缺口更为严重。东部地区的城乡间每千常住人口注册护士数差距最大，城市每千常住人口注册护士数是农村的3.52倍（见图7-17）。

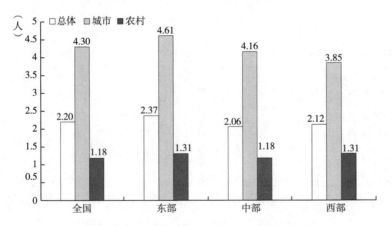

图7-17 2014年中国不同区域每千常住人口注册护士数

资料来源：《中国卫生和计划生育统计年鉴2015》。

2. 与中国平均水平比较分析

2014 年，中国每千常住人口注册护士数为 2.20 人，将每个省（区、市）每千人注册护士数与中国平均水平进行对比分析，并将结果分为两类，一类是低于中国平均水平，另一类是高于中国平均水平，并按照各省（区、市）的地域分布，汇总于表 7-4。

表 7-4　2014 年中国不同省（区、市）每千常住人口注册护士数

类　　别	东部地区（11）	中部地区（8）	西部地区（12）
低于中国平均水平（18）	河北、天津、广东	安徽、江西、湖南、河南、黑龙江、吉林、山西	西藏、甘肃、云南、贵州、重庆、四川、广西、青海
高于中国平均水平（13）	福建、江苏、辽宁、海南、山东、浙江、上海、北京	湖北	内蒙古、宁夏、陕西、新疆

资料来源：《中国卫生和计划生育统计年鉴 2015》。

从表 7-4 可以看出，全国有 18 个省（区、市）的每千常住人口注册护士数低于全国平均水平，其中，东部地区有 3 个，中部地区有 7 个，西部地区有 8 个；有 13 个省（区、市）每千常住人口注册护士数高于全国平均水平，其中，东部地区有 8 个，中部地区有 1 个，西部地区有 4 个。每千常住人口注册护士数较多的省（市）主要集中在东部地区，11 个省（市）中有 8 个每千常住人口注册护士数高于全国平均水平；中部地区的 8 个省（市）中仅 1 个省高于全国平均水平；西部地区三分之二的省（区、市）每千常住人口注册护士数低于全国平均水平。

3. 不同省（区、市）现状分析

2014 年，不同省（区、市）之间，每千常住人口注册护士数

差别较大。在 18 个每千常住人口注册护士数低于全国平均水平的省（区、市）中，每千常住人口注册护士数最低的是西藏，为 0.85 人；其次是河北和甘肃，分别为 1.65 人和 1.75 人。在 13 个每千常住人口注册护士数高于全国平均水平的省（区、市）中，每千常住人口注册护士数最高的是北京市，远高于其他省（区、市），为 4.11 人；上海次之，为 2.96 人；浙江是全国每千常住人口注册护士数排名第三的省（区、市），每千常住人口注册护士数为 2.64 人（见图 7－18）。

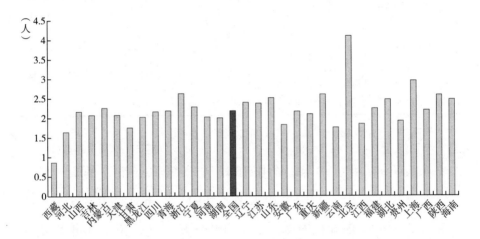

图 7－18　2014 年中国各省（区、市）每千常住人口注册护士数
资料来源：《中国卫生和计划生育统计年鉴 2015》。

（四）不同区域、不同省（区、市）医护比状况分析

1. 不同区域现状分析

2014 年，全国医护比为 1∶1.04。从图 7－19 可以看出，各地区间的医护比差别不大，东、中、西部地区医护比分别为 1∶1.03、1∶1.02、1∶1.07。各地区城市医护比差别也较小，东部

城市地区医护比为 1∶1.17，中部地区为 1∶1.28，西部地区是 1∶1.23。而从农村层面上来看，医护比呈东部、中部、西部依次递增的现象，分别为 1∶0.77、1∶0.83、1∶0.94。各个地区医护比城乡间的差距都比较明显。城市地区医护比均大于 1∶1，意味着城市地区的护士数量高于医生数量；而农村地区医护比小于 1∶1，意味着农村地区的护士数量低于医生数量。一般而言，护士数量高于医生数量时，医疗工作能更为有效地开展。中国医疗卫生服务体系资源要素配置规划的一大目标就是纠正中国医护比，争取在 2020 年达到全国医护比为 1∶1.25。

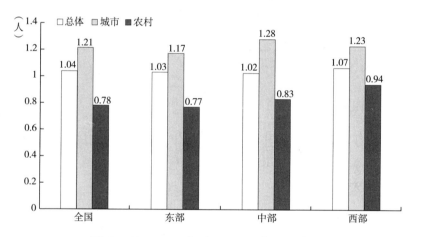

图 7 - 19　2014 年中国不同地区医护比

资料来源：《中国卫生和计划生育统计年鉴 2015》。

2. 与中国平均水平比较分析

2014 年，中国医护比为 1∶1.04，将每个省（区、市）医护比与中国平均水平进行对比分析，并将结果分为两类，一类是未达到中国平均水平，另一类是达到中国平均水平，并按照各省（区、市）的地域分布，汇总于表 7 - 5。

从表 7 - 5 可以看出，全国有 14 个省（区、市）的医护比未达到全国平均水平，其中东部地区 3 个省（市），中部地区 5 个省，西部地区 6 个省（区）。达到全国平均水平的省（区、市）有 17 个，其中东部地区 8 个省（市），中部地区 3 个省，西部地区 6 个省（区、市）。

表 7 – 5　2014 年中国各省（区、市）医护比

类　别	东部地区（11）	中部地区（8）	西部地区（12）
未达到中国平均水平（14）	河北、天津、浙江	山西、吉林、黑龙江、河南、湖南	西藏、内蒙古、甘肃、四川、青海、宁夏
达到中国平均水平（17）	辽宁、江苏、山东、广东、北京、福建、上海、海南	安徽、江西、湖北	重庆、新疆、云南、贵州、广西、陕西

资料来源：《中国卫生和计划生育统计年鉴 2015》。

3. 不同省（区、市）现状分析

从图 7 – 20 可以看出，在 2014 年，14 个医护比未达到中国平均水平的省（区、市）中，西藏医护比相差最悬殊，为 1：0.48；

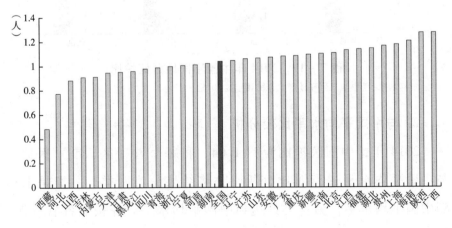

图 7 – 20　2014 年中国不同省（区、市）医护比

资料来源：《中国卫生和计划生育统计年鉴 2015》。

其次为河北和山西，分别为 1∶0.77 和 1∶0.88。广西、陕西和海南的医护比是达到全国平均水平的省（区、市）中，医护比前三位的省（区），分别为 1∶1.27、1∶1.27 和 1∶1.20。其中，广西和陕西已达到《全国医疗卫生服务体系规划纲要（2015～2020 年）》中医护比达到 1∶1.25 的目标。

第四节 全球增加卫生人力的经验、中国卫生人力问题及发展趋势

一 全球实现增加卫生人力的经验

在各方的支持下，过去在卫生人力开发方面做出的努力已经获得了可喜的成果：一些国家通过成功应对卫生人力挑战改善了健康状况。从全球层面来看，对于存在相关数据的大多数国家而言，卫生人力的可获得性正得到改善。

（一）加强卫生人员教育与培训

通过加强卫生人员的教育与培训，可以为卫生系统提供更多、更高质量的卫生工作者。通过增加医学院校、护士学校和公共卫生学校的数量和招生人数，可以产生大量有技术能力的卫生专业人员，显著增加卫生工作者的进入，提高卫生人员的总数。

除了增加卫生人员的总量外，通过教育和培训获得高质量、符合国情的卫生工作者更为重要。因此每个国家在卫生人员教育和培训计划中需要考虑，哪种类型的卫生工作者是最为需要的，既要制定长期的培养计划，也要考虑针对当前的卫生问题制定短

期培训计划。有资料显示，在大多数国家，将重点放在培养基层和中层卫生工作者上，同时兼顾更高层次的卫生专家，以及必要的管理和支持人员，是较为良好的途径。① 其中，对社区卫生工作者的培养是在农村和边远地区加强必要卫生干预的最快方式，它能确保卫生服务深入贫困社区，同时，还应注意社区卫生工作者需进行合理支付、妥善监督以及嵌入卫生系统和转诊结构，这样才能让他们更好地发挥作用。中层卫生人员可作为连接基层卫生人员和卫生专家的枢纽，既能监督社区工作者，又能为需要高层次卫生服务的患者提供转诊通道。由于需要更长时间的教育和培训，高层次卫生专家的数量增加是一个缓慢的过程，需要经过数年才能发挥作用。

相关国家和机构的证据②显示，增加卫生人员需要建设灵活的、以人类健康为先的教育和培训系统，并有相关政策法规支持。不少国家已经有了宝贵的经验，可供进一步推广、验证。目前有证据支持的指导原则包括以下几方面。

（1）强调国家卫生需求，将教育和培训嵌入卫生系统；

（2）通过课程设计和讲授方法的创新来增加公平和效率；

（3）通过领导和协作提高质量。

（二）提高现有卫生人员绩效

教育和培训新的卫生人员需要较长的时间，而对现有人员的可用性、能力和工作效率进行提高，则可以通过一系列手段

---

① Globe Health Workforce Alliance, Scaling Up, Saving Lives, 2008.

② Globe Health Workforce Alliance, Scaling Up, Saving Lives, 2008.

快速实现。在 WHO《2006 年世界卫生报告：通力合作，增进健康》① 中提出四条途径，以提高现有卫生工作人员绩效。

（1）对卫生工作人员进行有效监督。支持性、坚定而公正的监督是提高卫生工作人员个体能力最有效的现有手段，特别是在伴之以明确的工作要求和绩效反馈的情况下。

（2）提供公平可靠的报酬。给卫生工作者及时、大方地支付报酬可提高其工作积极性。不同的支付方式，如支付固定工资或按照劳动量计算薪酬，影响着卫生服务的效率和质量，需要相关部门仔细思考决定。

（3）完善卫生工作支持系统。卫生工作者服务质量的高低与相关支持系统的完备程度密不可分。工作设施中缺乏清洁用水、足够的照明、交通工具、药品、医疗器械和其他供应，卫生工作者将很难提供充足、优质的卫生服务。

（4）强调卫生人员的终身学习。随着疾病谱的日益复杂化，新型药品、治疗方法等不断提出，卫生人员需要通过短期培训等途径不断丰富、更新自己的知识和技能。通过鼓励职员创新和提倡团队协作，来激励卫生工作人员运用新的手段和方法解决问题，提高工作绩效。

（三）控制卫生人员移民和减员

来自发展中国家的技术熟练的卫生人员向发达国家大量移民，削弱了输出国的卫生系统，加剧了输出国卫生人力的短缺。为了改善这种状况，2010 年 5 月，第 63 届世界卫生大会批准了《世界

---

① 世界卫生组织：《2006 年世界卫生报告：通力合作，增进健康》，2006。

卫生组织全球卫生人员国际招聘行为守则》。该守则主要包括确立和促进符合伦理的卫生人员国际招聘自愿原则和规范，建立或改进卫生人员国际招聘所需的法律和机构框架等。但是由于该守则是自愿性的，没有足够的约束力，对国家间的人员流动约束力不大，没有产生明显的成效。

除了国家间的卫生人员流动外，卫生工作者在一个国家境内移动导致的城乡间的卫生人员差距也不容忽视。WHO在2010年出版了《通过改进挽留提高边远和农村地区卫生工作者的可及性》，提出了通过改进吸引力、招聘和挽留，提高卫生工作者在边远和农村地区可得性的战略。文件中包括四个方面的具体建议。

（1）教育类建议。主要包括招募农村背景的学生，在农村建立卫生学校，学习期间安排学生在农村临床轮转，课程设计考虑农村卫生问题和乡村卫生人员的继续教育五项具体措施。

（2）管制类建议。可从扩大执业范围、促进从业人员多元化和要求强制性农村服务等措施入手，对农村和边远地区卫生人员进行保留。

（3）经济奖励类建议。可采取的措施主要包括提供有农村服务要求的奖学金、提供有服务要求或服务选择的教育贷款、设立教育贷款偿还项目和给予直接经济补偿等。

（4）个人和职业支持建议。主要通过改善生活条件，创建安全和支持性的工作环境，提供远程技术支持，开发专业网络和提高农村卫生人员社会认同和地位等措施来保留卫生人员。

二 中国卫生人力工作中存在的问题

卫生人员是卫生服务的核心，关系卫生服务的质量，也影响人民群众的健康水平，是国家卫生事业发展的一个重要标志。随着经济社会的飞速发展，我国的卫生人力资源不断发展，卫生人员数量快速增长。经过长期的发展，我国已经建立起了由医院、基层医疗卫生机构、专业公共卫生机构等组成的覆盖城乡的医疗卫生服务体系。但是，医疗卫生资源总量不足、质量不高、结构与布局不合理等问题依然突出。

（一）卫生人力总量不足

我国正处在经济社会转型的关键时期，居民生活方式发生着快速变化，医疗卫生服务的需求也有所改变，人口老龄化和慢性病所带来的卫生问题日益突出。

截至 2014 年底，我国 65 周岁以上老年人口达 1. 38 亿人，占总人口的 10. 1% 。老年人口的快速增加，导致老年人生活照料、康复护理、医疗保健等需求日益增长。同时，随着近年来工业化和城镇化的加速推进，大量青壮年劳动人口从农村流入城市，农村中老年人比例增加，提高了农村实际老龄化程度。老龄化进程与家庭小型化、空巢化相伴随，与经济社会转型期各类矛盾相交织，医疗服务需求将急剧增加。老年人口的医养结合需要更多卫生资源支撑，康复、老年护理等薄弱环节更为凸显。此外，实施单独两孩生育政策后，新增出生人口将持续增加，对包括医疗卫生机构在内的公共资源造成压力，特别是大中城市妇产、儿童、生殖健康等相关医疗保健服务的供需矛盾也将更加突出。

2012 年全国 18 岁及以上成人高血压患病率为 25. 2% ，糖尿病患病率为 9. 7% ，与 2002 年相比，患病率呈上升趋势。我国癌症发病率为 235/10 万，肺癌和乳腺癌分别位居男、女性发病首位，十年来我国癌症发病率呈上升趋势。随着人们生活质量和保健水平的不断提高，人均预期寿命不断增长，老年人口数量逐渐增加，我国慢性病患者基数不断扩大。与此同时，随着我国深化医药卫生体制改革的不断推进，城乡居民对医疗卫生服务的需求不断增加，公共卫生和医疗服务水平不断提升，慢性病患者的生存周期不断延长。慢性病的治疗和护理需求巨大。

截至 2014 年底，我国有卫生人员 1023 万名，其中卫生技术人员 759 万名；每千人口卫生技术人员 5.56 人，其中每千人口执业（助理）医师 2.12 人，每千人口注册护士 2.20 人。WHO 统计数据显示，2005～2013 年，中国平均每千人口卫生技术人员为 3.15 人，排名世界第 115 位。与其他金砖国家相比，南非每千人口卫生技术人员为 58.9 人，巴西为 94.9 人，印度为 24.1 人，中国的每千人口卫生技术人员数仅高于印度。面对国内不断增加的卫生服务需求，我国的医疗人力卫生资源总量仍然不足，每千人口执业（助理）医师数、护士数仍需进一步提高。

相比于卫生资源总量不足来说，中国基层卫生人力总量不足的形势更加严峻。2009 年，"新医改"确定了"保基本，强基层，建机制"的原则以来，中国每千人口基层卫生人员数从 2.4 人增加到了 2014 年的 2.6 人，这与《全国医疗卫生服务体系规划纲要（2015～2020 年）》中提出的目标——"到 2020 年，每千常住人口基层卫生人员数达到 3.5 人以上"仍有较大差距。

世界卫生组织提出，未来的医疗服务应逐步转向以全科/家庭医疗为主，倡议 21 世纪各国全科医生应占总数的 1/2 或更多。而我国在 2014 年，全科医生总数为 17.3 万人，仅占医师总数的 6.0%，每万人口全科医生数为 1.27 人，这与《国务院关于建立全科医生制度的指导意见》和《全国医疗卫生服务体系规划纲要（2015～2020 年）》提出的目标——"到 2020 年，基本实现城乡每万名居民有 2～3 名合格的全科医生"仍有较大差距。

（二）卫生人力质量有待提高

中国卫生人力存在学历偏低的问题。2014 年，执业（助理）医师中，大学本科及以上学历者占比仅为 47.5%。相比于医院来说，基层卫生人力素质形势尤为严峻。2014 年，社区卫生服务机构、乡镇卫生院执业（助理）医师中本科及以上学历占比分别为 37.0%、11.9%，而同期医院执业（助理）医师中本科及以上学历占比为 66.0%。

全科医生制度是中国促进医疗卫生服务模式转变的重要举措。建立分级诊疗模式，实行全科医生签约服务，将医疗卫生服务责任落实到医生个人，是中国医疗卫生服务的发展方向。建立适合中国国情的全科医生制度，有利于优化医疗卫生资源配置、形成基层医疗卫生机构与城市医院合理分工的诊疗模式，有利于缓解当前群众"看病难、看病贵"的状况。国务院在 2011 年发布《国务院关于建立全科医生制度的指导意见》[①]，提出"到 2020 年，在我国建立起充满生机和活力的全科医生制度，基本形成统一规范的全科医生培养模式和'首诊在基层'的服务模式"。但由于当前全科医生的学历和技术水平限制，基层医疗卫生机构服务能力不足，利用效率不高，要达到该目标还有很大一段距离。

---

① http：//www. gov. cn/zwgk/2011 - 07/07/content_ 1901099. htm.

（三）卫生人才城乡结构不合理，乡镇卫生院执业（助理）医师存在流失现象

2014 年，我国城市每千人口拥有执业（助理）医师 3.54 人、注册护士 4.30 人、卫生技术人员 9.70 人，农村分别为 1.51 人、1.31 人、3.77 人。城乡每千人口执业（助理）医师数差值由 2010 年的 1.65 拉大到 2.03，城乡每千人口注册护士数差值由 2.20 拉大到 2.99，城乡每千人口卫生技术人员配置数差值由 4.58 拉大到 5.93。虽然城乡卫生人员数量均随时间推移呈上升趋势，但城乡间卫生人员数量差距逐渐拉大，城乡卫生人力配置不合理现象不断加重。2011 年，乡镇卫生院执业（助理）医师比 2010 年减少了 1.4 万人，平均每个乡镇卫生院流失 0.38 人。根据监测评估调查，其中 73% 流向县级及以上医疗卫生机构，19.1% 流向城市社区卫生服务机构，7.9% 流失到卫生系统外。[①]

长期以来，城乡间的经济差距影响着中国医药卫生人才队伍的发展，乡镇卫生院和村卫生室生存困难。城乡间工作条件、生活环境、工资待遇等的差距，促使部分年轻医生或调离农村卫生机构或选择其他职业，基层医疗卫生队伍流失严重，队伍老龄化现象严重。农村卫生服务需求与当前农村卫生机构卫生服务提供能力间差距颇大。

（四）卫生人力布局结构不合理

中国卫生人员的地区分布呈东强西弱的态势，东部与中、西

---

① http：//www. nhfpc. gov. cn/tigs/s9661/201211/6b04d0aa14ba4dcf9a846fdce38d9
fcf. shtml.

部地区差异显著。东部地区的每千人口卫生技术人员数、执业（助理）医师数、注册护士数均高于中、西部地区。东部的北京、上海、浙江等经济发达的省（市）拥有的每千人口卫生人员数量远超其他省市。

中国卫生人力资源要素之间配置结构失衡问题也不容忽视。2014 年，我国医护比为 1∶1.04，护士配备严重不足。护理工作是医疗卫生工作的重要组成部分，在提高医疗服务水平，建设优质、高效的卫生事业中发挥着不可替代的作用。一般认为，医护比达到 1∶2.8 时才能满足患者的护理需要。我国的医护比远远低于该要求。基层医疗卫生服务机构的医护比差距更大，2014 年，中国基层医疗卫生服务机构医护比为 1∶0.57，其中社区卫生服务机构为 1∶0.82，乡镇卫生院为 1∶0.65，医生比护士数量更多的局面尚未扭转。而《中国护理事业发展规划纲要（2011~2015 年）》① 提出目标——"到 2015 年，社区卫生服务机构的医护比达到 1∶1 ~ 1∶1.5"，距离该目标的实现还存在一定距离。

三　中国卫生人力的发展趋势

从《医药卫生中长期人才发展规划（2011~2020 年）》②、《全国医疗卫生服务体系规划纲要（2015~2020 年）》和《"健康中国 2030"规划纲要》③ 可以看出，中国卫生人才队伍建设的未来方向

---

① http：//www.nhfpc.gov.cn/mohyzs/s3593/201201/53897.shtml.
② http：//www.nhfpc.gov.cn/renshi/s3573/201104/ff5e914696cb461f9b8353a463198f54.shtml.
③ http：//www.nhfpc.gov.cn/guihuaxxs/s3586s/201610/21d120c917284007ad9c7aa8e9634bb4.shtml.

主要包括进一步提高卫生人员资源总量，使卫生人才规模与我国人民群众健康服务需求相适应，城乡和区域医药卫生人才分布趋于合理，加大基层和偏远地区扶持力度，各类人才队伍统筹协调发展。加强全科医生和住院医师规范化培训，逐步建立和完善全科医生制度。促进医务人员合理流动，使其在流动中优化配置，充分发挥作用。

（一）以基层卫生人员发展为重点的卫生人员数量提升

对于医院来说，要以执业（助理）医师和注册护士配置为重点，以居民卫生服务需求量和医师标准工作量为依据，结合服务人口、经济状况、自然条件等因素配置医生和护士的数量，合理确定医护人员比例。

加强公共卫生人员的专项能力建设。对基层医疗卫生机构来说，要以提高基层医疗卫生人员的专业素质和技术水平为重点，建立一支适应基本医疗卫生制度需要的基层医疗卫生人才队伍，建立起充满生机和活力的全科医生制度，基本形成统一规范的全科医生培养模式和"首诊在基层"的服务模式。对于基层医疗人员学历普遍偏低的问题，可采取为农村定向免费培养医学生、大力开展基层医疗卫生人员继续教育等举措。为应对基层卫生人员流失的问题，应研究制定基层医疗卫生人员配备标准及评价办法，建立并完善基层医疗卫生机构编制动态调整机制。完善基层医疗卫生人员激励保障政策，鼓励和引导医药卫生人才向基层流动。通过乡村卫生服务一体化管理、县乡人才联动等多种途径，吸引执业（助理）医师到基层医疗卫生机构工作。

对于公共卫生方面，需强化公共卫生的政府职责，按照逐步实现公共卫生服务均等化的需要，以培养疾病预防控制、卫生监督、健康教育、精神卫生、妇幼保健、应急救治、采供血等专业人员为重点，大力加强公共卫生人才队伍建设。

（二）加强卫生人员教育和培训，提高卫生人员素质

为了解决中国目前存在的护理人员、公共卫生人员等比例偏低的问题，应大力培养与培训护理、卫生应急、卫生监督等急需紧缺专门人才，合理扩大急需紧缺专门人才的医学教育规模，加强对相关领域在岗人员的专业培训。落实国家关于护士配备的相关标准，并作为医院评价的重要指标；切实保障护士待遇；加强专科护士和社区护士培养；探索加强助产士队伍建设的有效途径。加强药师规范化培训，完善药师岗位培训制度和职业资格制度，以及医院和药店等配备药师的相关政策。加强卫生应急骨干人才培养，建立常态化培训机制，形成一支平急结合、反应迅速的卫生应急队伍。

与发达国家相比，中国的医疗卫生技术还相对落后，为了促进我国医药卫生事业的发展，要以提升医学创新能力和医疗卫生技术水平为核心，造就一批具有国际竞争力的医学杰出人才，培养一批高技能专业技术骨干人才。

（三）制定并完善卫生人力相关政策制度

为了进一步提高我国卫生人员的数量和素质，应对相关制度进行完善，以保证我国卫生人力得以长期平稳发展。

（1）建立并完善住院医师规范化培训制度。对培训对象、培训基地、培训模式、培训内容、培训考核和保障措施等环节实施

规范化管理。

（2）建立符合我国国情的全科医师制度。为我国城乡居民提供预防保健、诊断治疗、康复及健康管理的全方位基本医疗卫生服务。逐步建立和完善全科医师培养、使用、激励等机制。加强全科医师的院校教育、毕业后教育和继续教育的体系建设。

（3）建立公共卫生专业人员管理制度。按照公共卫生社会公益性质，制定相关政策，吸引和鼓励优秀医学人才及相关专业人才从事公共卫生工作；完善各类公共卫生专业人员准入的法律法规，明确岗位职责，实行岗位绩效工资制度，强化社会公益性岗位的政府保障机制；建立健全公共卫生医师规范化培训制度，制定培训规划和计划。

（4）完善村级卫生人员管理制度，完善相关政策，鼓励乡村医生接受业务培训、参加学历教育、考取执业（助理）医师资格。加强村级卫生人员准入管理。政府要对乡村医生承担的公共卫生服务等任务给予合理补助。完善村级卫生人员劳动报酬和社会保障政策。

为了促进中国医药卫生事业健康发展，需要对当前医药卫生机制进行改革创新。

（5）强化医药卫生人才投入机制。建立以政府为主导的医药卫生人才发展投入机制，优先保证对人才发展的投入，为医药卫生人才发展提供必要的经费保障。

（6）创新医药卫生人才培养开发机制。建立和完善部门间沟通协调机制，根据需求动态调控医药卫生人才培养规模，完善急需紧缺医药卫生专门人才的专业设置。发展医药卫生职业教育，加大各类医药卫生高技能人才培养，注重培养符合实际需求的复合型、应用型和交叉学科领域人才。充分发挥学术团体的作用，建立健全继续医学教育制度，利用现代技术手段开展继续医学教育。加强培训机构和师资队伍建设，建立并完善医药卫生人才培训体系。

（7）创新医药卫生人才使用评价机制。健全以聘用制度和岗位管理制度为主要内容的事业单位用人机制，完善岗位设置管理，保证专业技术岗位占主体，推行公开招聘和竞聘上岗。

（8）创新医药卫生人才流动配置机制。加强政府对医药卫生人才流动的政策引导，推动医药卫生人才向基层流动，加大西部地区人才培养与引进力度。积极探索并逐步推行医师多点执业制度。建立有利于提升基层医疗卫生机构服务能力的人才与技术合作交流机制。完善各级医疗卫生机构的人才联动机制。

（9）创新医药卫生人才激励保障机制。建立以服务质量、服务数量和服务对象满意度为核心，以岗位职责和绩效为基础的考核和激励机制。加大对基层医疗卫生人员专业培训和专业教育的支持力度。采取学费和助学贷款代偿、设置特设岗位等措施，鼓励和引导高校毕业生、经规范化培训合格的医生和优秀人才到城乡基层医疗卫生机构工作。健全以政府奖励为导向、用人单位和社会力量奖励为主体的人才奖励体系，建立多层次医药卫生人才激励制度。

第八章　加强警示、缓解和管理健康风险的能力（目标3.d）

第一节　健康风险概述

全球所有区域都面临着遭受灾害和紧急情况的风险。并且，在越来越紧密连接的现代社会，这些事件很可能成为全球化事件。目前，最常见的灾害和紧急情况是由洪水、交通事故、风暴、工业事故和疫情引起的（见图8-1）[①]。灾害和紧急情况引起了大量的伤亡、疾病和残疾。除了对健康毁灭性的影响外，这些事件同时破坏了健康服务，加重了经济负担，限制了发展。每年仅由自然灾害引起的突发事件就造成了1000亿美元的损失[②]（本章讨论的自然灾害是与可持续发展目标的目标和具体目标有关的自然灾害[③]）。

微生物的剧毒性、耐药性和致死性导致了新出现和再次出现

[①] The International Disaster Database, Centre for Research on the Epidemiology of Disasters – CRED, http://www.emdat.be/database.

[②] 2015 Disasters in Numbers, United Nations Office for Disaster Risk Reduction, http://www.unisdr.org/files/47791_ infograph2015disastertrendsfinal.pdf.

[③] 包括可持续发展目标1.5、11.5和13.1。

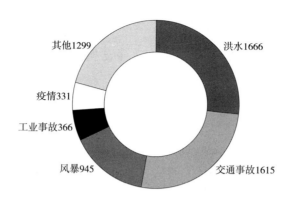

图 8 - 1 2006 ~ 2015 年全球累计报道的灾害数
资料来源：世界卫生组织。

传染性疾病爆发的风险持续存在并不断增加，而这已经成了目前的一个主要问题。这也带来了生物恐怖主义风险，例如故意散播致命性生物制剂。为了帮助国际社会遏制和解决可能成为全球威胁的严重公众健康风险，修订后的《国际卫生条例（2005）》（以下简称《条例》）在 2007 年实施生效。其要求各个国家向WHO 报告某些疾病的爆发状况和其他健康事件。《条例》包含了五种危害：传染病、人畜共患病、食物安全、化学品和核辐射。其他类型的危害（例如水文气象、地理、社会）未列入《条例》中。

尽管近年来在推行 IHR 核心能力中取得了进步，但是 2015 年的情况仍不令人满意，特别是在非洲地区。事实上，196 个 IHR 成员国中的 84 个已经通过了延期至 2016 年来完成 IHR 核心能力的要求。问题仍停留在预警、监视、响应和其他关键能力上。埃博拉病毒在西非爆发、中东呼吸综合征、2009 年 H1N1 流感大流行和几种霍乱的爆发，已经反复证明了我们所处的世界仍没有准备好迅速和有效地应对严重的公共卫生事件。西非埃博拉疫情已经充分反映了全球健康安全状态，尤其是全球快速反应能力的不足。疫情也暴露了资助疫情筹资机制的弱点。所以，所有的国家必须评估它们的预警水平并且加强基于整个社会的应对危害的能力。

一　定义

（一）全球健康风险

WHO 于 2009 年发布了《全球健康风险》报告。报告中指出，为了预防疾病和伤害，有必要识别和处理它们的原因，这就是健康风险。每个风险都有各自的原因，有许多风险根植于一个复杂的因果链，包含了社会经济因素、环境和社会条件和个人行为。这些因果链提供了许多进行干预的切入点。随着国家的发展，影响人群的疾病的类型已经从腹泻、肺炎等主要传染性疾病，演变成了心血管疾病、癌症等非传染性疾病。因此，定义一个全球健康风险因素应该满足以下几点：潜在的全球影响力，导致相关疾病的高可能性，可修正的、既不太宽泛（如饮食）也不太具体（如缺少西蓝花）、合理且完整的数据支撑。

《全球健康风险》提出了 24 个风险因素，分别为锌缺乏、铁缺乏、维生素 A 缺乏、次优母乳喂养、低果蔬摄入、高胆固醇、缺乏锻炼、超重和肥胖、高血糖、高血压、为满足避孕需求、不安全的性行为、非法药物、使用烟草、使用酒精、全球气候变化、城市室外空气污染、铅暴露、固体燃料产生室内烟尘、不安全的水环卫设施和个人卫生、不安全的保健注射、儿童性虐待、职业危害等。

（二）国际卫生条例核心能力

《条例》实施以来，为了监测各缔约国 IHR 施行情况，WHO 每年向各缔约国发放问卷，以评估 IHR 核心能力。这就是国际卫生条例核心能力监测框架：缔约国实施国际卫生条例监测核心能力进展情况调查问卷（以下简称问卷）。问卷分为 13 个部分，包括 8 个核心能力、入境口岸和 4 个风险因素。8 个核心能力分别是：核心能力 1，国家法律、政策及资金；核心能力 2，协调和国家归口单位沟通；核心能力 3，监测；核心能力 4，处置；核心能力 5，准备；核心能力 6，风险沟通；核心能力 7，人力资源能力；核心能力 8，实验室。4 个风险因素分别是：人畜共患病事件、食品安全、化学事件、辐射突发事件。该问卷每年会发放给缔约国，每年的问卷内容细则会稍有不同，前文的 13 个部分摘自 2016 年问卷。

二　目标

可持续发展目标 3.d：加强所有国家，特别是发展中国家警示、缓解和管理国家及全球健康风险的能力。

具体目标：某一特定时间点已达到 13 个核心能力特征的百分比。

三　测量

IHR 秘书处每年向世界卫生大会报告 WHO 和缔约国在实施 IHR 方面的进展，也就是缔约国监测 IHR（2005）核心能力调查问卷得分（满分 100 分），通过得分来衡量各国达到 13 个核心能力的情况。

第二节 全球《国际卫生条例》核心能力的现况

一 全球现状 （2015 基线）

（一） 全球总的趋势

《条例》自 2005 年制定，2007 年开始实施以来，已经大大提升了国际社会更好地管理紧迫的公共卫生事件和突发事件的意识，各缔约国也顺利贯彻和加强了《条例》要求的核心能力和地方能力。

从 2010 年至 2015 年六年间，全球《条例》执行情况明显改善（见图 8 - 2①），全球 13 项核心能力平均得分从 58 分提升至 73.18 分。

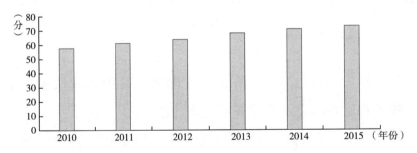

图 8 - 2 全球 IHR 核心能力平均得分

资料来源：世界卫生组织。

全球的核心能力水平以每年 3% ~ 7% 的速率稳定增长。若以 75 分作为达到良好水平的指标，那么目前世界的整体情况尚令人

---

① http：//unstats. un. org/sdgs/indicators/database/？ indicator = 3. d. 1.

满意。全球范围内核心能力达到 75 分的国家数量也在增加。2010
年，192 个缔约国中仅有 26 个国家（13.5%）达到 75 分，到 2015
年，这一数值上升到了 99 个（51.6%）（见图 8－3①）。越来越多
的国家核心能力方面进展良好，这得益于国际社会对《条例》认
识的增加。但也不难看出，这一增长趋势正在放缓，阻力来源主
要是非洲地区国家。到 2015 年，47 个非洲国家中仍仅有 7 个国家
达到了 75 分及以上的水平，意味着非洲国家仍是影响全球卫生水
平的重要因素。

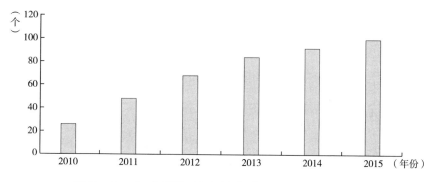

图 8－3 全球 IHR 核心能力达 75 分以上国家数

资料来源：世界卫生组织，http：//apps. who. int/gb/ebwha/pdf_ files/WHA69/A69_ 20－ch. pdf。

根据世界卫生大会报告，对于 13 项核心能力，缔约国在一些
核心能力方面进展良好，尤其是监测（全球得分 84）、应对（全球
得分 85）、实验室（全球得分 81）和人畜共患病（全球得分 85）
等方面。但多数区域在化学品事件（全球得分 56）、辐射（全球得
分 59）、入境口岸能力（全球得分 61）和人力资源（全球得分 62）
等方面的能力得分相对较低。不过，值得提出的是，立法政策能
力、人力资源能力、防范能力、化学品事件能力虽然得分偏低，但

---

① http：//unstats. un. org/sdgs/indicators/database/？ indicator＝3. d. 1.

近几年增长迅速（见图 8 - 4①）。国际社会近年来在监测与应对传染疫情方面所做出的努力是有目共睹的，其取得的成就也是巨大的。然而如今我们面临的挑战也不可忽视，如何更加有效地利用人力资源，减少化学品、辐射以及其他潜在的卫生问题将是今后努力的方向。

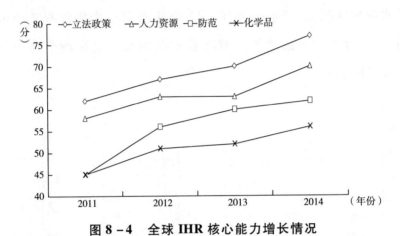

图 8 - 4　全球 IHR 核心能力增长情况

资料来源：世界卫生组织，http：//apps. who. int/gb/ebwha/pdf_ files/WHA69/A69_ 20 - ch. pdf。

第 68 届世界卫生大会指出②，各缔约国在下列领域已经取得了重大进展：《条例》国家联络点的 24 小时存在；提高报告事件的透明度；更系统地采用早期预警系统；动物与人类卫生部门之间加强交流和协作；各国和伙伴在能力建设方面协调一致的集体努力；制定突发事件对策，建立协调机制，改进分享快速反映信息的国际机制。然而，正如埃博拉病毒疫情显示的，此类能力的建立尚不够充分，导致疾病在三个国家广泛传播，影响所及，引发了灾难性的人类、财政和经济后果。考虑到应对疫情的成本，当下需要投资于能力建设，以更好地防

---

① http：//unstats. un. org/sdgs/indicators/database/？ indicator = 3. d. 1.

② 陈冯富珍：《实施〈条例〉应对公共卫生突发事件》，2016。

范、发现和应对从未表现得如此触目惊心的公共卫生事件。

（二）分区域的比较

虽然全球保持着 IHR 核心能力评分增长的趋势，但在各个区域，仍有分布增长趋势的不同。2015 年，在 WHO 划分的六个区域中，非洲地区的平均得分最低，仅为 57 分。欧洲地区和东南亚地区得分最高，均为 80 分。其他三个地区——美洲地区、东地中海地区和西太平洋地区得分均超过世界平均水平 73 分（见图 8 - 5[①]）。六个区域中，欧洲、美洲保持着相对领先，这与这些区域内发达国家数量较多有着密切关系。这些区域内的国家往往有着健全的卫生保健系统、应急响应机制和强大的协调沟通能力。尤其在欧洲，由于欧盟的存在，各个国家之间连接更为紧密，区域内的应急与协调更加便利与强大。而对于东南亚和西太平洋区域，由于近年来亚太地区合作的丰富开展，国家实力与区域内卫生合作互助正在上升，该区域的 IHR 核心能力呈现了明显的上升趋势。非洲区域由于其经济滞后，卫生体系与应急措施不健全，该区域的 IHR 核心能力一直处于较低的水平，以致一旦出现像埃博拉病毒等类似疫情，就会对一国乃至多国产生灾难性的打击。值得一提的是，中国等一大批国家正在积极地对非洲进行经济卫生援助。例如，从 2007 年开始，中国帮助非洲建成了 89 家医院和 30 家疟疾防治中心，并提供价值 1.9 亿元人民币的抗疟药物[②]。源源不断的国际援助正帮助着非洲国家更好地管理与应

[①] http：//unstats. un. org/sdgs/indicators/database/？indicator = 3. d. 1.

[②] 许铭：《对非医疗合作与援助：挑战及建议》，《国际经济合作》2013 年第 11 期，第 4 ~ 7 页。

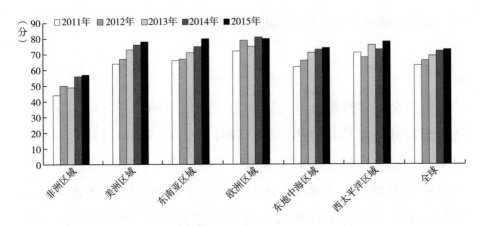

图 8 – 5　全球各区域 IHR 核心能力评分

资料来源：世界卫生组织。

对卫生风险。

　　对于 13 个核心能力，除非洲区域外各区域及世界总体趋势和水平基本相同。非洲区域除了监测能力和人力资源与世界平均得分较为接近以外，其余 11 项均与世界平均得分有较大的差距。欧洲区域在化学品事件和辐射事件上的得分远远超过其他区域和世界平均水平（见图 8 – 6①）。这得益于欧洲区域完备的制度和监管体系。辐射方面：切尔诺贝利事故后，欧盟加强了核事故辐射监测数据交换平台和预警系统的建设，在欧洲各国辐射环境监测网络的基础上开发了欧洲委员会辐射紧急通知系统（ECURIE）和欧洲辐射环境实时监测数据交换平台（EURDEP）②；化学品方面：2007 年，欧盟通过了《化学品的注册、评估、授权和限制》〔简称

---

① 陈冯富珍：《实施〈条例〉应对公共卫生突发事件》，2016。

② De Cort M., De Vries G., Galmarini S., "European Commission International Data and Information Exchange Systems to Assist EU Member States in Case of Radiological and Nuclear Emergencies", *International Journal of Emergency Management*, 2007, 4 (3): 442.

REARC（Registration，Evaluation，Authorization and Restriction of Chemicals）法规］，这被认为是有史以来最复杂、牵涉各方利益最广的法律。这些努力，通过加强化学品安全评估和风险管理，更好地控制了持久性和累积性的有毒化学物质的危害，防止了化学品滥用对空气、水、土壤的污染以及对生态环境的破坏，提高了大众的健康与安全水平。

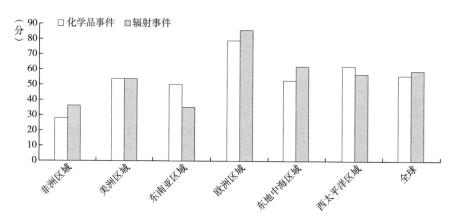

图 8 - 6　全球各区域化学品事件与辐射事件能力评分
资料来源：世界卫生组织。

（三）主要国家的比较

在所有国家中，索马里是得分最低的国家（2015 年为 6 分），这和其长期的无政府状态、政治经济环境混乱密不可分。从 2010 年至 2015 年，其"立法能力"得分一直为 0。

在所有国家中，新加坡是在世界卫生组织第一次搜集问卷时即得到最高分的国家。2010 年，新加坡 13 项核心能力平均得分为 97.1 分。新加坡能成为首批完成《条例》要求的国家，主要原因是其很早就在国内建立了完善的卫生系统法案。新加坡卫生部在职权范围内一共制定了 30 多项法案①（见表 8 – 1）。

表 8 – 1　新加坡卫生系统法案

药品、药材和相关物品管理法	保健品法、药品法、药品广告销售法、危险药品法、药品销售法
生物制药研究安全管理法	生物制药和有毒物质法、防辐射法
医疗服务主体管理法	隐形眼镜执业者法、牙医法、医师注册法、护士和助产士法、药剂师注册法、中医师法
医疗执业行为管理法	预先治疗指示法、人体器官移植法、人类克隆和其他违禁行为法、医师治疗教育及研究法、私立医院和医疗诊所法、终止妊娠法、自愿绝育法
疾病管理法	传染病防治法、精神疾病治疗法、国家疾病注册法
其他法	日内瓦公约法、保健科学局法、保健促进委员会法、医疗及老人护理捐赠计划法、红十字会法、吸烟（广告管制和烟草销售）法、工作场所安全与健康法

这些法案与《条例》要求的能力契合度很高，为新加坡推行《条例》提供了便利。这使得新加坡的卫生系统取得令人瞩目的成绩：新加坡的卫生保健体系被世界卫生组织评为亚洲最有效的医疗卫生体系；在 191 个成员国关于医疗卫生筹资和分配公平性排序中，新加坡名列第六位（2000 年）；在重大医疗危机处理方面，新加坡的卫生保健系统被政经风险咨询公司（Political and Economic Risk Consultancy，PERC）评为亚洲最好和世界第三（2003 年）。

墨西哥是缔约国中推行《条例》较快的国家之一（见图 8 – 7）。2010 年，其得分仅为 43.2，到 2015 年其得分上升至 96.8。从

---

① 张进、胡善联：《新加坡卫生服务体系建设对中国的启示》，《卫生经济研究》2010 年第 6 期，第 29 ~ 31 页。

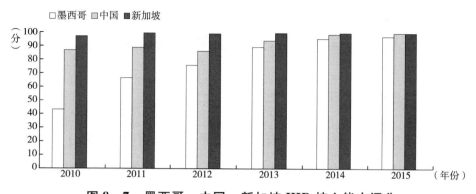

图 8 - 7 墨西哥、中国、新加坡 IHR 核心能力评分

资料来源：世界卫生组织。

图 8 - 8 可以看出，在协调、防范、风险通报、入境口岸、化学品、辐射方面，墨西哥的提升巨大。实际上，墨西哥政府自 20 世纪 90 年代以来，一直致力于卫生保障体系的建立与改革。在墨西哥的改革进程中，墨西哥政府更加注重采取措施引导筹资流向，并结合供方配置和需方激励机制，以增强卫生部的管理职能①。由墨西哥核心能力得分情况来看，墨西哥在这方面取得了不错的成绩。

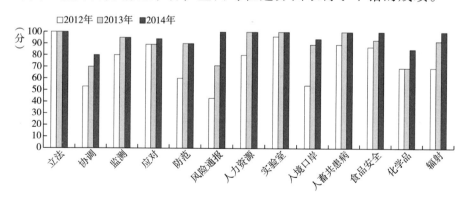

图 8 - 8 墨西哥 IHR 核心能力评分

资料来源：世界卫生组织。

---

① 肖月、刘寅：《墨西哥卫生体制改革及其启示》，《卫生软科学》2008 年第 2 期，第 188 ~ 191 页。

第三节 中国《国际卫生条例》核心能力的现况

一 整体情况

中国从 2010 年至 2015 年，IHR 核心能力得分从 87 分上升至 100 分。中国目前已经完成《条例》要求的所有能力，实现了良好的卫生体制与法规。世界卫生大会开始监测各国《条例》完成情况的初始阶段，中国情况并不乐观。2012 年中国申请延期完成《条例》建设，主要问题体现在口岸核心能力和人畜共患病上，但这一局面随着口岸核心能力建设的快速推进，已经得到了改善。2012 年，中国的口岸核心能力和人畜共患病分别为 24 分和 44 分，2013 年人畜共患病上升至 100 分，2014 年，已经实现了口岸核心能力与人畜共患病"双百分"（见图 8-9）。2014 年 6 月，中国向世界卫生组织提交了报告，表示中国已经实现了《条例》所要求的核心能力。

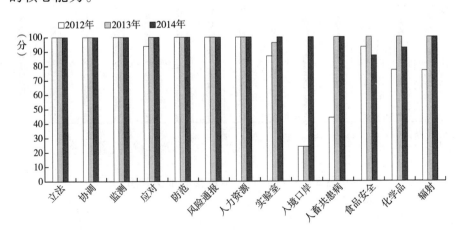

图 8-9 中国 2012~2014 年 IHR 核心能力评分

资料来源：世界卫生组织。

二　口岸核心能力建设

自 2007 年中国承认 IHR（2005）并开始实施以来，口岸核心能力一直是中国建设 IHR 的重要方向。中国在口岸核心能力建设上，创造了独一无二的模式，主要表现为以下几个方面①。一是创建口岸数量多，谋划囊括 285 个口岸的核心能力建设大格局。考虑到中国的国情和实际情况，国家质检总局创造性地提出了所有 285 个对外开放口岸核心能力都要达标的目标，并据此谋划和布局，在全国范围内大力推行口岸核心能力建设工作。二是口岸情况复杂，对此，实事求是，不搞"一刀切"，因地制宜，分门别类完成口岸核心能力建设。三是建设时间短，检验检疫系统上下全力以赴，两年内使 259 个运营中口岸全部达标。2012 年 8 月，国家质检总局成立领导小组，到 2014 年 6 月 15 日，中国现有 259 个运营中的口岸全部达标，时间不到两年。虽然之前已经有一定的基础，但大部分工作都是在这两年内完成的。四是主动意识强，积极争取中央财政和地方财政共计多达 7 亿元的支持。积极向国务院和财政部汇报口岸核心能力建设的意义和必要性，从中央财政申请到专项经费 3 亿元，同时协调各地方政府先后投入经费 4 亿多元，并为口岸一线补充和配备了大量业务用房和设施设备，为全面完成口岸核心能力建设奠定了良好的基础。中国探索的口岸核心能力建设模式得到了世界卫生组织认可，陈冯富珍总干事多次高度评价中国口岸核心能力建设工作，认为中国为其他国家树立了典范，

---

① 王晓中、臧宇婷、于畅、黄琳：《〈国际卫生条例（2005）〉在全球的实施现状及存在问题的对策分析》，《中国国境卫生检疫杂志》2015 年第 5 期，第 370～373 页。

并决定在中国设立"世界卫生组织国际卫生条例（口岸）合作中心"和"世界卫生组织国际旅行医学合作中心"。2014 年，还在中国举办全球口岸核心能力建设国际研讨会，向全世界推广中国经验。会上，陈冯富珍总干事以"非凡"一词高度赞扬了中国的口岸核心能力建设工作。通过核心能力建设，中国大幅提高了口岸疾病防控和核生化反恐能力，优化了口岸运营环境，推进了国际卫生海港（机场）的创建工作，有力提升了服务经济社会发展的能力。

第四节　加强核心能力建设的经验、挑战和前景

一　经验

从 SARS 到 H1N1 流感病毒，再到埃博拉病毒，中国和世界在实施《条例》和应对突发公共卫生事件中已经积累了丰富的经验①。

（一）法律和法规是提高核心公共卫生能力的基础

完整的法律法规体系包括按照规定开展公共卫生安全风险预防和公共卫生突发事件应急反应的法律依据。这一制度是核心公共卫生能力发展的法律保证。规范化体系确保每项工作都有据可循，为科学、有序、统一的工作提供依据。使之能够以强大、有效、有序和计划的方式改进公共卫生突发事件的预防和控制。今

---

① Liu, B., et al., "Strengthening Core Public Health Capacity Based on the Implementation of the International Health Regulations (IHR) (2005): Chinese Lessons", *Int J Health Policy Manag*, 2015, 4 (6), pp. 381 – 386.

后，要继续推进法律法规制度化和规范化，作为加强核心公共卫生能力的根本保证。

（二）机制是改善核心公共卫生能力的保证

核心公共卫生能力的建设涉及多领域多部门。特别是近年来，随着经济和社会的快速发展，人员和货物的频繁快速流动大大增加了公共卫生安全风险。与此同时，对食品和药物安全以及化学品和核辐射事件的挑战正在变得更加严重。如今，公共卫生风险的预防和控制不是一个部门的责任，而且依靠单一部门来完成这项任务是不可能的，必须通过跨部门和跨区域合作来预防和控制公共卫生突发事件。因此，建立加强沟通和联合互动的部门间和区域间合作机制是防止公共卫生风险和改善核心公共卫生能力的必要保证。由多部门成员组成的《条例》实施工作组，将发挥重要作用。

（三）评估和反馈是改善核心公共卫生能力的重要组成部分

在实施核心公共卫生能力的过程中，及时进行评价和评估，对于找出薄弱环节，着眼于未来的改进至关重要。对于《条例》的实施，相关部门根据世界卫生组织发布的评价指标对年度工作进行联合评价，定期联合监督，其结果将有助于确定下一步的优先重点。当中国在 2012 年要求延长完成《条例》目标时，各部门根据评估结果共同提出未来两年关键领域的方向和目标。这些领域包括实验室测试能力、人畜共患疾病预防和控制能力、食品安全事件预防和控制能力、化学品事故预防和控制能力，以及进出口能力。在各部门两年的共同努力下，上述领域的核心能力都达到了《条例》的要求。

（四）建立长期机制是核心公共卫生能力建设的必然选择

虽然中国核心公共卫生能力已经实现了《条例》所要求的目标，但进一步发展和维持我国在公共卫生领域的核心能力很重要。目前，国家林业局、环境保护部、农业部、国家质检总局、安全生产管理局、食品药品监督管理局、国防科工委等相关部门正在努力建立核心公共卫生能力长期机制。通过制定核心公共卫生能力技术准则，加强对地方部门、定期评估机构、监督机构和其他机构的指导，继续促进在中国顺利和有效地实施《条例》，以维持和发展核心公共卫生能力。

（五）建立核心公共卫生能力的长期机制在于合格人员

提高相关工作人员的知识和技能对于发展、加强和维持核心公共卫生能力的过程非常重要。应增加培训工作，增强应对卫生突发事件的科学与法律意识。急救人员应加强对基本理论、方法和技能的了解，并能应用于实践中。一方面，有必要为不同专业人士制定培训计划和方案。另一方面，改善教师培训、开发新的培训方法和加强组织管理也同样重要。在国家层面，相关部门应进一步合作，建立长期机制，建立复杂的核心公共卫生能力，加强对建设核心公共卫生能力的规范和细致管理，以应对中国公共卫生突发事件。在地方层面，中央应指导地方政府保持和发展核心公共卫生能力，特别是在基层。一方面，应改进相关机制，以确保建立《条例》所需的核心公共卫生能力。另一方面，应向当地工作人员提供有针对性的知识和技能培训以及应急演习。此外，应加强在地方层面关键领域建立核心公共卫生能力。

二 加强核心能力建设面临的挑战

（一）自我评估的结果与实际情况不符

自 2010 年以来，194 个国家已经完成了问卷，年平均报告完成率为 71%。虽然问卷本身是标准的，但是自我评估的性质限制了数据的质量和可比性，以及国家的监测过程。因此，IHR 审查委员会在第二次延期会议中提议，所有的 IHR 成员国应该在自愿的基础上用新的 IHR 监测和评估框架评估它们的核心能力，以在第六十九届世界卫生大会中得到新的评估框架的核心能力得分。新的监测和评估框架由四个部分组成：一是每年向世界卫生大会汇报，这和成员国正在做的自我评估相似，但还应该用"联合外部评价"工具进行修正；二是联合外部评价；三是在任何爆发或其他健康紧急情况后进行审查行动，以验证其准备和响应功能；四是在没有任何爆发或其他健康紧急情况下进行模拟演练。其中"联合外部评价"（JEE）是成员国和外部专家根据成员国的要求进行的自愿联合外部评估。它通常是一个大型团体，包括世界卫生组织确定的 13～14 个核心领域外部专家。JEE 工具有 19 个评估领域——13 个是"国际卫生条例"的核心能力，其余部分与这些能力的实施（例如，平等机会委员会，抗体免疫接种）有关。新框架的推行，能在一定程度上改善原有问卷不能完全真实地反映《条例》实施情况的问题，但同时也意味着，之前的监测活动并没有准确反映各国的情况，我们对全球的实施情况应适时地重新考量。

（二）各缔约国完成问卷的情况并不理想，年平均报告完成率并不令人满意

世界卫生组织期望于 2012 年实现所有国家完成《条例》核心能力建设，但这一目标已经被两次延期至 2016 年。据世界卫生大会报告①，有 64 个缔约国通报秘书处它们实现了核心能力，81 个缔约国要求延长时间，48 个缔约国没有通报其状况或意图。这意味着，我们得到的全球数据并非是全面与可靠的。一方面，数据本身由各缔约国自我评估后提交，由于自我评价的性质，数据的准确性并没有保证。另一方面，由于某些国家的数据缺失或者无法使用，在评估区域或者全球水平时被迫使用这些国家最近一次提交的数据，这样的做法虽然规避了缺少某些数据导致的全球或区域水平的不准确，但也导致数据并不能完全反映当年该区域的真实情况。

（三）中国在发展口岸核心能力时应注意的问题

中国在实施 IHR 中，虽然成效卓越，但是也面临一些问题，如通过考核验收而核心能力达标的口岸如何进一步管理和如何使其能力继续保持的问题，以及近年来随着入境劳务人员增多，来自疟疾、黄热病等疫区人员如何进行健康监管问题等。对于核心能力如何维持的问题，检验检疫部门正在研究制定相关规定，其中涉及核心能力维持标准的制定、更新、反馈以及已经通过考核验收的口岸能力维持和退出机制等问题，还需要 WHO 秘书处给予技术支持。对于核心能力的维持，应该注重卫生检疫高端人才的

---

① 陈冯富珍：《实施〈条例〉应对公共卫生突发事件》，2016。

引进及人才培养，实现新老更替人员技术交接、国际地区间的人员和技术交流，以建设合理科学的人员梯队；应该利用 WHO 里昂办公室的作用，继续为更多从事核心能力建设的相关人员培训宣贯 IHR，实现 IHR 知识的普及和人员能力的提升。对于入境人员健康监管问题，目前，检验检疫部门对入境人员的监管力度不能满足传染病防控的要求。从传染病流行区归国的人员如果逃避检疫如何处置，以及居住国外 1 年以上且多次往返人员的健康证明管理的程序，还需要通过法规形式进一步细化。时有归国人员入境后不能及时到指定部门体检的情况，这将在极大程度上危害自身和他人健康。中国目前疟疾病例 99% 为境外传入，境内发病比例从 2006 年的 86% 降低到 2013 年的 1% 。广东省登革热起初为入境传入，随着全球变暖趋势，目前登革热在广东有常驻趋势，有可能发展成本地流行，防控过程中涉及的蚊媒控制和疟疾、登革热等疾病治疗等费用，严重阻碍了当地经济社会发展。针对国际旅行者，希望 WHO 出台相关对策，加强地区合作，加大宣传教育，加快登革热疫苗研发步伐，注重公共卫生实验室资源的共享和技术转移，强化对国际旅行者的监管。

三　发展趋势

（一）保持与继续发展

目前，世界范围内已经有很多国家达到了《条例》要求，实现了核心能力。包括中国在内，应当尽早确立如何正确地保持和继续发展核心能力，巩固《条例》的内容，使之始终保持活力，以达到最好的健康效益。随着新的监测框架的实施，势必对各已完成国家提出更高的要求。例如，随着疾病类型从传染性疾病转变为非传染性疾病，各国核心能力的侧重点也应发生相应转变，以应对可能出现的更加复杂的健康问题。而随着卫生人力的投入、口岸人员的增加，外来进入的健康风险也在增加，如何发挥口岸能力、如何协调各国各地区相互配合，以最小化疫情的传播，将是各国口岸能力建设的重点方向。

（二）援助与减少区域差异

非洲地区由于其经济落后，体制设施不健全，一直以来都是全球疟疾、登革热、艾滋病等传染性疾病的重要传染源。这些疾病在非洲地区的流行不仅加重了当地的健康负担，限制了经济的发展，也使得全球其他地区都存在外来疫情传入的可能。虽然各国都在对非洲进行一系列卫生经济援助，但应以全球化的视野更加重视落后地区、偏远地区、传染性疾病易流行地区对全球卫生状况带来的影响。正如埃博拉病毒，全球面临新型传染病突发和原有传染病突然爆发的风险正在增加，而这些疾病最易先从落后地区流行。所以，应加大对僻远落后城镇、偏远落后国家、偏远落后地区的卫生援助，以建立完备的监测和应对卫生体系，以防止已知和未知的突发公共卫生事件。

第九章 结论和中国实现卫生可持续发展目标的策略

第一节 中国实现卫生领域可持续发展目标的基线和展望

健康是世界人民的重中之重。在各个区域，各种经济集团、族裔群体和性别中，健康问题都已成为发展议程的核心。基于千年发展目标，可持续发展目标议程展现了前所未有的眼界和抱负。消除贫困、健康、教育、食品安全和营养仍然是重点领域，但 17 个可持续发展目标还包含经济、社会和环境方面的大范围目标，也包括对建立更为和平和具有包容性的社会的承诺。"可持续发展目标 3：确保健康生活与促进全人类福祉"，将健康描述为因其自身原因即具有合理性和必要性的目标。更为重要的是，健康还是实现其他目标的组成部分，也是考察可持续发展目标总体进展的可靠指标。

中国 2016 年 10 月制定发布了《中国落实 2030 年可持续发展议程国别方案》，承诺以此为指导，贯彻创新、协调、绿色、开放、共享的发展理念，加快推进可持续发展议程落实工作，并继续为全球发展事业做出力所能及的贡献。在卫生领域，同期国务院颁布了《"健康中国 2030" 规划纲要》，将可持续发展议程中的健康目标与中国卫生发展规划目标整合统一。

从中国 2015 年在 13 个卫生具体目标上的基线数据看（见表 9 - 1），可以将其分为三类。第一类是基础较好的领域，即 2015 年的中国数据已经基本实现了可持续发展议程的要求，这一类的具体目标包括孕产妇与儿童健康、计划生育、基本疫苗的覆盖、国际卫生条例核心能力建设等方面。对于这一类的指标，只要继续保持现有水平，便可达到可持续发展议程的要求。同时，为了进一步改进相关领域的工作，《"健康中国 2030"规划纲要》针对中国国情提出了自己的发展目标，力争继续树立国际典范。第二类具体目标是"正常进展将可实现"的 SDG，包括艾滋病和疟疾的防控、减少有害使用酒精、降低自杀率等方面，这些领域在过去

表 9 - 1　中国实现卫生领域可持续发展目标的基线和展望

SDG 具体目标	具体衡量指标	中国 2015 年的基线水平	实现全球目标所需的努力	《"健康中国 2030"规划纲要》提出的定量目标
3.1 到 2030 年，全球孕产妇每 10 万例活产的死亡率降至 70 人以下	MMR：70/10 万以下	20.1/10 万	已实现	2030 年，12/10 万以下
3.2 到 2030 年，消除新生儿和 5 岁以下儿童可预防的死亡，各国争取将新生儿每 1000 例活产的死亡率至少降至 12 例，5 岁以下儿童每 1000 例活产的死亡率至少降至 25 例	NMR：12‰以下	5.4‰	已实现	NMR：5‰以下
	5UMR：25‰以下	10.7‰	已实现	5UMR：6‰以下

续表

SDG 具体目标	具体衡量指标	中国 2015 年的基线水平	实现全球目标所需的努力	《"健康中国 2030"规划纲要》提出的定量目标
3.3 到 2030 年，消除艾滋病、结核病、疟疾和被忽视的热带疾病等流行病，抗击肝炎、水传播疾病和其他传染病	艾滋病发病率为零	3.7/10 万	正常进展将可以实现	到 2020 年，诊断并知晓自身感染艾滋病的感染者和病人比例达 90% 以上，符合治疗条件的感染者和病人接受抗病毒治疗比例达 90% 以上，接受抗病毒治疗的感染者和病人治疗成功率达 90% 以上
	肺结核发病率为零	63.4/10 万	需要加大努力才能实现	到 2020 年，全国肺结核发病率下降到 58/10 万人
	疟疾发病率为零	0.23/10 万	正常进展将可以实现	到 2020 年，实现消除疟疾目标
	肝炎发病率降低	89.5/10 万	需要加大努力才能实现	到 2020 年，乙肝母婴传播阻断成功率达到 95% 以上。到 2030 年，继续维持高水平的乙肝疫苗接种率
3.4 到 2030 年，通过预防、治疗及促进身心健康，将非传染性疾病导致的过早死亡减少 1/3	70 岁以下人群非传染性疾病死亡率降低 1/3	550/10 万	需要加大努力才能实现	到 2025 年，实现心脑血管疾病死亡率比 2015 年下降 15%，70 岁以下人群慢性呼吸系统疾病死亡率降低 15%
	自杀率降低	10.0/10 万	正常进展将可以实现	

续表

SDG 具体目标	具体衡量指标	中国 2015 年的基线水平	实现全球目标所需的努力	《"健康中国 2030"规划纲要》提出的定量目标
3.5 加强对滥用药物包括滥用麻醉药品和有害使用酒精的预防和治疗	15 岁以上人群人均酒精消耗量降低	7.8 升	正常进展将可以实现	—
3.6 到 2020 年，全球公路交通事故造成的死伤人数减半	公路交通事故造成死伤减半	18.8	需要加大努力才能实现	—
3.7 到 2030 年，确保普及性健康和生殖健康保健服务，包括计划生育、信息获取和教育，将生殖健康纳入国家战略和方案	生育期妇女现代避孕措施普及率达到 100%	97%	正常进展将可以实现	—
	少女妊娠率降低	7.3‰	需要加大努力才能实现	—
3.8 实现全民健康保障，包括提供金融风险保护，人人享有优质的基本保健服务，人人获得安全、有效、优质和负担得起的基本药品和疫苗	个人卫生支出占卫生总费用比例降至 10%～15%	29.30%	需要加大努力才能实现	到 2020 年，个人卫生支出占卫生总费用的比重下降到 28%
3.9 到 2030 年，大幅减少危险化学品以及空气、水和土壤污染导致的死亡和患病人数	因空气污染所致的死亡率降低	161.1/10 万	需要加大努力才能实现	—

SDG 具体目标	具体衡量指标	中国 2015 年的基线水平	实现全球目标所需的努力	《"健康中国 2030"规划纲要》提出的定量目标
3. a 酌情在所有国家加强执行《世界卫生组织烟草控制框架公约》	到 2025 年使年龄标化吸烟率在 2010 年基础上降低 30%	27.70%	需要加大努力才能实现	力争到 2020 年，15 岁以上人群烟草流行率控制在 25% 以内
3. b 支持研发主要影响发展中国家的传染和非传染性疾病的疫苗和药品，根据《关于〈与贸易有关的知识产权协议〉与公共健康的多哈宣言》（简称《多哈宣言》）的规定，提供负担得起的基本药品和疫苗，《多哈宣言》确认发展中国家有权充分利用《与贸易有关的知识产权协议》中关于采用变通办法保护公众健康，尤其是让所有人获得药品的条款	BCG1 岁以下免疫接种率提高	99%	已实现	—
	百白破（DTP3）1 岁以下的免疫接种率提高	99%	已实现	—
	乙肝疫苗（HepB3）1 岁以下的免疫接种率提高	99%	已实现	—
	流感嗜血杆菌疫苗（Hib3）1 岁以下的免疫接种率提高	未纳入计划免疫	需要获得监测数据	—
	麻疹（MCV）1 岁以下的免疫接种率提高	99%	已实现	—
	新生儿出生时对新生儿破伤风（PAB）的保护提高	99%	已实现	—
	脊髓灰质炎（Pol3）1 岁以下的免疫接种率提高	99%	已实现	—

续表

SDG 具体目标	具体衡量指标	中国 2015 年的基线水平	实现全球目标所需的努力	《"健康中国 2030"规划纲要》提出的定量目标
3.c 大幅加强发展中国家，尤其是最不发达国家和小岛屿发展中国家的卫生筹资，增加其卫生工作者的招聘、培养、培训和留用	每千人卫生技术人员数量增加	5.83/千人	需要加大努力才能实现	—
3.d 加强各国，特别是发展中国家早期预警、减少风险、管理国家和全球健康风险的能力	IHR13 项核心能力均分提高	100 分	已实现	—

15 年千年发展目标过程中的进展速度如果可以继续保持，则可实现到 2030 年的可持续发展目标，相反若进展速度变慢或停滞不前，则无法预期实现相关目标。第三类也是更为关键的一类，是"需要加大努力才能实现"的具体目标，包括非传染性疾病的控制、空气污染所致的死亡率、卫生人力资源、吸烟率、个人卫生费用支出比例、交通事故所致死伤预防、肺结核和肝炎的控制等。这些领域过去的进展速度如果继续保持，则无法如期实现相应 SDG 目标，必须要加大措施力度，使进步的速度加快。同时，也要将上述具体目标的衡量指标纳入常规卫生统计监测中去。

第二节　实现卫生方面可持续发展目标的判断和建议

一　可持续发展目标非常广泛和复杂，但卫生方面的目标情况良好

随着千年发展目标的执行与建设告一段落，新的可持续发展目标已经制定完成并即将开始实施。可持续发展目标由 17 个目标组成，其中包括了千年发展目标还未实现或者需要继续发展的目标，以及新增的目标。其中明确与健康相关的是目标 3：确保健康的认识、促进各年龄段所有人的福祉。目标 3 主要致力于提高生殖健康、孕产妇及儿童健康水平，消除艾滋病毒/艾滋病、疟疾、结核病及被忽视的热带疾病等流行病，减少非传染性疾病及环境疾病，实现医疗保险全民覆盖，确保人人均能获得安全、有效、负担得起的药物及疫苗。为实现此目标，世界各国领导致力于支持研究和开发，增加卫生筹资，加强各国减少和管理健康风险的能力。还有 10 个目标虽未明确表明与健康直接相关，但对健康有重要影响。

新的可持续发展目标在卫生方面制定了 13 个具体目标，这 13 个目标从不同角度、不同层面重新对卫生发展提出了新的要求。这些目标中有的我们已经基本实现或者有乐观的实现目标的趋势。例如，目标 3.2，我们目前达到了新生儿每 1000 例活产的死亡率为 19 例（可持续发展目标为 12 例），5 岁以下儿童每 1000 例活产的死亡率为 43 例（可持续发展目标为 25 例）；目标 3.3，艾滋病、疟疾的控制已经取得了显著成效；目标 3.6，全球道路交通死亡人

数趋于平稳；目标3.7，全球避孕措施普及率及家庭计划生育需求满足率呈上升趋势；目标3.d，全球区域《国际卫生条例（2005）》的实施情况良好。也有离可持续发展目标尚有距离的地方。例如，目标3.1，全球孕产妇每10万例活产的死亡率目前高达216例（可持续发展目标为70例）等。

总体而言，虽然新的可持续发展目标给全球卫生系统制定了更多需要满足的目标，但根据千年发展目标的经验和我们已经取得的成果，卫生方面的目标情况良好，在未来的15年内有希望很好地完成可持续发展目标。

二 全民健康覆盖为可持续发展目标中与卫生相关的具体目标提供了一个综合的平台，能够克服千年发展目标中条块分割的劣势

2005年的世界卫生大会首次提出了"全民健康覆盖"（Universal Health Coverage，UHC）的概念。这一概念向全体成员国传达了一个共同的信念，即"所有人都应该获得他们所需要的卫生服务，且无遭受经济损失或陷入贫困的风险"。2010年和2013年的世界卫生报告将"全民健康覆盖"的三层含义解释为：卫生服务的全民覆盖、医疗保险的全民覆盖以及更广泛的人群处于健康状态。在可持续发展目标的制定中，全民健康覆盖也被纳入其中，这是因为，人们认为全民健康覆盖与减贫、就业、教育等密切相关，是可持续发展的重要组成部分，无论是贫穷国家还是富裕国家都需要为之努力，也是对健康公平和健康权的一种具有实践意义的表达。然而在目标3.8中对"全民健康覆盖"的含义直接强调了卫生服务的可及性和经济风险保护，却并未提及"全民健康覆盖"

的第三层含义——促进全体人们的健康。但这不应该引起我们理解偏差：全民健康覆盖不仅是实现健康的方式，也是我们要实现的一个目标，因为全民健康覆盖本身已包含并应该包含健康的含义。

必须强调的是，全民健康覆盖是我们今后所关注的重点。

正因为全民健康覆盖的丰富内涵和广阔的涉及面，其不仅作为实现健康的方式，更是所有与卫生相关目标的一个平台。其将这些具体目标联系起来形成一个综合整体。过去的 15 年里我们在卫生方面基本完成了千年发展目标。但不论是"降低儿童死亡率"、"改善产妇保健"还是"对抗艾滋病病毒"都未能全面综合地反映全球的卫生健康状况。这些目标都是从单一方面出发，从各自的角度，以期解决相对应的问题。全民健康覆盖的提出解决了这一弊端，卫生相关的具体目标，将从一个新的角度衡量其是否达到了我们期待的水平，这就是我们是否实现全民健康覆盖。

三　可持续发展目标议程为用经济、社会和环境目标等综合的方式考虑卫生问题提供了一个关键的机会

从千年发展目标到可持续发展目标，我们制定目标的逻辑框架已经发生了变化，在可持续发展的框架下，我们试图用经济、社会、环境等综合方式来考虑卫生问题。卫生问题将不再是单独孤立的健康问题，而应当是经济、社会、环境可持续发展的前提，同时这三个方面也影响着卫生发展。可持续发展目标 3 的制定首次包含了更多元化的具体目标。例如，目标 3.6，全球道路交通造成的死伤人数减半；目标 3.9，到 2030 年时，大幅减少因危险化学品以及空气、水和土壤污染死亡和患病的人数等。而其他目标及

其具体目标也与健康相联系。例如，目标 1，消除贫困；具体目标 1.3，实施覆盖所有人的社会保护体系。目标 2，消除饥饿，实现食品安全和改善营养；具体目标 2.2，终结营养不良，实现减少儿童发育迟缓和浪费的目标。目标 16，为可持续发展促进和平和包容性的社会；具体目标 16.1，减少所有地方一切形式的暴力及相关死亡率等。卫生目标与其他可持续发展目标有着多重联系，既是它们的贡献者，也是它们的受益者。这些目标不再局限于疾病负担带来的卫生问题，而把目光放在了经济、社会和环境方面。这给了我们重新思考卫生问题的机会。随着城市化的发展，全球卫生问题也在发生着转变，从肺炎、天花等传染性疾病到高血压、糖尿病等慢性非传染性疾病，而现在，环境污染、化学品问题、社会经济压力导致的精神疾病正在一步步凸显。思考卫生问题不应继续以生物学和分子学的角度来考虑，经济、社会、环境的多方面因素应该综合考量。卫生问题的治理也不应仅仅从治疗疾病所需的药物、医疗服务和保健护理来加强应对措施，而更应综合地考虑到其他因素在卫生问题中起到的作用。而卫生问题的解决会推动经济、社会、环境的发展，各国需要提供解决卫生问题的政治支持，这将有利于卫生部门对卫生服务覆盖面的扩大和卫生服务质量的提高。

四　卫生筹资将越来越依赖国内融资，但是最不发达国家和脆弱国家很可能还会需要援助，无论是出于人道主义还是发展的目的，需要一个简化的全球卫生治理体系来支持这一转变

随着卫生系统的不断发展和壮大，以及全民健康覆盖的推行，卫生系统支出也在日益增加。仅从中国的自身经验来看，1978 ~

2013 年人均卫生费用已经增加了 203 倍，平均增速达到 16.4%，而 GDP 的增速仅为 14.3%[①]。从目前的情况来看，这一趋势将会在未来一段时间内保持下去。而人均卫生费用增速高于 GDP 增速就意味着在全民健康覆盖的推行过程中政府和社会应承担的份额必须增加，这无疑增加了卫生筹资的难度，也转变了卫生筹资的模式。但人们更加关心的是那些不发达和处于弱势的国家，因为它们进行筹资的难度更大。如前文描述，这些国家和地区，往往正是卫生系统、卫生设施、卫生人力最不完善的地区。那么无论是出于人道主义还是发展的目的，目前的援助行动很可能将会一直继续下去，因此也需要一个更好的全球卫生治理体系来支持这一转变。全球治理体系的建立将有助于打破政治壁垒，解决协调难题，更好地协助不发达地区解决卫生问题。正如中国在非洲的医疗援助，如果能将各个国家的力量集中起来，统一管理与规划，将会以更高的效率实现卫生目标。

五　可持续发展目标 3 的监测评估将使用更为综合的框架

可持续发展目标将卫生方面的目标从 3 个提升到了 13 个，而监测这 13 个具体目标的指标则更为复杂和烦琐。在这些目标当中，有的具体目标涉及的评估指标更多。例如，目标 3.3 "到 2030 年时，阻止艾滋病、结核病、疟疾和被忽视的热带疾病的流行，防治肝炎、通过水传播的疾病和其他传染病"，我们需要监测艾滋病、结核病、疟疾、肝炎和其他传染性疾病。目标 3.4 "到 2030 年时，

---

① 卫生部卫生经济研究所：《中国卫生总费用研究报告 2013》；卫计委：《中国卫生统计年鉴摘要 2014》。

通过预防与治疗，将非传染性疾病导致的过早死亡减少三分之一，促进精神健康与福祉"，我们需要监测心血管病、糖尿病、癌症和呼吸道疾病。不难看出，为了监测一个具体目标，我们需要统计的数据和指标是非常复杂的。这些单一罗列的指标如何反映和评估卫生问题的进展将成为一大难题。我们很难从某一指标中看出该地区或国家的卫生水平即使这一指标极高或极低。而有的目标缺乏时间节点甚至无法测量。我们需要一个更加综合的框架来评估卫生问题的进展。这一框架需要涵盖以下几点要求。①根据国情的指标选择。各国应根据自身的发展经验选取相应的目标，例如，在发达国家和地区疟疾的发病情况已经非常少见了，在制定评估框架时可以将其剔除，而不必要浪费更多的卫生成本。②体现全民健康覆盖。正如前文所提到的，全民健康覆盖是卫生发展的重点，而可持续发展目标对全民健康覆盖的体现过少。对全民健康覆盖的测量将更好地反映卫生状况，指导我们进行下一步行动。目前对全民健康覆盖的测量主要从三个维度：人口覆盖、服务覆盖和费用覆盖。人口覆盖指服务项目（如公共卫生项目）、筹资制度（如社会医疗保险）等覆盖的人口比例。服务覆盖是指服务的范围和质量。费用覆盖是指医疗服务费用通过预付制筹资体系（税收、社会医疗保险等）支付的程度（反向指标是直接自付费用）。③非卫生影响因素的监测。既然可持续发展目标从三个维度看待卫生问题，那么我们有必要对非卫生影响因素进行监测，以了解非卫生影响因素对卫生问题的作用，从而找到更多解决卫生问题的切入点。④对公平的明确关注。解决卫生问题，实现全民健康覆盖，其核心是公平问题。关注公平问题，监测卫生服务在偏远地区的可及性、服务质量能更好地反映卫生问题的进展。

参考文献

中文参考文献

1. 国家统计局：《2013 中国统计年鉴》，http：//www. stats. gov. cn/tjsj/ndsj/2013/indexch. htm，最后访问日期：2016 年 4 月 18 日。

2. 国家卫生和计划生育委员会：《2013 中国卫生统计年鉴》，http：//www. nhfpc. gov. cn/htmlfiles/zwgkzt/ptjnj/year 2013/index 2013. html，最后访问日期：2017 年 8 月 1 日。

3. 国务院办公厅：《全国医疗卫生服务体系规划纲要（2015—2020 年）》，http：//www. nhfpc. gov. cn/guihuaxxs/s3585u/201503/6f403 fed54754e4f916bcceac28c197a. shtml，最后访问日期：2017 年 3 月 6 日。

4. 黄梅波、唐正明：《2015 年后国际发展议程——目标、责任及中方立场》，《国际展望》2014 年第 4 期。

5. 晋继勇：《世界贸易组织与全球公共卫生治理——以 TRIPS 为例》，《浙江大学学报》（人文社会科学版）2011 年第 3 期。

6. 李辉：《贸易与健康：多边贸易体制的公共卫生安全视角》，中国法学网，www. iolaw. org. cn，最后访问日期：2016 年 12 月 28 日。

7. 《柳叶刀》投资于健康委员会：《全球健康 2035：用一代人的时

间实现全球趋同》，世界图书出版公司，2014。

8. 孟庆跃：《全民健康覆盖：从理念到行动》，《中国卫生政策研究》2014 年第 7 期。

9. 聂建刚：《全球卫生治理》，博士学位论文，华中科技大学，2010。

10. 世界卫生组织：《道路安全全球现状报告》，2012。

11. 王召杰：《可持续发展目标制定进程及中国的参与战略分析》，《江南社会学院学报》2014 年第 16 期。

12. 谢铮、刘培龙、郭岩：《全球制定卫生领域后千年发展目标的行动、进展及启示》，《北京大学学报》（医学版）2013 年第 3 期。

13. 熊青龙：《从千年发展目标到可持续发展目标：国际发展目标的转变》，《发展与援助》2014 年第 5 期。

14. 张朝阳、孙磊：《全民健康覆盖的内涵界定与测量框架》，《中国卫生政策研究》2014 年第 1 期。

15. 中国外交部：《2015 年后发展议程中方立场文件》，http：//www. fmprc. gov. cn/mfa _ chn/ziliao _ 611306/1179 _ 611310/t1078969. shtml，最后访问日期：2016 年 9 月 22 日。

英文参考文献

1. Annette Pruss - Ustun, Jamie Bartram, Thomas Clasen, et al. , "Burden of disease from inadequate water, sanitation andhygiene in low - and middle - income settings: a retrospectiveanalysis of data from 145 countries", *Tropical Medicine and International Health*, 2014, 19 (8).

2. Executive Board, World Health Organization. United Nations Conference on Sustainable Development Rio + 20. *http: //apps. who. int/ gb/ebwha/pdf_ files/EB130/B130_ 36 – en. pdf.*

3. Ferlay J. , Soerjomataram I. , Ervik M. , Dikshit R. , Eser S. , Mathers C. , Rebelo M. , Parkin D. M. , Forman D. , Bray, F. GLOBOCAN 2012 v1. 0, Cancer Incidence and Mortality Worldwide: IARC CancerBase No. 11. *Lyon, International Agency for Research on Cancer.*

4. General Assembly of the United Nations. Report of the Open Working Group of the General Assembly on Sustainable Development Goals. *http: //www. un. org/ga/search/view_ doc. asp? symbol = a% 2F 68% 2F 970 &Submit = Search&Lang = E.*

5. General Assembly of the United Nations. The Future We Want. *http: // www. un. org/ga/search/view_ doc. asp? symbol = a% 2Fres% 2F 66% 2F 288 &Submit = Search&Lang = E.*

6. General Assembly of the United Nations. Keeping the promise: united to achieve the Millennium Development Goals. *http: //www. un. org/ga/search/view_ doc. asp? symbol = A/RES/65/1 &referer = http: // www. un. org/en/ga/documents/symbol. shtml&Lang = E.*

7. Global Health Observatory. 2011. *http: //www. who. int/gho.*

8. Health in the Post – 2015 Development Agenda. Report of the Global Thematic Consultation on Health. *http: //www. worldwewant2015. org/health.*

9. High Level Dialogue on Health in the Post – 2015 Development Agenda Gaborone. *http: //www. worldwewant2015. org/file/320271/*

download/348522.

10. Rob Yates. Choosing a health SDG – time to think politically. Presentation at the PMAC 2015: Global Health Post 2015 – Accelerating Equity. Bangkok, Thailand: 2015.

11. United Nations General Assembly. Report of the Open Working Group of the General Assembly on Sustainable Development Goals.

12. United Nations General Assembly. Outcome document of the special event to follow up efforts made towards achieving the Millennium Development Goals. *http: //www. un. org/zh/documents/view _ doc. asp? symbol = A/68/L. 4&referer = http: //www. un. org/zh/millenni-umgoals/bkgd. shtml&Lang = E.*

13. United Nations General Assembly. Resolution adopted by the General Assembly on 25 September 2015.

14. United Nations Office on Drugs and Crime. World Drug Report 2012.

15. United Nations. United Nations Millennium Declaration. *http: // www. un. org/ga/search/view_ doc. asp? symbol = A%2FRES%2F55% 2F2 &Submit = Search&Lang = E.*

16. United Nations. Keeping the promise: united to achieve the Millennium Development Goals. General Assembly of the United Nations. *http: //www. un. org/ga/search/view_ doc. asp? symbol = A/RES/65/ 1 &referer = http: //www. un. org/en/ga/documents/symbol. shtml & Lang = E.*

17. United Nations. Report of the Inter – Agency and Expert Group on Sustainable Development Goal Indicators.

18. United Nations. Indicators for monitoring the Millennium Develop-

ment Goals: Definitions, Rationale, Concepts and Sources.

19. United Nations. Millennium Development Goals Report 2015. *ht-tp: //www. un. org/millenniumgoals/2015 _ MDG _ Report/pdf/MDG% 202015%20rev%20 (July%201). pdf.*

20. United Nations. Post – 2015 intergovernmental negotiations (Sustainable development goals and targets). *https: //sustainabledevelopment. un. org/ content/documents/6769 Targets%20document_ March. pdf.*

21. United Nations. The road to dignity by 2030: ending poverty, transforming all lives and protecting the planet. *http: //www. un. org/ ga/search/view_ doc. asp? symbol = A/69/700&Lang = C.*

22. Vos T. , Flaxman A. D. , Naghavi M. , et al. , "Years lived with disability (YLDs) for 1160 sequelae of 289 diseases and injuries, 1990 – 2010: a systematic analysis for the Global Burden of Disease Study2010", *The Lancet*, 2012, 380.

23. WHO Lyon Office. Country support for strengthening capacities as required under the International Health Regulations.

24. WHO Lyon Office. International Health Regulations: Support to global outbreak alert and response and maintaining national capacities 2014.

25. WHO. Global health risks: mortality and burden of disease attributable to selected major risks, 2009.

26. World Health Assembly. Health in the post – 2015 development a-genda. *http: //apps. who. int/gb/ebwha/pdf_ files/WHA66 – REC1/ A66_ REC1 – en. pdf#page = 25.*

27. World Health Assembly. Draft comprehensive global monitoring

framework and targets for the prevention and control of non – communicable diseases, including a set of indicators.

28. World Health Assembly. Health in the post – 2015 development agenda. http：//apps. who. int/gb/ebwha/pdf_ files/WHA67 – REC1/A67_ 2014_ REC1 – en. pdf#page = 25.

29. World Health Organization. Health in the post – 2015 development agenda. http：//apps. who. int/gb/ebwha/pdf_ files/WHA68/A68_ 14 – en. pdf.

30. World Health Organization. Hepatitis B Control Through Immunization：A Reference Guide.

31. World Health Organization. http：//apps. who. int/gb/ebwha/pdf_ files/WHA66/A66_ 8 – en. pdf? ua = 1.

32. WHO/IVB. Sample design and procedures for Hepatitis B immunization surveys：A companion to the WHO cluster survey reference manual.

33. World Health Organization. World Health Report 2013. Research for Universal Health Coverage. http：//www. who. int/whr/en/index. html.

34. World Health Organization. World Health Report 2013. Research for Universal Health Coverage. http：//www. who. int/whr/en/index. html.

35. World Health Organization. World Health Statistics 2015. http：//www. who. int/mediacentre/factsheets/fs290/en.

36. World Health Organization. Preventing Suicide：A Global Imperative, 2014.

37. World Health Organization. WHO methods and data sources for country – level causes of death 2000 – 2012, 2014.

索　引

图书在版编目（CIP）数据

确保良好健康与持续促进人类福祉／尹慧著. -- 北
京：社会科学文献出版社，2017.12
（2030 年可持续发展议程研究书系）
ISBN 978 - 7 - 5201 - 1512 - 4

Ⅰ.①确…　Ⅱ.①尹…　Ⅲ.①健康 - 卫生管理 - 研究
- 世界　Ⅳ.①R19

中国版本图书馆 CIP 数据核字（2017）第 244517 号

·2030 年可持续发展议程研究书系·

确保良好健康与持续促进人类福祉

著　　者／尹　慧

出 版 人／谢寿光
项目统筹／恽　薇　陈凤玲
责任编辑／宋淑洁　汪　涛

出　　版／社会科学文献出版社·经济与管理分社　（010）59367226
　　　　　地址：北京市北三环中路甲 29 号院华龙大厦　邮编：100029
　　　　　网址：www. ssap. com. cn
发　　行／市场营销中心（010）59367081　59367018
印　　装／北京季蜂印刷有限公司

规　　格／开　本：787mm×1092mm　1/16
　　　　　印　张：22.75　字　数：265 千字
版　　次／2017 年 12 月第 1 版　2017 年 12 月第 1 次印刷
书　　号／ISBN 978 - 7 - 5201 - 1512 - 4
定　　价／99.00 元

本书如有印装质量问题，请与读者服务中心（010 - 59367028）联系